张存悌　任岩东　主编

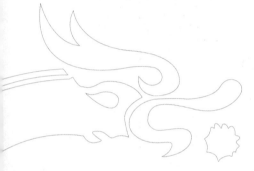

经典火神派临床心悟

全国百佳图书出版单位
中国中医药出版社
·北京·

图书在版编目（CIP）数据

经典火神派临床心悟 / 张存悌，任岩东主编 . —北京：
中国中医药出版社，2022.11

ISBN 978-7-5132-7815-7

Ⅰ . ①经… Ⅱ . ①张… ②任… Ⅲ . ①中医流派—学
术思想—研究—中国 Ⅳ . ① R-092

中国版本图书馆 CIP 数据核字（2022）第 171433 号

中国中医药出版社出版

北京经济技术开发区科创十三街 31 号院二区 8 号楼
邮政编码　100176
传真　010-64405721
河北省武强县画业有限责任公司印刷
各地新华书店经销

开本 880×1230　1/32　印张 14　字数 252 千字
2022 年 11 月第 1 版　2022 年 11 月第 1 次印刷
书号　ISBN 978 – 7 – 5132 – 7815 – 7

定价　59.00 元
网址　www.cptcm.com

服 务 热 线　010-64405510
购 书 热 线　010-89535836
维 权 打 假　010-64405753

微信服务号　zgzyycbs
微商城网址　https://kdt.im/LIdUGr
官 方 微 博　http://e.weibo.com/cptcm
天猫旗舰店网址　https://zgzyycbs.tmall.com

如有印装质量问题请与本社出版部联系（010-64405510）
版权专有　侵权必究

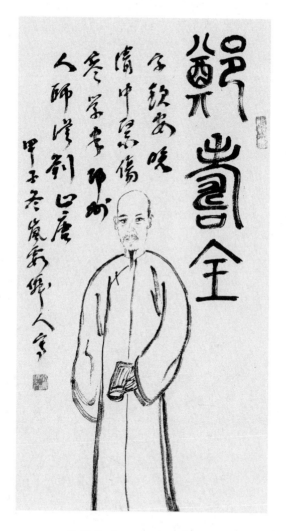

郑钦安（1824—1911）画像

前 言

作者专注研究火神派 10 多年，先后著有《中医火神派探讨》《火神派示范案例点评》《火神——郑钦安》等书，本书就是在此基础上，进一步深入探讨，不断充实、深化的新成果，展示了作者近年的研究心得。

本书具有下列特点：

1. 专注学术重点及其特色。主要讲火神派四大纲领及处方三大特色等，突出经典火神派学术特色，如果研究郑钦安、火神派，连这几点都没弄明白，很难称得上是读懂了火神派，更别奢谈传承了。

2. 突出临床应用。本书主要着眼于临床实用，泛泛之论不再涉及，突出经典火神派的方药套路，为此每个观点都附有病案（以■号标注），以案证理，有助于加强理解，包括作者许多验案和临床心得。这也是本书取名《经典火神派临床心悟》的原因。

3. 提出新认识、新观点。深入充实火神派理法方药，提出新认识、新观点，例如"▲四类常见病最容易西化""▲独处藏奸辨阴证""▲阳虚法钦安"等，推动火神派研究深入发展。由于这些新认识、新观点通常附属于主标题之后，故以▲号标注，以示区别。当然这些新认识、新观点不一定在目录中体现。

4. 博观约取，吸收当代研究成果。广泛吸收扶阳各家以及其他医家的丰富经验，充实火神派学术内涵。清代刘开所云"非尽百家之美，不能成一人之奇；非取法至高之境，不能开独造之域"，确有至理。"比如积薪，后来者居上"，是说做学问要讲求积累，本书即在先前研究的基础上，更上一层楼，充实、提高经典火神派的学术境界。

5. 更通俗，更明白。本书大部分篇章系由作者近年讲学讲稿整理而成，因此语言更通俗，论述更明白，学员普遍反映好学易懂，听后会用。

本书引录了许多名医治案，其出处大都在书末"主要参考资料"中可以查找，个别则在医案后面括号里注明，谨向他们表示谢意。

最后提请注意，书中用附子、川乌类、半夏、细辛等药物多处超过《中华人民共和国药典》剂量，此为众多火神派医家的独特经验，读者请在专家指导下谨慎应用，不要盲目照搬。凡用此类药物一定要单独先煎，用至30g以上先煎2小时，60g以上先煎3小时。本书所录医案均宜照此先煎，不另标示。

本书编委会

2022 年 6 月

目 录

引 论

　　火神派是清末在四川兴起的一个医学流派，创始人为邛崃郑钦安（1824—1911），至今已有150年。《邛崃县志》记载郑钦安为"火神派首领"，其独特之处在于重视阳气，擅用中药附子、干姜等热药，由此而被称为"郑火神""姜附先生"。可以用两句通俗的话来概括火神派的特点，即万物生长靠太阳，百药之长属附子。前一句是说推重阳气，后一句则讲擅用附子，二者不可分割。

一、火神派主要学术特色

　　郑钦安有一个重要的学术思想——医贵明理，方不求多。学习火神派，我们希望归纳出几条理论要点，使之系统一些，做到吴佩衡先生所谓的"真传一张纸"，这样才便于继承研究，而不是简单地"徒记几个汤头、几味药品，不求至理，不探玄奥"。我们应该在理论上弄清楚，亦即在"道"的层面上下功夫，领会火神派的精髓，做到"理精艺熟，头头是道"，从而达到"随拈二三味，皆是妙法奇方"（《医法圆通·卷一》）的境界。

（一）火神派四大纲领

1. 以阴阳为纲，判分万病，"功夫全在阴阳上打算"，是其最基本的学术观点。阴阳辨诀为其首创的识别阴阳秘诀。

2. 重视阳气，强调扶阳是其理论核心；擅用附子是其临床独特之处。

3. 对阴证的认识十分全面，对阴火的辨识尤其深刻，独具只眼，此为其学术思想最精华的部分。

4. 阴盛阳衰，阳常不足的病势观是其学术思想的重要前提。

这些观点前后呼应，一以贯之，形成一个独立的思想体系，即郑钦安学术思想的主要内涵，名之为"四大纲领"。

（二）火神派处方三大特色

1. 擅用附子。

2. 倡用经方。

3. 用药简练。

本书将详细解读以上学术特色。

二、火神派与扶阳派之异同

火神派又称扶阳派，但扶阳是个较为宽泛的概念，只要重视阳气，擅用附子就可以称之为扶阳派。在扶阳的前提下，各家有

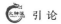

各自的用药风格，或者说派内有派，试看当代扶阳名家的各自用药套路就可以知道。谈到火神派，则应该是指以郑钦安为开山宗师，以其开创的独特理论，理法方药自成一体的学术流派，即经典火神派，其讲究四大纲领、三大特色。而扶阳派除重视阳气、擅用附子以外，则不讲究这些纲领、特色。此外，郑钦安倡用经方，用药以经方为主，这也是扶阳派不讲究的一点。10多年前，在我最初研究郑钦安的时候，就看出以上不同，将其名之为"广义火神派"（《中医火神派探讨》），以区别于谨守郑钦安理路的医家。

扶阳派是大概念，火神派是其中一支。不过扶阳派在历史上并未形成体系，它是近年在火神派兴盛以后伴发而来的，这一点很有意思。刘力红教授曾扼要总结了钦安学说的形成渊源："中医学之重阳、扶阳思想源自《周易》《黄帝内经》，并于张仲景之《伤寒杂病论》中得到充分体现。仲景以降，此一思想虽延绵不绝，然或损或益，或偏于理上一得之解，或限于临证一方之用，终未能成体系之学。及至晚清，邛州郑寿全出，始将此一思想之来龙去脉及临床运用之层层次第揭露无遗。若于学派言，殆此乃得构成。"（《扶阳论坛》）

这个归纳可取的是，"若于学派言，殆此乃得构成"，也就是说，郑钦安是为开山宗师，但是郑钦安创立的是火神派，《邛崃县志》记载其为"火神派首领"是最明确的根据。注意并未称其

"扶阳派"，因为此前尚无扶阳派的概念，看看中医史就明白。扶阳派是由火神派这个概念含糊其辞地"混搭"出来的。从时间而言，火神派在前，扶阳派出现在后，二者本是同根生。

从学术发展的角度看，两个概念可以互用，因为二者都擅用附子，这是相同点。不同点在于，二者是否讲究火神派之纲领、特色，尤其是经方的应用。换句话说，二者区别主要在于是否倡用经方这一点上。"名不正言不顺"，鉴于扶阳派、火神派互相混称的现象，我们才提出"经典火神派"的概念，以区别于泛称之扶阳派，其出发点是为了学术研究的便利与严谨，意在互相学习，取长补短，共同提高。

虽然作者推崇经典火神派，但并不排斥扶阳派中好的东西，而是尽量将其吸收进来，以冀丰富经典火神派的学术内涵。例如郑钦安从未倡导过小续命汤，但李可等名家颇为推崇之，且疗效很好，故本书亦收录之。

第一章 重视阳气，治之但扶其真元

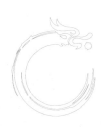

郑钦安理论上重视阳气，临床擅用附子，积累了十分独特而丰富的经验，这是火神派的学术核心。

一、重视阳气

"阳气者，若天与日，失其所则折寿而不彰，故天运当以日光明。"（《素问·生气通天论》）郑钦安根据经义，提出火神派最重要的学术观点就是重视阳气，崇尚扶阳。其重视阳气，有两个特点：一是阳主阴从，二是独重肾阳。

1. 阳主阴从，阳重于阴

在阴阳两纲中，表面看阴阳处于等同地位，两者并重，缺一不可。然而在相互作用的过程中，却有主次之分，并非等量齐观。火神派特别强调阳气的作用，认为"阳者阴之根""阳主而阴从""阳统乎阴"。郑钦安"只重一阳字，握要以图，立法周密，压倒当世诸家，何况庸手！"（《医法圆通·敬批》）清代高士宗也明确这一点："盖阳主气而阴主血，如人阴血暴脱，阳气犹存，不致殒命；如阳气一脱，阴血虽充，难延旦夕。苟能于阴阳之中，而知阳重于阴，则遇病施治自有生机，凉泻杀人，吾知免夫！"（《医学真传·阴阳》）"医者于水火之中而知重轻之理，则生者多而杀者少也。"（《医学真传·水火》）

高士宗明确提出"阳重于阴"的观点，"知重轻之理，则生者多而杀者少也"。

传统文化是中医的根基，请看古代士人对阴阳的认识。明代方以智指出："天道以阳气为主，人身亦以阳气为主，阳统阴。"（《物理小识》）阴阳的这种关系，敬云樵比喻为太阳和月亮："月本无光，借日而有光。"（《医法圆通·敬批》）形象地揭示了阳主阴从的地位，亦即"阳能生阴，阴不能生阳"之意。

有意思的是，清代温病大家吴鞠通亦推崇"阳大阴小论"。不过，他更多的是从自然、文化的角度来论述这种阴阳关系："泰卦谓小往大来，否卦曰大往小来。可见阳大阴小，不待辨而自明矣，而人犹不之知。再观地球，阴也，地球之外皆阳也。地球较日轮犹小，试观日轮之在天下也，不及天万分之一，则天之大，为何如哉！天不如是之大，何以能包罗万象，化生万物哉！人亦天地之分也，内景五脏为地，外则天也。外形腹为阴，余皆阳也。阳不大断不能生此身也，亦如天不极大不能包地而化生万物也。是阳气本该大也，阴质本该小也。"（《医医病书·阳大阴小论》）

"前人有阳常有余、阴常不足之论，创为补阴之说。不知阳本该大，阴本该小，前已论之矣。窃思阴苦有余，阳苦不足也。如一年三百六十日，除去夜分日光不照之阴一百八十日，昼分日光应照之阳实不足一百八十日也，盖有风云雨雪之蔽，非阳数较缺乎，一也；再，人附地而生，去天远，去地近，湿系阴邪，二也；君子恒少，小人恒多，三也；古来治世恒少，乱世恒多，四也；在上位恒少，在下位恒多，五也。**故三教圣人未有不贵阳贱阴者，亦未有不扶阳抑阴者**，更未有不尊君父而卑臣子者。阳畏其亢，藏者则吉。"（《医医病书·阴常有余阳常不足论》）

一句"三教圣人未有不贵阳贱阴者，亦未有不扶阳抑阴者"中的三教圣人，可以说囊括了传统文化的全部士人，道出重视阳气的广泛性。

2. 独重肾阳

阳气有上中下部位之分，上焦有心肺之阳，中焦有脾胃之阳，下焦有肝肾之阳，而"下阳为上、中二阳之根"，下焦肾阳是上焦中焦阳气之根。也就是说，在诸种阳气中，郑钦安又特别强调肾阳的作用，"人生立命全在坎中一阳"，肾阳为人身阳气之本，立命之根，也是他倡用附子、四逆辈温扶肾阳的理论基础。

■ 友人黄某，乙酉九月患腹痛，每食甜物少愈。医者以为燥也，用甘润之药不效。旋用下药，痛益甚。延予诊视，六脉细小，喜按，口淡，倦怠，断为寒证。投以理中汤加木香，旋止旋发，夜间更甚。予曰："夜为阴，阴寒盛，夜间痛更甚也。"用通脉四逆汤加白芍，十余服痊愈。（易巨荪治案）

张存悌按（以下简称张按）：此案腹痛，先从中阳论治，"投以理中汤加木香，旋止旋发"。以"夜为阴，阴寒盛，夜间痛更甚"为辨证眼目，专力扶肾阳，用通脉四逆汤加白芍而愈，值得揣摩。

▲ 阳虚法钦安

国医大师郭子光说："郑氏对仲景阴阳学说和三阴证发挥颇多，是近代不可多得的一位杰出的伤寒学家。善用辛热为长，其于阳虚辨治所积累之独到经验，确是中医学中一份珍贵宝藏。"

由此形成火神派独特的辨治思路，明显不同于一般章法，例如以前治中风，通常选用补阳还五汤，而火神派则投以小续命汤。治疗"脉结代，心动悸"之症，大都会选炙甘草汤，现在则用补坎益离丹。治疗腹痛即泻，泻后痛减之症，原来多选痛泻要方，现在多用温脾汤。以前治不孕症，用少腹逐瘀汤、舒肝助孕汤，现在多用四逆汤加味。痛经多用温经汤，现在多用扶阳法。以前治尿路感染用八正散，现在可能用真武汤。以前治痤疮用枇杷清肺饮，现在可能用麻辛附子汤加味。以前治疮疖用消疮饮，现在多用潜阳封髓丹等。以前治疗各种血症包括妇科崩漏等，都从清热凉血着眼，现在多用理中汤温阳固摄……

上述种种，都有很多成功案例，本书随处可见。总之，多从扶阳着眼，常用附子，思路大变，疗效大增。

■ 慢性肾盂肾炎案 楚某，女，41岁。慢性肾盂肾炎2年，反复尿路感染，尿中夹血，高度浮肿，伴有胸水腹水，体重130kg（身高160cm），行走不便，需坐轮椅，病已5个月。作者赴诊：症状如前，腹胀，胸部憋闷，气短，身冷，尿少色淡黄、灼热，尿后余沥。无汗，纳可。舌淡红胖润，苔薄黄，脉沉滑寸弱、右尺浮。尿检：红细胞（RBC）（+++），蛋白（+++），白细胞（WBC）（+++）。某医大教授处方八正散加银翘、蒲公英、紫花地丁，屡服不效，水肿日渐加重。诊为阳虚夹表，处以真武汤加麻黄等。

麻黄15g，附子30g，炮姜30g，苍术30g，茯苓30g，泽泻30g，猪苓30g，桂枝30g，淫羊藿30g，砂仁10g，黄柏10g，炙甘草10g，生姜30片。5剂。

二诊：服药次日尿量增加，达3000mL，5天间体重减轻20kg，已见汗。腹胀、气短均减，自觉身体转暖。药已见效，前方稍做调整：麻黄减为10g，附子增至45g，另加黄芪45g，再予7剂。

三诊：保持日尿量3000mL以上，体重已减轻43kg，余症均有好转，自己步行前来，病态已无，恢复工作。

张按：此案原本一派阳虚湿盛之证。前医囿于西医肾盂肾炎、尿路感染的诊断，惑于尿检中RBC（+++）、WBC（+++）的报告，盲目对号入座；认为湿热为患，以淋证论处，予以八正散加银翘、蒲公英、紫花地丁清热通淋。南其辕北其辙，寒凉重伤其阳，乃至水肿日渐增加至严重地步，说到底是中医西化的毛病在作怪。改予温阳利水，见效之速，出乎意料。

■孤阳浮越案　谭濂叔，某年六七月，抱病邀余，云："初医治月余未愈。盛暑时穿棉袄，戴小帽。而身有微热，随起随过。胃气大减，口不渴，大小便如常，神形疲倦。初非不知其虚也，处方总不外四君、六君、八珍等，愈服而形神愈败。"

余为之诊曰："此热乃孤阳浮越而然，若散之清之是速其死也。**前服之药非不对症，乃力所不及，故虽多亦奚以为？幸药无相反，否则即不堪设想矣。**"乃主以真武汤，逐日增重其量。二三日胃气渐增，日食数顿，每顿一小碗。继而热力渐长，略减其衣。再服五六日，可去小帽理发，谈笑自若焉。（黎庇留治案）

张按：此证乃孤阳浮越使然，前服之药四君、六君、八珍等，"非不对症，乃力所不及，故虽多亦奚以为？幸药无相反，否则即不堪设想矣"。阳虚法钦安，益气补血力所不及，非得扶阳不可。湖北麻城名儒敬云樵先生称，郑氏所谓"甘温固元是姜、附、草，不是参、芪、术，学者不可不知也"（《医法圆通·卷二》）。

二、治之但扶其真元

郑钦安有"万病一元论"："总而言之，万病起于一元伤损。"

（《医法圆通·卷二》）强调万病皆因元阳受损引起："外感内伤，皆本此一元有损耳。""病有万端，亦非数十条可尽，学者即在这点元气上探求盈虚出入消息，虽千万病情，亦不能出其范围。"（《医法圆通·卷三》）

既然万病"皆本此一元有损"，顺理成章，治疗就应从扶助元阳着眼，由此他提出一个重要的治疗大法，即"治之但扶其真元""此处下手，便是高一着法"。通俗地说，此法也可称为"单刀直入"法。

他以中风为例，突出表达了这种观点："众人皆作中风治之，专主祛风化痰不效。予经手专主先天真阳衰损，在此下手，兼看何部病情独现，用药即在此攸分。要知人之所以奉生而不死者，恃此先天一点真气耳。真气衰于何部，内邪外邪即在此处窃发。治之但扶其真元，内外两邪皆能绝灭，是不治邪而实以治邪，未治风而实以祛风，握要之法也。"（《医理真传·卷二》）也就是说，并非见风祛风，见痰化痰，而是"专主先天真阳衰损，在此下手""治之但扶其真元"。

再如治肠鸣泄泻："凡久病与素禀不足之人，有肠鸣如雷、泄泻不止者，此乃命门火衰，脏寒之极，急宜大剂回阳。若以利水之药治之，必不见效。予曾经验多人。"（《医法圆通·卷二》）总之，"不必多求妙方，总以大温大甘、收固元气为要"（《医法圆通·卷二》）。

　　举一反三，可悟郑氏推崇"治之但扶其真元"的真谛，即并非头痛医头，脚痛医脚的对症下药，而是"见痰休治痰，见血休治血"，以元气为本，此乃"握要之法"。其所谓："甘温固元，是姜、附、草，不是参、芪、术，学者不可不知也。"（《医法圆通·卷二》）

　　《古今名医汇粹》亦称："用附子、干姜以胜阴复阳者，取飞骑突入重围，使既散之阳望帜争趋。不知此义者，加增药味，和合成汤，反牵制其雄入之势，必至迂缓无功。"此与郑氏观点异曲同工。

　　"治之但扶其真元"的代表方即四逆辈："凡世之一切阳虚阴盛为病者，为皆可服也。"《医理真传·卷二》）"此方（四逆汤）功用颇多。得其要者，一方可治数百种病。因病加减，其功用更为无穷。予每用此方救好多人，人咸目予为姜附先生。"（《医法圆通·卷四》）郑氏在"四逆汤圆通应用法"中一口气列举了23种病证：一治头脑冷；一治耳肿皮色如常；一治舌黑唇焦，不渴，少神；一治喉痛，畏寒脚冷；一治喉痛，身大热，面赤，目暝，舌冷；一治齿缝流血，不渴，尿多；一治面赤发热，汗出抽掣；一治头摇，面白少神；一治舌肿硬而青；一治唇肿而赤，不渴；一治鼻涕如注，面白少神；一治两目白睛青色；一治两目赤雾缕缕，微胀不痛；一治周身发起包块，皮色如常；一治周身忽现红片如云，不热不渴；一治发热谵语，无神不渴；一治足心夜发热如焚；一治大便下血，气短少神；一治尿多；一治朝食暮吐，完谷不化；一治吐血困倦；一治气喘痰鸣；一治背冷目瞑。

归纳一下，虚阳上浮，表现为头面五官诸症者占 13 种（列前 13 位者）；表现为虚阳外越，周身发病者 3 种（列第 14 ～ 16 位者）；表现为虚阳下陷，下身发病者 3 种（列第 17 ～ 19 位者）；其他 4 种（列最后 4 位者）。看得出，虚阳上浮、外越、下陷者占了大多数。这只是举例罢了，远非全部。

当然，凡应用四逆汤当有少阴见证，即脉微细、但欲寐、四肢厥逆、畏寒等症，这一点首先应该确定。

▲ 治之但扶其真元的五种类型

本节旨在探讨在什么情况下可以或应该使用四逆汤（含四逆辈）单刀直入，"一方可治数百种病"，并通过大量案例分析，初步归纳出"治之但扶其真元"的五种类型，以期学者增广见识，掌握这一治法的真谛。

第一种　病情复杂，舍病从本

郑钦安指出："病情变化，非一二端能尽，其实万变万化，不越阴阳两法。若欲逐经、逐脏、逐腑论之，旨多反晦，诚不若少之为愈也。"（《医法圆通·卷一》）当阳虚症状繁多，用药难以全面顾及时，"老虎吃天，无从下口"，舍病从本，可以考虑单刀直入，治之但扶其真元，以不变应万变。通俗地说，就是抓大头，放小头。此时可能多不如少，简单胜于复杂。

第二种　虚阳外越，径投四逆

诸多案例表明，阳虚之际，虚阳外越导致真寒假热各症，其时可以考虑治之但扶其真元，径投四逆汤或者四逆辈类方，这也正是郑钦安经验所在。

第三种　危重关头，但扶其正

"五脏之伤，穷必及肾。生死关头，救阳为急！存得一丝阳气，便有一线生机。"（李可语）当病情趋于危重，所谓"阳衰已极，气息奄奄""肢厥神昏，气如悬丝"，或者"骤发危象"，阴阳垂绝，此属"生死关头，急急救阳""但扶中气肾气，听邪自去，不治之治，方是医学的最高境界"。所谓"不治之治"，并非消极地不予治疗，指的是"不治"现有见症，而是"但扶其正""听邪自去"，体现的是人本论，留人治病，用药着眼于真元。

第四种　阴寒重证，专复元阳

"病系阴寒大症，非大剂干姜、乌、附辛热之品不克挽救。因所现各症显系阴霾滔天，阳光将熄之候，若服归、地等药是以水济水也；即参、芪亦不可用，因其柔润多液，难免不助桀为虐；故仲师回阳方中，每摒除不用，是其明证。"（萧琢如语）"此方（四逆汤）专以驱散阴邪，峻扶元阳。故余临证以来，每遇阴寒重证，均以此方投之，往往应手取效。"（戴丽三语）

第五种　阳虚体质，舍病治人

人为本，病为标。素体羸弱者，郑钦安所谓"久病与素禀不足之人"，身染疾病，即便症情严重，也可以从体质入手，直接扶其阳气，舍病治人。何绍奇先生说："风寒咳嗽，在阳虚体质者，直须扶其阳……扶其阳则咳嗽自止，不可见咳治咳。我曾治过此类病人，前医无非市俗之杏仁、冬花……治成坏病。改从体质论治，根本不管咳嗽，温阳散寒，咳嗽自愈。此亦病为标，人为本。"这个原则不只适用于咳嗽之症，其他病情也可以考虑。

▲ 治之但扶其真元例证

第一种　泄泻案

■ 冯某，年已古稀，忽患下利清谷。请高姓医诊治数日。高医固负盛名，熟读《伤寒》，用药俱大补大温之剂，以附子理中汤，更重加归芪之类。服药以来，下利不减，且四肢厥逆，无脉，胃气已败。予诊毕断曰：证诚重笃，但必利止后，脉渐出，始有生理。即用四逆汤日夜连服，次日下利止。（黎庇留治案）

张按："凡久病与素禀不足之人，有肠鸣如雷、泄泻不止者，此乃命门火衰，脏寒之极，急宜大剂回阳。若以利水之药治之，必不见效。予曾经验多人。"（《医法圆通·卷二》）

此案下利清谷，高医虽然"熟读《伤寒》"，然用药"以附子理中汤，更重加归芪之类"温补，但"下利不减，且四肢厥逆，无脉，胃气已败"。毛病出在扶阳而夹以参术芪一类补药。郑钦安屡次戒人："今人亦有知得此方（四逆汤）者，信之不真，认之不定，即用四逆汤而又加以参、归、熟地，羁绊附子回阳之力，亦不见效。病家等毙，医生束手，自以为用药无差，不知用药之未当甚矣。"（《医理真传·卷四》）本案即是明证。黎氏深谙此中诀窍，改以四逆汤单刀直入，挽回败局。

■ 高要吴某，品学俱优。癸巳八月，其幼子初得外感，发热恶寒，下利。适予入闱，某医用儿科套药，寒热仍在，下利至日十余行，呕逆。

予甫出坊，即延予诊。指纹青暗，面舌皆白，准头亦青。予曰："下利呕逆，里寒已见，虽表症未解，理宜温里。"拟四逆汤一服，不瘥，附子用至四五钱，日三服，呕利乃止，是日附子一两有奇。夫以数月小儿分量如许之重，闻者莫不咋舌，而秋舫则笃信不疑。（易巨荪治案）

张按：《伤寒论》91 条："伤寒，医下之，续得下利清谷不止，身疼痛者，急当救里；后身疼痛，清便自调者，急当救表。救里宜四逆汤，救表宜桂枝汤。"

372 条："下利腹胀满，身体疼痛者，先温其里，乃攻其表；温里宜四逆汤，攻表宜桂枝汤。"易氏本案即遵经文，"虽表症未解，理宜温里"，径用四逆汤。"一服，不瘥，附子用至四五钱，日三服，呕利乃止，是日附子一两有奇"。认证即明，未效者附子加量至"一两有奇""以数月小儿分量如许之重，闻者莫不咋舌"，确显火神派风格。

■ 黄某之母，因吐泻而求诊。正值经期最后一天，傍晚在阳台手洗衣服后出现吐泻。形体瘦小，脸色无华，泻如水样，不臭，口渴饮水不多，小便不黄，手足冷。舌淡嫩，脉沉而微弱。

处方：炙甘草10g，干姜5g，黑附子6g，肉桂5g。2剂，泡服，每隔2小时服1次。吐泻减，则服药时间适当延长即愈。（庄严治案）

张按：本例泻如水样，所用大回阳饮各药均系小剂量，且泡服，2剂即愈，别开生面。

■ 医生潘少干，日中多饮水，以数日未大便也。睡至四鼓，大便初硬后溏，颇以得大便为快。嗣后连下三四行。延余诊之，与以真武汤去芍药加干姜。服后下利不减，且腹痛。下午余复往诊，有爱余者悄然问曰："病势如何？"余曰："前方非不对证，奈法高一丈，魔高十丈何？当以大剂猛药为之，必效。"遂主以大剂四逆汤。病家睹方，疑信参半，延至入夜，汤成而尚未服。余慨然曰："若药有不合，我当任其咎！"正议论间，病人已手足厥矣，牙关闭矣。余命将药渐次灌入，并速其再煎一剂。汤未成而病者能言，叹息不已。然手足未暖，又痢。余续进此剂，并与饭焦茶，疾遂告止。次日用理中汤加附子以开其胃，尽日无痢。（黎庇留治案）

张按：从扶阳角度看，真武汤药力显然不敌四逆汤，黎氏虽然去芍药加干姜，犹不如四逆汤药专力宏，此案证明了这一点。观黎案中多有四逆汤服过以真武汤善后者，亦证明此点。

■ 傅某，男，31岁。2015年3月30日，在贵阳食用"辣鸡粉"后，乘火车前往麻尾小镇。上车即觉怕冷，发热，恶心，汗出，里急，随即排水样便。先后服用附子理中丸、藿香正气水等无改善，无奈服用氟哌酸等西药，亦无寸效。当晚上吐下泻，发热汗出，畏寒肢冷，脉沉数，舌胖润，苔薄白。一夜未眠，次日晨人已虚脱，大小便时有失禁，狼狈已极。因思《伤寒论》"吐利汗出，发热恶寒，四肢拘急，手足厥冷者，四逆汤主之"，别无他法。下车依方买到药后，急用酒店内的热水壶煎药。

处方如下：淡附片30g，干姜15g，炙甘草10g。

服药后即安睡一晚，次早醒来，感觉复活一般，与前判若两人。随即再服一杯，尔后口唇手脚发麻，走路发飘。想是用热水壶煎了不到半小时即急着服用，乃附子中毒感觉。好在别无不适，人有食欲，精神也好，走了一圈，一切如常，预定了漓江竹筏，游山玩水一天也不觉疲倦。（作者傅勇治案）

张按：俗云"医不自治"，其实一个好医生怎能不会治自己的病？关键是否精通医理。本案前服附子理中丸、藿香正气水似亦对证，然无改善，直至服下四逆汤立即收效，亦是"治之但扶其真元""此处下手，便是高一着法"。

第二种　便秘案

■ 从叔多昌，40余岁时，初患大便不利，医者以滋润药服之。久之小便亦不利，肚腹饱胀渐上，胸膈亦痞满不舒，饮食不入，时时欲呕，前后服药已数月，疾益剧。后有一医谓当重用硝、黄大下，连进3剂，大小便益闭塞不通，身体益困疲不支。余见其面色惨晦，枯瘦，起居甚艰，舌苔厚而灰白，切脉沉迟而紧。余曰："此症药与病反，诸医无一知者，病虽危险，尚有方救。但恐老叔不能坚信，摇于旁议，中道变更，反使余代他人受过，则不敢举方，以于事无济也。"多叔曰："吾自分死矣，他医之方试之殆遍，今尔为吾立方，不论何药，死亦甘休。"

遂疏方：乌附45g，北姜45g，老生姜30g，粉甘草45g。

嘱其煎成冷服，每日当尽3剂，少必2剂。究以疑畏不敢频进，至夜仅服完1剂，次早呕稍止，膈略舒，可进糜粥，是日服药始敢频进，尽两剂。其明日呕已止，胸膈顿宽，索糜粥，食如常人。又于原方外加半硫丸二两，每日清晨用淡姜汤送下三钱，分三日服完。第四日天未明而腹中作响，似欲更衣，扶如厕，小

便先至，大便随出，先硬后溏，稠黏不断，顷刻约半桶，病如失矣，为疏通脉四逆加人参汤善后。（萧琢如治案）

张按：此案大便不利，一误于滋润，再误于蛮攻，乃至病势已危，萧氏认定阴结而致厥逆，处以大剂通脉四逆汤，未加一味通便套药，且日进3剂，胆识非同常医。

■　某女，年近40岁。先患大便不利，医者与玉竹、麻仁、牛膝等药，训至小便艰涩，久之月事亦不通，身微热，已延五月。腹满胀，胸膈时痞时宽，饮食减少，困倦嗜卧。更换数医，均用滋润破气及行血之品。

诊脉沉迟而涩，舌苔湿滑而暗。余思疾本阴寒，今因误药由气分而累及血分，气血交并，药当气血并治，才能有济；继思气为血帅，气行则血行，毋庸多惹葛藤；倘气治而血不和，转方调血，正自容易。遂决定单从气分斩关夺隘。疏方用大剂通脉四逆汤冷服，嘱每日必服2剂；并用半硫丸二两，分作七日，每早食前淡姜汤送下，许以服完即愈。

嗣后不十日，药完而疾愈，即授通脉四逆汤加人参，令其守服10余剂，平复如常。厥后上症验案甚多，以无甚出入，不复赘云。（萧琢如治案）

张按：此案与上案相似，均系阴证便结，误用润下，导致小便也艰涩，全身阳气大衰，虽有"月事不通"之血分见证，但遵

"气为血帅，气行则血行"之理。"决定单从气分斩关夺隘，毋庸多惹葛藤"，疏方用大剂通脉四逆汤投治，单刀直入，每日必服2剂，"服完即愈"。

■ 邓某，女，84岁。便秘，口苦食少，尿热，神差欲寐，舌淡，脉沉细、尺不显。

处方：附片50g（先煎），干姜40g，炙甘草20g，肉桂10g（后下），炮姜20g。2剂。

其后因咳而就诊，述服上药后症状消失。（曾辅民治案）

张按：此案与上案相似，亦属阳虚便秘，认定阴证眼目在于"神差欲寐"及舌脉之象。虚阳下陷而现尿热，不是心热之症；虚阳上浮而现口苦，亦非胃火。

■ 内侄梁竹芫，儿科中五世业医者也，少年身甚弱。辛卯八月，偶食生冷，腹痛，大便不通，不食不卧，苦楚异常，晚上尤甚。本人欲通大便，拟食下药。予察其神色青暗，舌滑白，脉细小，断为冷结关元。投以四逆汤，数剂而愈。（易巨荪治案）

张按：此案腹痛便秘，苦楚异常，以其神色青暗，舌滑白，脉细小，断为冷结关元，径投四逆汤，"治之但扶其真元"，数剂而愈。

第三种　胃酸案

■　傅某，男，63 岁。胃酸 8 年，近 5 年终日胃酸，食道、胃有灼热感，西医检查：食道炎，浅表性胃炎。胃不胀，食可，神可。唯脉沉弱，舌淡。以温阳（胃）补肾（阳）之法治之。

处方：附子 50g，干姜 30g，炙甘草 30g，炮姜 20g，西砂仁 20g，生姜 40g。4 剂。

四诊：此前已诊 3 次，胃酸减轻明显，灼热亦减。

调整处方：附子 60g，干姜 40g，炙甘草 40g，桂枝 30g，肉桂 15g，沉香 5g（研冲），炮姜 20g，吴茱萸 20g，茯苓 30g，薏苡仁 30g。3 剂。

药后胃酸及灼热感消失，仅自觉食道、胃有酸味感觉。（曾辅民治案）

张按：此例胃酸、灼热 8 年之症，判为脾肾阳虚，不仅摒除一切养阴清热之药，就连乌贼骨、瓦楞子等制酸套药也不用，专力以四逆汤加二桂（桂枝、肉桂）、三姜（干姜、炮姜、生姜）、吴茱萸等温药投治，颇显"治之但扶其真元"理念。

第四种　胃痛案

■　李某，男，34 岁。因胃脘疼痛反复发作，大便色黑而住某医院，诊为"胃溃疡"。症见胃痛腹胀，嗳气，反酸，畏寒肢冷，声低息短，少气懒言，面色青黯，舌质青滑，脉沉。证属肾阳大虚，阴寒凝滞，气机不畅。治宜扶阳抑阴，回阳祛寒。方用四逆汤：附片60g，干姜15g，甘草6g。此方专以驱散阴邪，峻扶元阳。故余临证以来，每遇阴寒重证，均以此方投之，往往应手取效。

服2剂，胃痛大减，精神好转，大便黑色转淡，微觉腹胀。原方加肉桂9g，砂仁6g。桂、砂两味，是阴证开窍药，温胃散寒，并具升降气机之力。

服2剂，各症续减。改用潜阳丹加肉桂：附片60g，砂仁6g，龟甲15g，甘草6g，肉桂9g。

服2剂，大便颜色转黄，唯稍觉腹痛。前方加炒吴萸6g，温中止痛。嘱服2剂，诸症消失。（戴丽三治案）

张按：本例病变虽在胃脘，但见全身虚寒，辨为肾阳亏虚为主，以四逆汤回阳祛寒而愈。临证须细审病机，切忌见痛止痛。此老先用四逆汤，后用郑氏潜阳丹，用药精纯不杂，真经典火神派风格也。

■李某，男，8岁。3天前突然出现胃脘剧痛，呕吐，西医急诊治疗略缓解。现仍有胃脘疼痛，吐泻，喜热食，但服后即吐。舌淡红，白腻苔，脉数紧。

处方：川乌50g，先煎去麻，去渣后纳入蜜糖150g。文火煎煮去水分，1剂，每日服2次，4日服完。

服药2次痛减，服完病愈。（曾辅民治案）

　　张按：曾氏治此中焦寒证，径直以大乌头煎单刀直入，温中破寒，确显胆识。

第五种　呕吐案

　　■ 壬辰秋，余客天津。张鸿卿来促余诊。据云，夙病呕吐，延今偶触凉风，即泛冷涎，若将哕逆者然。切其脉沉细而迟，知是积寒久郁，非用大热药不足消沉痼之逆冷，不能复耗散之元阳，用四逆汤加味，重剂与之，每剂用附子一两，共服至百数十剂，宿恙始痊。（陈筱生治案）

第六种　汗证案

　　■ 印某，男，49岁，辽阳灯塔市人。汗多，动则汗出如雨；乏力，食欲不振；腹部遇凉则腹痛腹泻，大便泻、秘交替，可能2～3天便1次，还可能一天3～4次；不敢喝凉吃凉，恶寒怕风，颈腰肢体酸痛麻木。舌苔白边有齿痕，脉沉细弱。附子20g，干姜40g，炙甘草50g，柴胡30g。

　　1剂汗止，排气多，感觉胃里特别舒服，颈腰酸痛减轻大半。平时口中沾一点凉就要腹泻，今早着急喝药是凉的，胃肠一点反应没有；平时脚酸痛麻木，今天酸麻痛消失。称喝药后下肢有热流至脚，5剂而愈。（车群治案）

　　张按：此病汗出如雨，以四逆汤应对，大量甘草补土伏火，确是妙笔，体现"治之但扶其真元"旨趣。唯柴胡 30g 有些费解。

第七种　不寐案

■ 姚某，女，40 岁。反复失眠 20 余年，加重 10 余天。患者在 12 岁时发高热 10 余日，继则便秘，经输液治疗后热退，并出现失眠，时作时愈。此次因上夜班出现失眠 10 余日，彻夜不得入睡，迷迷糊糊，思绪纷纭，心烦，胆小，喜人陪同。头重，双足较手凉冷。大便稀溏，完谷不化。有痰不多色白黏，纳可。夜寐双足不易转热，脸红、自觉发烫。口咽干欲饮水，饮水不多。形体虚胖，腹部松软，头面易于出汗。舌淡胖，苔水滑；脉寸浮，关中取略弦，尺脉沉弱。

处方：炙甘草 30g，干姜 25g，黑附子 20g，肉桂 6g。3 剂。

3 剂后即得安睡。（庄严治案）

张按：久病失眠，兼有便溏、足凉面赤，参以舌脉及双足较手凉冷等因素，当属阳虚神浮，所谓"阳气者，烦劳则张"是也。处以四逆汤加肉桂，未用一味安神之药，竟然"3 剂后即得安睡"，信是高手。

第八种　谵语案

■ 某患者，谵语，双眼直视，两膝以下冰冷，说神说鬼，六脉沉迟而细。辨为正气虚极，神不守舍，真阳欲从上脱。先以大剂桂枝去芍药加麻黄附子细辛汤治之，服药后病无进展。遂以大剂四逆汤加肉桂、童便施治，连服 4 剂而谵语减，食量增加。再以附子理中汤先后天并补之，并加肉桂以助命门之火，加琥珀以宁心定魄，连进 4 剂而诸症大减。唯两膝以下仍冰冷，乃就上方加龙骨、牡蛎、龟甲以迎阳归舍，并配猪心蒸朱砂作为食疗。又服数剂，基本痊愈，最后以附子理中汤加茯神巩固疗效。（唐步祺治案）

张按：郑钦安在辨治"谵语"一症时，以无神为准，"不问发热、汗出、谵语、口渴、饮冷，但见无神，便以大剂回阳饮治之，百治百生"，符合"上工守神"经旨。

第九种　心衰案

■ 宁某，女，60 岁。1968 年 12 月 15 日就诊。患有哮喘、咳嗽病已 20 余年，冬重夏轻，遇寒即发，诊断为"支气管扩张、肺气肿、肺结核"，曾用抗结核、抗感染药物治疗，时轻时重，缠绵不愈。近 2 年来并发心悸、气喘、浮肿等症，严重时四肢厥冷；伴发紫绀，小便不利，脉搏 120 次 / 分。诊为"肺源性心脏病"，经用强心利尿和抗感染药物治疗无效，反致病情加重。现症见咳喘又作，胸闷气急，喘促加剧，面色苍白，全身浮肿，喘咳倚息，胸闷心悸，四肢厥冷，冷汗出，烦躁不安，小便清长，大便溏薄；伴发紫绀，咳吐血痰。舌淡苔白，脉沉细数，心率124次/分。证属真阳不足，治宜回阳救逆，方用茯苓四逆汤加味。

茯苓30g，炮附子30g，干姜30g，炙甘草15g，桂枝15g，高丽参12g。浓煎，少量频服。

复诊：服药1剂，汗止阳回，四肢转温，咳喘减轻，烦躁止，脉搏96次/分。继服上方15剂，诸症减轻，调治而愈，能参加轻微活动。(周连三治案)

张按：周氏认为冠心病、风心病、肺心病等心脏三病的论治，均具有"实不受攻，虚不受补"之共同点，强调"有阳则生，无阳则死"。尝谓："心脏三病到后期的共同病机以心、肺、脾、肾阳气不足，命门火衰为本，邪气有余为标，形成本虚标实之疾。温阳祛邪，方可收功。"对于冠心病常用通阳化浊法，多用瓜蒌薤白半夏汤加味；风心病多用温阳化饮、补虚散寒法，多用木防己汤加减；肺心病用宣上运中、导水下行、前后分消法，多用己椒苈黄丸治之。且常于三方中加入附子温肾助阳。如出现四肢厥冷，大汗淋漓，面白唇淡，呼吸微弱，声音低微，舌淡苔白，脉微欲绝之危症，必回阳救逆，以挽命于顷刻。常用茯苓30g，附子15g，干姜12g，党参15g，炙甘草12g，桂枝30g治疗，已成套路。桂枝为通心阳之佳品，附子为温肾阳之主药，两药合用，一温一通，每能收效。心悸者，重用桂枝、茯苓、炙甘草；脉迟者，酌加麻黄、细辛；脉细数者，重用参、附，酌加五味子、麦门冬；脉结或代者，重用炙甘草。

第十种　心悸案

■ 吕某，男，77岁。素性勤苦，虽高年尚在操持家务。近2个月来，渐觉心悸、气短日愈加重，小便频数，涕泗交流，屡治无效。察其脉代，舌白滑。患者告曰："诸医皆谓吾病系阳虚，但扶阳方中若加肉桂，反觉心悸更甚，不知何故？"余曰："扶阳不离姜、附、桂，但附子无姜不热，无桂不燥，是以扶阳方中加桂则燥性大增，纯阳刚烈，过于兴奋，故有不受。然若调剂得宜，则又不忌。"

所现诸症显系心肾阳虚，中阳不足，元气不能收纳所致。心阳虚，阳神不藏，以致心悸、气短；肾主五液，肾阳虚衰，元气不能收纳，上不能统摄阴液而致涕泗交流，下不能约束膀胱而致小便频数。且心肾之阳相通，互相影响，肾阳虚衰可引起心阳不足，心阳不足亦可伤及肾阳。故肾阳虚者，心阳易虚；心阳虚者，肾阳亦多感不足。然其相互交通之作用，全凭中气为之斡旋，所以郑钦安说："中也者，调和上下之枢机也。"此症之治，宜补阳以运中，补中以助阳，先后天同时兼顾。但用药应刚柔相济，适宜病情，遂处以郑钦安附子甘草汤：黑附片60g，炙甘草9g。

上方连服3剂，症情好转，宜加强补中作用，兼补心气。原方加高丽参，由 6g 加至 15g，服 3 剂，诸症大减，且觉安静、恬适。至此，心肾之阳恢复，欲图巩固，须阴阳兼顾，本《内经》"阴平阳秘，精神乃治"之旨，易方郑钦安补坎益离汤和潜阳汤加味。

第一方，补坎益离汤：黑附片 60g，桂心 9g，蛤粉 15g，炙甘草 6g，生姜 15g。

第二方，潜阳汤：黑附片 60g，龟甲 15g，砂仁 6g，桂心 9g，炙甘草 9g，高丽参 9g。

上方各服 2 剂后，诸症消失，精神亦较前增加。（戴丽三治案）

张按：此证心肾阳虚不耐肉桂之燥，选用附子甘草汤回避之，颇具圆通之巧。所用 3 方皆郑钦安所拟，此老于火神派学说用功深矣。

第十一种 偏瘫案

■ 陈某，女，65 岁。因"脑血管意外"左侧半身不遂已经 8 年，口嘴歪斜，流清涎不止。每年秋冬开始卧床，次年春天可扶床缓慢移步。1971 年冬，病势沉重，入冬以来，畏寒蜷卧，重被覆盖，左侧半身不遂，骨瘦如柴，手足厥冷；头部发木，如盛盒内；脸面浮肿，面色苍白。舌质淡，苔白腻。分析半身不遂多年，阳气日衰，少阴寒化，阴寒内盛，阳虚水泛已极。急需回阳救逆、化气行水，以四逆汤并真武汤加减主之。

制附片 120g（久煎），干姜 60g，炙甘草 60g，白术 30g，茯苓 30g，炮姜 60g，上肉桂 15g（研末冲服）。

上方服 1 剂后，全身发痒，如虫爬行。连服 4 剂，身上开始感觉轻松，头木之感渐消。上方随症加减：遇有外感风寒、关节疼痛，加麻黄、桂枝、细辛；阳气渐回，则姜附酌减。其后又酌加人参、黄芪、当归、菟丝子等，以增助阳益气、活血养血之效。坚持服药半年，面色渐转正常，浮肿消退，食欲倍增，四肢变温，精神好转。1972 年 4 月已能起床，依靠拐杖或他人搀扶，能缓缓移步；同年 7 月，可丢掉拐杖而行。7 年来，再未卧床不起，能料理家务。（范中林治案）

张按：本例中风偏枯已经 8 年，病势沉重，通常可能以益气活血为法，选用补阳还五汤之类套方。范氏观其舌苔，认为少阴寒化，阴盛阳衰已极，"治之但扶其真元"，摒弃一切益气活血套药，投大剂四逆汤，随症加减，充分体现了扶阳理念。

■ 某患者，60 多岁，因中风瘫痪卧床已 2 年多，百药无效。诊见恶寒特甚，两胯以下冰冷，两膝以下如泡水中，舌苔白厚腻，脉沉细。综合其全身症状，判为阳虚阴寒湿盛。先以四逆汤加桂枝、白术，连服 10 剂，已能扶杖站立，行走几步，唯觉一身重痛，乃用麻黄附子细辛汤加温经散寒祛湿之品，复用白通、四逆汤加童便，以通达周身之阳。各服数剂，已能在室内行走，大小便可自理。但仍一身畏寒，复以附子理中汤加肉桂，或加鹿茸粉，服至七八剂，诸症大减，全身转暖，饮食增多，可行走数百步。乃就原方减小剂量调理。（唐步祺治案）

张按：唐氏本案可与范中林上面"偏枯"案互参。不同的是，本例唐氏曾予麻黄附子细辛汤开表散其寒湿，再予四逆辈扶阳治本，先表后里，疏通内外，亦是此类病证治疗规矩。

第十二种 癫狂案

■ 某男，20余岁，体质素弱。始因腹痛便秘而发热，医者诊为瘀热内滞，以桃仁承气汤下之，病情反重，出现发狂奔走、言语错乱。诊脉沉迟无力，舌红津枯但不渴，微喜热饮而不多，气息喘促而短，有欲脱之势。断为阴证误下，逼阳暴脱之证，拟大剂回阳饮与服：附片130g，干姜50g，上肉桂13g（研末，泡水兑入），甘草10g。服后鼻孔流血，大便亦下黑血。认为非服温热药所致，实由桃仁承气汤误下，致血脱成瘀，已成离经败坏之血，今得温运气血，不能再行归经，遂上行下注而致鼻衄便血。次日复诊见脉微神衰，嗜卧懒言，神识已转清，原方再服1剂，衄血便血均止，口微燥。此系阳气已回，营阴尚虚，继以四逆汤加人参连进4剂而愈。（吴佩衡治案）

张按：此症舌红津枯，发狂奔走，颇似阳证。但脉沉迟无力，微喜热饮，参考误下之后，病情反重，气息喘促，判为阴证误下，逼阳暴脱之证，用大回阳饮收效。吴氏确有一套辨识寒热真假的功夫，即使在便秘、舌红津枯、发狂奔走等情况下，犹能在一派热象中辨出真寒，投以大剂附子取效，历惊涉险，见解高超。

■ 某女，未婚，27 岁，工人。1972 年起经常发呆闷睡，自言自语，痴笑乱跑。1973 年 10 月首次入院，精神检查：接触不佳，偶有幻听及无故冲突，思维贫乏，诊断为精神分裂症。经用氯丙嗪、奋乃静等治疗，1974 年 1 月病情缓解出院。2 年后，病情又见反复，痴笑，窥镜，生活被动，整日呆滞，不与人接触，常喜闷睡，虽热天亦不知洗澡换衣，有时无故打人。如此持续半年，1978 年 12 月再度入院。情感明显淡漠，毫无意志要求，言语减少，无自知力。诊为单纯型精神分裂症。先予西药治疗，连续 2 个月无效。乃改用中药温阳兴奋法治疗。

处方：附子 18g，肉桂 12g，干姜、巴戟天、淫羊藿、仙茅、苁蓉、锁阳各 18g，炙甘草 12g。

20 剂后毫无起色。改用附子 30g，肉桂 15g，余药同前。7 剂后稍见好转，情绪微见活跃，面带笑容，孤独改善，能主动同其他病员交谈，但仍毫无自知力，有时犹可见呆滞嗜卧现象。更改处方为附子 60g，肉桂 30g，干姜 30g，甘草 15g；减去巴戟天、锁阳、淫羊藿、仙茅、苁蓉等药。

14 剂后，进度不大。经思考，病人服辛热壮阳剂虽进步不理想，但亦无不良反应，认为可试增附子剂量，遂将附子调整为 120g，肉桂 30g，干姜 30g，甘草 15g，其他药不用，以求突出主药作用。连服 1 个月，孤独退缩、疏懒嗜卧等情况消失。以后一度出现情绪波动、喜笑、易激惹现象，改用活血化瘀之达营丸进行调理，病情即见稳定，自知恢复。1979 年 8 月，病情显著改善出院。休息 1 个月，恢复轻便工作。随访半年，情况良好。（周康治案）

张按：此案经用桂附壮阳汤后，效果不明显，径直改以大回阳饮。为免掣肘，"减去巴戟天、锁阳、淫羊藿、仙茅、苁蓉等药""其他药不用，以求突出主药作用"，专仗扶阳之功。最后附子加量至 120g，竟收显效，体现"治之但扶其真元"之旨。

第十三种　石淋案

■ 刘某，患石淋，唐步祺用五苓散加上肉桂，以化膀胱之气，连服 2 剂而小便稍通畅，胀痛未减。继以大剂四逆汤加人参，加上肉桂、细辛、吴茱萸，附子用量 50g，尽 2 剂后，症状稍有减轻。仍用原方加大剂量，附子增至 100g，服后小便时疼痛更甚，嘱其多饮茶水，小便时用力，解出绿豆粒大小之结石 1 枚，疼痛减缓，尿来觉畅。继续服用上方，每次小便时都有细小

砂粒，直至尿清无渣滓，小便通畅而痊。（唐步祺治案）

张按：此案服药后小便时疼痛更甚，乃是驱邪表明。虽患石淋，但未用一味排石之药，尽显火神派风格。

第十四种　咳嗽案

■ 庄某，女。受寒流鼻涕，咳嗽痰多，口中淡而无味，人困而思睡，二便正常，脉见寸关浮略弦，尺部沉弦，重按无力。

处予四逆汤：炙甘草20g，干姜15g，黑附子10g。前后共服4剂，诸症全消。（庄严治案）

张按：庄氏称既往治疗相同病证，拘泥于痰多一证，或加二陈汤或合苓桂术甘汤、半夏厚朴汤，也曾加用姜辛味，效果反不如此次快捷、彻底。

庄氏此案除主症咳嗽外，见有"人困而思睡"之症，已显阳神不足之象，因而径予四逆汤，效果反而快捷、彻底。

■ 程某，女，32岁。因咳嗽治以小青龙汤，服用4剂，咳嗽不减反加剧。刻诊：咳嗽夜间为甚，白天缓解，阵咳，干咳无痰，声音洪亮，咳剧时面红有热感；兼见流泪，有气上冲。口不干，大便干结如羊屎、日一行、量少，纳可。双足冰冷不易转热，流清涕，小便清。舌淡嫩而胖，苔薄白。脉寸浮缓，重按则无，关尺脉取在中部，有弦意。

处方：炙甘草 25g，干姜 20g，黑附子 10g，肉桂 15g。3 剂。服后咳止。（庄严治案）

张按：此案咳嗽兼见面赤有热感，双足冰冷，显属阳虚上浮，故加肉桂于四逆汤内。虽见大便干结如羊屎，未予加药顾及。

第十五种　咳喘案

■ 罗某，男，26 岁。1962 年 4 月，因风寒咳嗽，痰多，气紧，不能平卧，经治疗好转。1963 年冬季，咳嗽加剧，心累气紧，动则尤甚，致卧床不起，经治疗缓解。1964 年春复发，喉间痰声辘辘，张口抬肩，气不接续，喘时汗出，痰多清稀，精神萎靡，恶寒肢冷，面肿。舌质淡暗，苔白滑腻。辨为少阴阳衰阴盛，气不归元，寒饮上逆而致。法宜壮阳驱阴，纳气归肾。

四逆汤加味主之：炙附子 30g（久煎），生姜 30g，炙甘草 15g，肉桂 10g（研末，冲服），砂仁 12g，白术 12g。

二诊：服上方 4 剂后，哮喘减轻。原方加茯苓续服 5 剂。哮喘明显减轻，继服上方月余以巩固疗效。1979 年 6 月追访，14 年未见复发。（唐步祺治案）

张按：本例气急喘促，不能续接，张口抬肩，得长引一息为快，应属元气不足之虚证。这与气促壅塞，不能布息，得呼出余气为快之实证不同。气藏于肺而根于肾，此证虚喘汗出，动则尤甚，恶寒肢冷，面浮神疲，痰涎稀薄，舌淡苔白，一派少阴虚喘之象。范氏"功夫全在阴阳上打算"，始终未用平喘套方套药，坚持扶阳驱阴，补肾纳气之法，阳旺阴消，哮喘自平，且疗效巩固，14年未见复发。

■ 刘某，男，49岁。10余年前，患慢性支气管炎后发展为哮喘，经常发作，每冬必重。医院确诊为"支气管哮喘""肺气肿"，久治未愈。1978年7月来诊。气紧，心累，乏力；偶有咳嗽，痰少清稀色白。体稍胖，两颧赤暗，唇乌，舌淡白，苔灰白厚腻。时值伏天，哮喘虽未大作，病根犹存。证属少阴，法宜扶先天之元阳，镇纳浊阴之气，以四逆汤加味主之。

制附片60g（久煎），干姜片60g，炙甘草18g，上肉桂15g，生白术30g。

二诊：上方加减服20余剂，诸症皆减。活动后仍觉气紧、心累。舌质仍淡，苔腻稍退。守原法再进。又服20余剂，气紧、心累明显减轻。双颧暗赤色稍退，舌质微现淡红，苔厚腻减。为巩固疗效，拟四逆、理中合方加味，配成丸药，坚持服用2个月。

处方：制附片150g，干姜片150g，炙甘草60g，红参30g，炒白术120g，上肉桂60g，宁枸杞120g，菟丝子120g，紫河车120g。

共研细末，加红糖为丸如枣大，每日 2 次，每次 2 丸。

经服药后，该年冬季与往年截然不同。在严寒之晨，可在室外打太极拳和跑步约 1 小时，坚持工作已 1 年多，咳喘未再发作。（范中林治案）

张按：多年哮喘，宿根缠绵，逢寒则重，难以根治，既治亦无非降气平喘类套方套药，反复发作，已是该病通例。范氏着眼于少阴肾阳亏损，从"扶先天之元阳"入手，又是大剂姜、附愈此顽症，再次显示了扶阳理论的价值。

第十六种　水肿案

■ 孙某，男，8 岁。全身浮肿 3 月余，面目及四肢为甚，求医殆遍，多以五苓散、五皮饮一类方剂施治。又兼西药利尿剂屡用无效，反而病势日增。某医院诊断为"慢性肾炎"。现症见面青黯滞，精神委顿，四肢不温，口不渴，浮肿按之凹陷久而不起，舌白滑，脉沉细。证属元阳衰惫，治宜扶阳抑阴，方用茯苓四逆汤去人参：附片 60g，茯苓 15g，干姜 15g，炙甘草 6g。附片先煎煨透无麻味后，再下余药，3 剂。

服上方药后，小便通畅，肿势减轻。继用理中汤加附子。

附片 60g，党参 15g，白术 9g，干姜 9g，炙甘草 6g。3 剂。

服药后，肿胀继续减轻。唯小便量尚少，显系温阳之力犹嫌不足。予以白通汤，重用姜、附，交通肾阳，宣达气机。药用：

附片 90g，干姜 24g，葱白 3 茎。2 剂。

服药后，小便通畅，肿势大减。原方再服 5 剂，症状消失。（戴丽三治案）

张按：小儿慢性肾炎水肿，以五苓散、五皮饮一类套方治之，也算对路。然脾肾两虚，元阳衰惫，徒事利尿，舍本逐末，故而乏效。水为阴邪，水湿积聚之处，便是阳气不到之所。患儿全身浮肿，面青黯滞，精神委顿，已属元阳不振。戴氏认为病属阳虚，治应直接温补阳气以宣通气化，虽不利尿而尿自通，不消肿而肿自退。即使用茯苓四逆汤，亦去掉人参，免其恋阴，颇见功力。本例初用茯苓四逆汤，继而改用白通汤取效，体现"治之但扶其真元"观点。

■ 某男，80 岁。四肢水肿漫过膝肘，大小便失禁 1 周，嗜睡，浅昏迷，舌苔白水滑，脉沉弱。高年阳虚，水湿壅盛，关门不利，从扶阳着眼，四逆汤加味。

附子 30g，干姜 15g，赤石脂 25g，肉桂 10g，炙甘草 60g。7 剂。

服药 1 次，大小便即止住，水肿减消，7 天后痊愈。（车群治案）

张按：此案水肿用药简练，值得点赞。

第十七种 怕冷案

某女，56 岁。肺癌放疗 1 个月后出院第一天，全身怕冷如在冰窖中，在家需棉衣棉裤，戴围巾，两层绒帽子。喜热饮，食纳尚好，大便成形。舌淡嫩苔少，脉细沉。辨为阳虚证。本打算治疗原发病，思虑再三，先解决病人怕冷问题，遂遵老师指导，单刀直入，不要"牛屎拌马粪"。

处方如下：制附子 60g，干姜 20g，炙甘草 20g，生姜 10 片。5 剂。

晚上患者反馈，吃 1 剂后，短距离行走，背上有热乎感；4 剂后，怕冷感消失如常人，唯穿衣仍较多。嘱继续服药。患者大喜，欣然接受。（作者汤春琼治案）

张按："牛屎拌马粪"一语出自吴佩衡先生之口，讽刺用药芜杂，我在授课时引用过。观吴氏各案，确实法度严谨，用药专精，每方不过四五味、七八味，药力既专，功效则著，我称他为郑氏之后"火神派第一人"。

俗语说理有时胜过长篇大论，令人印象深刻。弟子们常常顺口说出，令人莞尔。

第十八种 头痛案

■ 彭某，患头痛 5 年，凡疏散补泻之药尝之殆遍，均鲜疗效。迄今头隐作痛，乍止乍作，恒畏寒，喜戴帽，或厚带缠结，略觉宽解一时。其脉细数无力、两尺尤虚，头痛喜热敷，肢寒身冷，舌白润无苔，尿清长，大便溏薄。脉证参合，乃系阴寒之气逆冲脑海，故阴盛阳衰，证见虚寒，成为阳虚头痛。若真头痛其来势暴，头脑尽痛，手足寒至节。两证虽有轻重攸分，而治法则皆以抑阴扶阳为主。本证不特阳虚而脾土亦弱。

拟用：黄芪18g，白术12g，附子9g，肉桂6g，细辛3g。

4剂病未衰减，仅痛时较前减短，畏寒如故。揆思证属虚寒，理应温补而效。**其不效者，或因通阳药中参有补剂，反掣其肘而不能发挥回阳威力，不如专力侧重扶阳之为愈**。遂改拟白通汤，重用生附子以启下焦之阳，倍干姜大温中焦之气，葱白引阳气上通于脑以驱阴寒，浊降清升，病当自愈。服药后即觉一缕热气由下而上，达心胸则豁然开朗，通头脑则痛止神清，药效之神验若是，非臆所及。连进3帖，5年沉疴顿即霍然。（赵守真治案）

张按：此案颇耐玩味。辨为阳虚头痛当无疑义，而且"不特阳虚而脾土亦弱"，有大便溏薄可证。但用初诊方"病未衰减"，因思"其不效者，或因通阳药中参有补剂，反掣其肘而不能发挥回阳威力，不如专力侧重扶阳之为愈"。于是摒弃黄芪、白术类补药，改拟白通汤，"专力侧重扶阳""5年沉疴顿即霍然""药效之神验若是，非臆所及"。

■ 张某，男，36岁。头痛已6年，逐渐加重。看书写字时，头痛目胀尤甚。初诊：头暴痛如裂，不敢睁眼。心烦，气短，四肢厥冷，面色青暗萎白。舌淡而乌暗边缘有齿痕，苔灰白薄润，脉沉微。辨为少阴阳衰阴盛，阴阳格拒之证。其面色青暗、四肢厥冷、全身乏力、舌淡乌暗、苔白灰滑、脉沉微即是阴盛明证；而心烦气短则属阳为阴困，阴盛于内，格阳于外之象。法宜回阳通脉，白通汤主之：制附片60g（久煎），干姜30g，葱白头60g。

连进4剂，头痛与精神好转，阴盛日久，须温补少阴兼顾太阴，以四逆汤合理中丸加味，配为丸药长服。

制附片60g，干姜30g，炙甘草20g，生晒参30g，炒白术30g，茯苓30g，上肉桂15g，枸杞20g，菟丝子30g。10剂，水打为丸，缓服。

随访3年来，虽经常加夜班，头痛始终未犯。（范中林治案）

张按：头痛如此暴痛如裂，未用一味芎、芷、蝎、蜈之类套方套药而能治愈，仗的是治病求本。从阴寒内盛，逼阳欲脱着眼，以大剂附子、干姜取效，绝非"头痛医头，脚痛医脚"俗辈所及。郑钦安对此早有论述："因阳虚日久，不能镇纳浊阴，阴气上腾，有头痛如裂如劈，如泰山压顶，有欲绳索紧捆者，其人定见气喘唇舌青黑，渴饮滚汤，此属阳脱于上，乃属危候，法宜回阳收纳为要，如大剂白通四逆汤之类，缓则不救。"（《医法圆通·卷一》）范氏此案正本于此。

第十九种　胸背胁痛案

■ 从兄念农，其室朱氏时年 30 岁。云患气痛已数年，医治益剧，时值冬月，怯风异于常人。询知胸及背胁牵痛，头重不举，手足酸软不温，面色黧黯，舌苔湿滑而厚，时时欲呕，脉沉迟而弦紧。予瓜蒌薤白半夏汤不应，进人参汤亦不应。乃用乌头赤石脂丸并入蜜做汤冷服，痛稍减，嘱其相机递加分量，连服不断，以疾愈为度。后两月乌头、附子已增至每剂二两，服药时毫无痛苦；但停药三四日或五六日，疾又作，根未拔，故再请方。余改用生乌头 2 个，计重二两，入前汤内，以清水 7 大碗煎至 4 大碗，候冷，分 7 次或 8 次，渐次增加进服。奈朱氏贪求速效，又因曾服附子近 20 斤，有益无害，心信坚，胆亦壮，遂取进三分之一，约至二钟，不见变异，续进三分之一。忽面如火烘，手足顽痹，口中麻，知药力发作。强忍之，不令人知，拥被而卧。约一钟，身渐渐汗出。次日促诊，告以昨晚各情，并述今早诸病如失，后当不复作矣，请疏善后方。为疏理中汤加附子，并令以温补美膳调养而痊。（萧琢如治案）

　　原按：念兄以症奇方奇询余曰："阅历多矣，从未见此等方并大剂者，岂他医皆不知耶，抑知之而不敢用耶？"余曰："唐宋以来医家，多以模棱两可之方试病，又创古方不可今用之说，故《内经》之理，仲景之方，几成绝学，间有一二卓荦者，倡而无和，道阻不行，亦如孔孟身当周末，终于穷老以死也。

医者治病，必先炼识，一识真病，一识真方。仲师之方即真方也，识既真则胆自壮，一遇大病，特患病家不坚信耳，信苟坚，除不治症外，未有不愈者。"

张按：《金匮要略》云"心痛彻背，背痛彻心，乌头赤石脂丸主之"。本案胸背彻痛，予瓜蒌薤白半夏汤、人参汤皆不应，乃投乌头赤石脂丸：蜀椒一两，乌头一分（炮），附子半两（炮），干姜一两，赤石脂一两。"相机递加分量"，直至"乌头、附子已增至每剂二两"，确实剂量超常。病人因服药有效，"心信坚，胆亦壮"，增加药量，每次服药由一剂的七八分之一增加到三分之一，虽有"面如火烘，手足顽痹"之诸般反应，但认定系药力发作，从容应对，终于获愈。

第二十种　阳虚发热案

■ 患儿张某，9岁。高热39℃以上，注射针药已4日，高热不退，哭闹不宁，似将转为抽风。请唐氏诊治：以手抚小儿头部、上身，热可烫手，但腿部以下渐凉，至脚冰冷。此为阴盛格阳，上下不通，虽发高热，却非凉药可治。白通汤宣通上下之阳，但须加猪胆汁或童尿为引。处方如下：附子30g，干姜20g，葱白30g，童尿为引。服后1剂减轻，2剂痊愈。以后凡治此类高热，久治不愈者，即以此方轻重上斟酌治之而愈，其例不下十数。（唐步祺治案）

张按：此案未见舌脉记述，仅凭上热下寒就判为阴盛格阳，似乎不够缜密。但"1剂减轻，2剂痊愈"的疗效证明了辨证的准确性。且"以后凡治此类高热，久治不愈者，即以此方轻重上斟酌治之而愈，其例不下十数"，说明经得起重复。《医经密旨》指出："治病必求其本。本者，下为本，内为本。故上热下寒，但温其寒而热自降；表寒里热，但清其热而寒自已，然须加以反佐之药。"此可称对唐案的诠释。

■ 罗某，女，31岁。患糖尿病多年，临产住某医院。剖腹产后20余日，一直高热不退，服西药、注射抗生素，体温未退，人弱已极。寒入少阴，格阳于外，下午体温39.8℃，小腹冷痛，食欲不振，大便溏泻色绿，脉沉而紧，舌苔白滑而厚腻。此乃少阴寒化之证，急宜扶阳收纳主之，否则阳脱危殆费治，以白通汤加肉桂主之。

附片150g，筠姜80g，上肉桂10g（研末，泡水兑入），葱白6茎。

二诊：服前方2剂后，六脉均已和缓，发热已退，脉静身凉，舌苔已退七八，唯里寒未净，小腹作痛，稍能食，人无神，以四逆汤加味治之。

附片100g，吴茱萸8g，筠姜30g，茯苓20g，北细辛8g，生草8g。

服此方 4 剂后，诸症悉退，食增神健，痊愈出院。（吴佩衡治案）

■ 黄某，女，9 岁。2006 年 1 月 1 日就诊。放学小跑回家，汗出湿衣，洗澡水凉，至半夜发热。现症见体温 39.8℃，脸色白稍红，额头不甚热，手心稍热，大腿烫，足温，轻咳，舌质淡胖苔白。证属阳虚感寒，治宜温阳散寒，方用四逆汤加味。黑附子 6g，干姜 5g，炙甘草 10g，肉桂 6g。水煎服，3 剂。隔 1 个半小时服药 1 次。

二诊：服药后体温降至 38.7℃，调整处方：黑附子 6g，干姜 5g，炙甘草 10g。5 剂，每隔 2～3 小时服药 1 次，1 剂煎 3 次。

4 天后体温降至 36.9℃，一夜安眠，仍未排便。改用附子理中丸，早晚各 1 丸，连服 5 天，大便顺畅。（庄严治案）

第二十一种　阴躁案

■ 魏某，壬申秋得伤寒似疟。诸医皆以柴葛解肌，枳朴化滞，或作疟治，而寒热无定期，且无汗解。因热不退，又进大黄丸下之而不便。至十八日，招余诊视。脉来弦细而紧，三脉皆阴，舌黑而滑，干哕不休，频欲饮汤，甫下咽即呕出而水倍之，当胸结硬，腹亦微痛。告之曰：余治法不类诸医，恐不相信也。此证已转虚寒，非温剂不效。舌黑而滑，肾水凌心；饮汤即吐，引水自救，皆属少阴。况已汗已下，而邪犹不解，反增呕哕，阴躁不眠，乃亡阳之机，常药不效。遂立方用生附子三钱，茯苓四钱，干姜二钱，甘草五分，乃茯苓四逆汤也。令其多迎高明参议，未敢奉药，唯团弘春首允，他皆不然。至暮乞药于余，服2剂躁定，4剂舌退黑，6剂热除，8剂呕止，能进谷汤。照此药再加半夏，八九日后，粥食渐进，而大便冷秘不通，兼服半硫丸五日，大便方通而病解。计服温药一月，甫能离床。（郑素圃治案）

第二十二种　戴阳案

■ 车某，男，74岁。1975年4月初感受风寒，全身不适。自拟温补汤剂服之，病未减轻，外出散步受风而病情加重。头昏体痛，面赤高热，神志恍惚。体温39℃。诊为感冒高热，注射庆大霉素，高热仍不退。病势危重，邀范先生急诊：高热已三日，阵阵昏迷不醒，双颧潮红。虽身热异常，但重被覆盖，仍觉心中寒冷。饮食未进，二便闭塞。脉微欲绝，舌淡润滑，苔厚腻而黑。

分析患者高热，神昏，面赤，苔黑，二便不通，似阳热之象。但虽高热，反欲重被覆身；身热面赤，而四肢厥冷；二便不通，却腹无所苦；苔黑厚腻，但舌润有津；高热神昏，无谵妄狂乱之象，而脉现沉微。参之年已古稀，体弱气衰，实一派少阴孤阳飞越之候，生气欲离，亡在顷刻。虽兼太阳表证，应先救其里，急投通脉四逆汤加葱白，直追散失欲绝之阳：制附片 60g（久煎），干姜 60g，生甘草 30g，葱白 60g。

服 2 剂，热退，黑苔显著减少。但头痛、身痛表证仍在；肾阳虚衰，不能化气，故仍二便不利。以麻黄附子甘草汤驱其寒而固其阳，加葱白生少阳之气：麻黄 10g，制附片 60g（久煎），生甘草 20g，葱白 120g。

服 4 剂，头不觉昏，二便通利，黑苔退尽，唯身痛未除。虽阳回表解，仍舌淡、肢冷，阴寒内盛，呈阳虚身痛之象。宜温升元阳而祛寒邪，以四逆加辽细辛主之：制附片 60g（久煎），炙甘草 20g，干姜 30g，辽细辛 6g。

服 2 剂，余症悉除，以理中汤加味调理之。（范中林治案）

张按："夫面赤发热，汗出抽掣，近似中风，其实不是，务必仔细斟酌。如其人本体有阴象足征，即不可当作风热，须知面赤发热者，阳越于外也；汗出抽掣者，阳亡于外，不能支持四维也。四逆汤力能回阳，阳回则诸症自已。"（《医法圆通·卷四》）

本例高热、面赤、二便不通、双颧潮红，颇似阳热之象，但脉微欲绝，舌淡润滑，提示阴寒内盛，不可误认为阳热，实为虚阳外浮之象。范氏辨证精细，步步推理，令人信服。先救其里，后解其表，处处以阳气为本。全案 3 次处方，每次仅 4 味，药专剂重，颇显经典火神派风格。

■ 王某，男，39岁。身热面红多汗，倦怠，手足心热，脉沉细。舌略淡，多津。此阴盛格阳之证。

处方：附子60g，干姜40g，炙甘草40g，西砂仁20g，肉桂5g（研冲）。3剂。

复诊：药后身阵热、面红、多汗皆好转。直予白通汤治之：附子80g，干姜60g，葱头8个。（曾辅民治案）

张按：本案身热面红，判为"阴盛格阳之证"，先予四逆汤投治，其温阳潜纳之功要缓于白通汤。得效后，坚定原来判识，故曰"直予白通汤治之"，包含一种谨慎。

■ 赵女，29岁。因无故头面阵阵发热，服升阳散火汤1剂，变为心悸、气喘、自汗，头面烘热不止，面色嫩红，烦躁欲寐，足膝冰冷，多尿失禁，脉微细而急，120次/分。本属阴盛格阳，误作上焦郁火而投升散致有此变。幸在壮年，未致亡阳暴脱。予白通加人尿猪胆汁汤，破阴通阳为治。

附子、干姜各30g，葱白3节，童便、猪胆汁各1杯兑入。2剂。

次日来告，上药服1剂，心悸喘汗均止，足膝已热，月余之烘热症亦罢。（李可治案）

原按：本病病机，为下焦阴寒独盛，格拒真阳不能回归宅窟而浮越于上，故见种种上热假象。以白通汤破阴通阳，因有假热在上，以人尿猪胆汁之苦咸寒为反佐，热因寒用，宣通上下，消除格拒，引浮越之阳归于下焦而病愈。

■ 李某，女，39岁。因病毒性心肌炎住院治疗月余，现已病危，邀我诊治。患者平卧在床，两眼微闭，面红，已输液红霉素20余天，仍高热不退，无力答话，睁眼或稍偏头则眩晕大作，四肢厥冷，饮食不下，脉沉微细数无力，舌淡苔白，边尖有齿痕。辨为阳虚欲脱，已成戴阳证。拟白通汤回阳收纳，以挽一线生机：附片100g，干姜24g，葱头3茎。2剂。

药尽发热渐退，面红已消，能起坐食粥，欲脱之阳已渐复，仍短气乏力，心悸时眩晕作，更以真武汤温肾扶阳，镇水宁心：附片100g，生姜3片，白术15g，杭芍10g，茯苓30g。

服药2剂后，大有好转，已能起床自理，露出笑容，心悸眩晕未作。续投以大回阳饮强心固肾：附片100g，干姜24g，上肉桂10g，甘草10g。服药1周出院。（顾树祥治案）

张按：本例阳脱于上，危在旦夕，万不可误认高热、面红而为阳证。全在神情萎靡、四肢厥冷处着眼，判为戴阳。急用白通汤回阳固脱，继以真武汤温肾扶阳，后用大回阳饮挽回生机，皆以原方投用，药简剂重，体现了乃祖吴佩衡用药风格。

■ 李某，女，51岁。身阵阵发热，出汗，颜面时潮红已3

日。舌淡，痕显，脉沉细，尺不显。神倦，眼欲闭，无力张目。1周前额上、下颌部出疹子，自服玄麦颗粒冲剂后现上症。患者素有肠胃不适之症。此阴盛格阳，药误而成。

处方：附子70g（先煎），干姜40g，葱头6个。3小时服1次，2剂。

服药3次后，身热、面红消失，精神均明显好转。（曾辅民治案）

■ 刘某，女，54岁。腰骶颈项疼痛，手指冷痛2年，昼夜时有阵阵燥热汗出，颜面潮红，欲寐，二便调，舌淡白，白润苔，脉数。

处方：附子80g（先煎），干姜60g，葱头6个。3剂，3小时服1次。

一服良效，尽剂燥热面红消失，睡眠改善，后处以扶阳温肾之法。（曾辅民治案）

第二十三种　厥脱案

■ 某女，年30许，分娩后10余日，恶露已尽，偶因感冒夹食，腹及胁痛。医者疑瘀血为患，以破血、降气药与之不效。继更数医，率用桃仁、红花、三棱、莪术等品，愈治愈剧。一日医用桃仁承气汤煎好，进服一杯，随即昏愦妄语。余诊之，脉如蛛丝不绝，气息奄奄，手足如冰，汗出，面上黑气满布，口唇惨白，舌苔黑滑，即用大剂通脉四逆冷服。一帖，苏醒，厥回汗止，改用大剂附子理中汤三帖，霍然而已。（萧琢如治案）

张按：产后体弱，虽有实邪，不宜强攻，此症即伤于误攻，而成四逆阳脱之证。此老凡用四逆辈，无论有无格阳之热象，俱主冷服，各案均此。

■ 从兄念农之长子莘耕，素羸弱，年 10 岁时，项背患疽。外科用药内服外敷，溃久脓尽，流清汁，更以凉药服之，身冷汗出，困顿不支。脉微弱，不可按指，为疏四逆加人参汤，大剂冷服。三日，诸症悉平，疮口清汁转脓，改用阳和汤加附子而瘳。（萧琢如治案）

张按：本案阴疽，外科显然按阳证施治，凉药致病人"身冷汗出，困顿不支"，已近阳脱，故先予四逆加人参汤回阳救逆，然后选阴疽正方阳和汤加附子，此中有轻重缓急之分。

■ 陈村欧某之妻，误触头部，微伤已愈。唯是流血多，体气不强，胃气亦弱。诸医俱以隔靴搔痒之药与之，日甚一日。有以六味地黄汤加入清润之品与服者，是晚头眩汗出，四肢厥逆。

三更时邀余诊，意在定其死于何时。见其闭目卧床，衣履一新，环侯榻旁者有二十余人。余诊之，脉甚沉微，索纸书其病变之由，"因去血误治而阳虚，因阳虚多服阴药乃至阳脱"云云，拟方为四逆汤。

次日复诊，举家大喜，言"病已卧床十余日，不能成寐，昨日服药已即得安睡。今早可自起盥漱，顾此不啻仙丹之药，何以仅三味也？"乃再与真武汤或理中加附子，六七剂已能行动，自是余之医名大噪于陈村。（黎庇留治案）

张按：失血过多，"多服阴药乃至阳脱"，以"脉甚沉微"断为阳脱，以四逆汤单刀直入，并未因失血过多而合补血套药，但"服药已即得安睡，今早可自起盥漱，顾此不啻仙丹之药"，疗效服人。

■ 姚女，18岁，上年患白喉证服寒凉药过多，以致经期不调，三五月一至，时时"发瘀"，此系阳虚血寒已极无疑。因天癸数月不至，用蚕沙100g泡酒服之，殊料服两小盏后，经未通，骤发危象：六脉俱绝，唇爪俱黑，面目全身皆发青，牙关紧闭，用物拨开，见口舌亦青黑，四肢厥逆，不省人事，气喘欲脱。缘由素体虚寒，过服蚕沙酒系寒凉之物，致成纯阴无阳之候。若用他药，为时不及，急以肉桂泡水灌之，偶咽下一二口，觉气稍平。频频灌喂，喘息渐定，稍识人事，目珠偶动，呼之乃应，脉仍不见应指。因思暴病无脉系闭，久病无脉乃绝。此乃暴病所致，肉桂强心温暖血分之寒，服之气机稍回，必有生机。约2小时始能言语，言其周身麻木，腹中扭痛，忽而大泻酱黑稀便。诊脉隐隐欲现，色象稍转，气微喘，试其舌青黑冰指，乃以大剂回阳饮治之：附子60g，干姜20g，肉桂20g（研末，泡水兑入），甘草10g。

次日六脉俱回，轻取弦紧重按无力而空。唇舌青黑悉退，唯面部仍稍带青绿色，觉头晕，体痛，腹中冷痛，喜滚饮。此阳气尚虚，里寒未净，宜击鼓直追，继以上方加味治之：天雄片60g，干姜12g，炮姜12g，肉桂10g（研末，泡水兑入），桂枝12g，炒吴茱萸6g，半夏12g，茯苓15g，甘草6g。连服数剂，厥疾遂瘳。（吴佩衡治案）

张按：厥证无论闭脱，均系急危重症，用大剂附子需要久煎，恐怕缓不济急。值此之际，吴氏救急先用肉桂泡水灌服，堪当借鉴。所用大回阳饮，药精量重，经典火神派风格。

■ 海某，女，19岁。行剖腹产失血过多，经输血抢救后，突然高热40℃以上。经用青、链霉素等治疗，体温降低，一般情况反见恶化：神识昏愦，呼吸困难，白细胞高达20.0×10^9/L以上。因病情危重，未做X线检查。继以大量抗生素治疗，配合输液、吸氧均未效。延吴佩衡先生会诊：神志不清，面唇青紫灰暗，舌质青乌，鼻翼扇动，呼吸忽起忽落如似潮水，十指连甲青乌，脉弦硬而紧，按之无力而空。辨为肝肾阴气内盛，心肾之阳衰已极，一线残阳将绝，已现衰脱之象。唯有扶阳抑阴，强心固肾。主以大剂回阳饮：附片150g，干姜50g，上肉桂10g（研末，泡水兑入），甘草20g。因附片需要先煨三四小时，故让患者先服上肉桂泡水，以强心急救。

复诊：服上方后呕吐涎痰，已见转机，神识较前清醒，嗜卧无神，已能缓慢答问，吃流汁。舌尖已见淡红色，苔白滑厚腻，口唇青紫较退，两颊紫红，呼吸仍有困难，咳嗽咯大量脓痰。脉仍弦滑而紧，按之而空。衰脱危候大为减轻，仍以扶阳温化主之。附片150g，干姜50g，上肉桂10g（研末，泡水兑入），半夏10g，茯苓20g，甘草8g。

三诊：神志清醒，面颊微转润红，指甲唇舌青紫已退十之八九，鼻头、目眶微青，午后潮热，喘咳气短，咯大量脓痰，脉弦滑。病已转危为安，再以上方加减：附片200g，干姜100g，茯苓30g，上肉桂10g（研末，泡水兑入），公丁香5g，法半夏10g，橘红10g，甘草8g，细辛5g。

四诊：面颊微红润，口唇、舌质青紫已退，呼吸渐趋平稳，午后潮热已退，咳嗽、咯脓痰稍减少，胃气已开，能进食。大便溏泻，系病除之兆，脉转和缓。X线检查发现双肺有多个大小不等的圆形空洞，细菌培养检出耐药性金黄色葡萄球菌，最后诊为"严重型肺脓疡"。拟方：附片150g，干姜50g，广陈皮8g，杏仁8g（捣），炙麻茸8g。连服4剂，喜笑言谈自如，病状若失。（吴

佩衡治案）

张按：此案认证之独到，用药之峻重，令人惊叹。若从白细胞 $20.0 \times 10^9/L$、咯吐脓痰、金黄色葡萄球菌、肺脓疡等现象着眼，势必陷入痰热蕴肺、热毒盛极的认识中，难免大剂黄芩、鱼腥草之类苦寒套方，后果可想而知。吴氏不为其所惑，从神色、舌脉断为阴寒内盛，"心肾之阳衰弱已极，一线残阳将绝"，已呈阳脱之象，处以大剂回阳饮。附片从150g增至200g，挽起此等重症，其胆识、经验皆非常医所及，不愧火神派大家。

第二十四种　血证案

■ 某患者，咳嗽吐血已5年，中西医迭治乏效。近日大吐血两次，每次一大碗，病势危重。综合分析，断为阳虚失于固摄，以大剂四逆汤、白通汤治之。有虚热时，加童便为引；水湿盛时，加茯苓。服药10剂后，忽吐血加甚，其色乌黯，判为瘀血经热药蒸化而出，急用大剂炮姜甘草汤治之，2剂而血止咳减。

复用四逆汤加肉桂以扶肾阳，并加生姜、茯苓、白术以健脾利水，连服16剂而诸症悉减。乃以封髓丹、潜阳丹轮服以纳气归肾，且缓姜附之峻烈。病势进一步减轻，复以苓桂术甘汤善后，前后治疗约3个月，服药40余剂，病情缓解，能参加轻微劳动。（唐步祺治案）

张按：此案吐血以大剂四逆汤、白通汤治之。"服药10剂后，忽吐血加甚，其色乌黯，判为瘀血经热药蒸化而出，急用大剂炮姜甘草汤治之，2剂而血止咳减"，说明唐氏视炮姜甘草汤为止血治标妙剂。

■ 萧某，34岁。某晨忽大吐血，先为瘀血块状，后系鲜血，时少时多，三日未断，杂治罔效，病情日益严重，特来迎治。蜷卧于床，血吐犹未少止，面白惨淡无神，四肢厥冷，身倦不欲动，口渴喜暖饮亦不多。舌胖润无苔，脉细微欲绝。此阴阳衰微，将见离决之候。检阅服方如三黄解毒汤、龙胆泻肝汤之类，是欲止血而过服寒凉所造成。现当生死存亡，千钧一发，唯有回阳固本一法，当处以人参四逆汤，意在回阳救厥、温经止血：人参15g（蒸兑），生附子24g，干姜15g，炙甘草6g。

半日连服2大剂，夜半阳回，四肢微温，血仍点滴未停，因略为易方：人参15g，附子9g，黑姜炭（炮透）12g，炙甘草6g，水煎，冲发炭及童便。

2剂血果止。讵知日晡身发高热，烦躁不安，脉则洪数而软，乃血气来复，故现此离奇之假象，不应为所眩惑。治宜温平补血，疏当归补血汤加炮姜。2剂后，热退神宁。不料夜半腹中大痛，拒按，大便已数日未行，此由阴证而转属阳明，在《伤寒论》中已有调胃承气汤法治，今特小其剂以用之：大黄9g（酒制），芒硝6g（冲），甘草6g。

1剂便下痛止，改用益气补血之药，逐渐安平。（赵守真治案）

张按：本案前医治以苦寒，非但未能止血，且已伤阳乃至厥脱，实属误治。阳回血止之后，腹痛便结视为由阴转阳，乃改弦易辙，予调胃承气汤而收良效，医者当知这种变局。

■ 秦某，男，64岁。素多痰湿，咳嗽多年。昨因咳嗽气急上涌，忽然鼻血不止，注射止血针剂不效，延吴氏急诊。面色惨淡，鼻衄不止，冷汗淋漓，沉迷无神，气息低弱呈奄奄一息状。舌淡夹青而少血色，脉芤虚欲散，二三至而一止。辨为气虚不能摄血，阳虚不能守阴，复因咳嗽挣破血络而衄。病势颇危，有阳气外脱之势，急宜扶阳收纳。若能血汗均止，尚有生机，以参附汤加味急救：附子30g，人参10g，炮姜6g，甘草3g，大枣2枚（烧黑存性）。

服1剂则效，衄减，神气转佳；再剂血汗均已得止。原方加黄芪24g，附子增为60g，连服2剂。唇舌色已红润，脉来和缓有神，继续调理而愈。（吴佩衡治案）

张按：此症一派阳虚欲脱之象，辨之不难。难的是除炮姜一味外，未用止血药，而以大剂附子扶阳为主，"血汗均已得止"，尽显火神派风格。

■ 牛某，50岁。因齿衄年余不愈求治。近1个月更增咽部干痛，痰多味咸，口干而不欲饮。食纳如常，偶见嘈杂泛酸。近2年异常发胖，体重增加10kg，反不如过去精力旺盛。动则气喘，夜多小便，膝冷。脉沉细弱，舌淡胖有齿痕。牙龈色暗，血污满齿，日轻夜重，一觉醒来，满口黑紫血团。咽喉干痛，舌不能转动。曾用大剂量维生素C，连服六神丸22瓶，出血、咽痛有增无减。脉证合参，确为命门火衰、少阴真寒无疑。乃径投四逆汤：炙甘草60g，附子、干姜各30g。水煎冷服，3剂。

后遇于街头，知药后两症皆愈，唯觉腰困气短。原方加肾四味120g，红参10g，又服3剂，已康复如初。追访10年，再无反复。（李可治案）

张按："夫齿乃骨之余，本属肾，肾为水脏，先天之真阳寄焉，以统乎骨分中之血液。真阳不足，不能统摄血液，故见血出。四逆汤力能补肾中之阳，治之故愈。"（《医法圆通·卷四》）

■ 吴某，男，74岁。因头顶部外伤流血过多，入某医院急救，经用冷水洗涤创口后，进入昏迷，且寒战不止，邀余会诊。症见患者蜷卧，血虽止而目瞑不语，舌淡青滑，脉沉。检视创口，正当颠顶部位。颠顶乃督脉与足厥阴肝经会合之处，督脉总督一身之阳经，为阳脉之海，寒气侵入，诸阳抑遏，故发寒战；厥阴乃多血少气之经，流血过多，气随血散，寒气侵入，阳气困顿，心窍不宣，故现昏迷。证属阴寒重证，急当峻扶元阳，驱散阴寒，温暖血脉为治。方用干姜附子汤，加大剂量投之：附片120g，干姜30g。

上方专复元阳，消除阴邪，增强体功。服 1 剂后寒战止；再服 1 剂，神识转清。因患者年老，元阳本虚，非大剂连服不能尽功。续以附子汤、四逆汤调理旬日，逐渐平复如初。（戴丽三治案）

原按：此症寒战，昏迷神倦，属气随血耗，阴寒凝闭，阳气不足所致。经云："气有余便是火，气不足便是寒。"故治疗关键在于峻扶元阳，振奋全身气机，故用大剂干姜附子汤。

第二十五种　虚损案

■ 陈某，男，28 岁。1971 年到西藏执行任务，长期风餐露宿，自觉指尖、手掌、下肢关节咯咯作响；继而面肿，心悸，腰痛，彻夜不眠；逐渐行走乏力，神疲纳呆。曾出现脑内如鸣，头顶发脱，心悸加重，动则气喘，身出冷汗，肢体皆痛，四肢麻木等症。1977 年 1 月，自觉口内从左侧冒出一股凉气，频吐白泡沫痰涎，胸中如有水荡漾，左耳不断渗出黄水，听力减退，走路摇摆不定。血压 70/50mmHg。5 月 22 日，突然昏倒，面部及双下肢浮肿加重，头昏胀难忍，转送某医院会诊。左半身痛、温觉明显减退，左上肢难举，结论为："左半身麻木，感痛觉障碍，左上肢无力，水肿待诊。"

数年来，服中药千余剂无效，9月转来就诊。面部与双下肢肿胀，左半身及手足麻木，四肢厥冷，脑鸣，头摇，神疲，心悸，失眠，记忆力及听力减退，身痛，胁痛，口中频频冒冷气，吐大量泡沫痰涎，纳呆，大便稀薄，小便失禁。舌质暗淡、胖嫩、边缘齿痕明显，苔白滑厚腻而紧密，脉沉细。辨为少阴寒化，迁延日久，阴盛阳微，气血亏损，已成坏病。法宜回阳救逆，化气行水。以四逆汤、真武汤加减主之：制附片120g（久煎），干姜60g，生姜120g，炙甘草30g，茯苓30g，白术30g，桂枝10g，辽细辛6g。

上方服20剂，脑鸣消失，心悸好转，面部及下肢浮肿显著消退，小便失禁转为余沥。守方略做改动，续服10剂，口中已不冒凉气，神疲、肢冷、纳呆、便溏均有好转，但仍不断吐白沫。少阴阳衰日久，沉寒痼冷已深，积重难返。法宜益火消阴，温补肾阳。以四逆汤加上肉桂，嘱其坚持服用。连服四五剂后，停药2天，直至身体自觉温暖为止。

处方：制附片60g（久煎），干姜30g，炙甘草30g，上肉桂10g（冲服）。

连服半年，全身肿胀消退，摇头基本控制，身痛和手足麻木显著减轻，心悸明显消失，吐白沫大减，二便正常。血压回升到120/80mmHg，身体逐渐恢复正常，重新工作。（范中林治案）

张按：本例初诊时可见三阴俱病，五脏皆虚，全身虚寒十分明显。范氏认为："病情虽复杂，其症结实属少阴寒化，心肾阳微，尤以肾阳衰败为甚。所谓'五脏之伤，穷必及肾'。故抓住根本，坚持回阳救逆，益火消阴，大补命门真火，峻逐脏腑沉寒，守四逆辈连服半载，多年痼疾始得突破。"初诊方在四逆汤中加入生姜120g，辽细辛6g，是为开表散寒；茯苓、白术、桂枝是为除湿健脾，为温阳法疏通内外障碍。

虚劳之治，"唯有甘温固元一法，实治虚劳灵丹"，此为郑钦安一个重要观点："虚劳之人，总缘亏损先天坎中一点真阳耳。真阳一衰，群阴蜂起，故现子午潮热，子午二时乃阴阳相交之时，阳不得下交于阴，则阳气浮而不藏，故潮热生；阴不得上交于阳，则阴气发腾，无阳以镇纳，则潮热亦生。医者不得此中至理，一见潮热便称阴虚，用一派滋阴养阴之品，每每酿成脱绝危候，良可悲也……昧者多作气血双补，有云大剂滋阴，有等专主清润，有等开郁行滞，不一而足，是皆杀人转瞬者也。"

■ 王某，男，60岁。1970年被钢丝绳撞击头部，昏迷约8分钟，诊为"急性脑震荡"。意识模糊，吐字不清，口角流涎，其后仍觉头晕、头胀、恶心、呕吐、畏惧声音刺激。经治疗有好转，但严重失眠，呈似睡非睡之状，持续7年余。头左侧偶有闪电般剧痛，发作后全身汗出。1976年5月开始觉舌干、舌强，说话不灵，下肢沉重，后逐渐发展至左上肢厥冷麻木。1979 年 2 月，出现神志恍惚，气短，动则尤甚，纳呆，病情加重。

1980 年 1 月 3 日来诊：舌强，舌干，难以转动已 3 年余。尤其晨起为甚，须温水饮漱之后，才能说话，舌苔干厚，刮之有声。纳差，畏寒，左上肢麻木，活动不灵，下肢沉重无力，左侧较甚。7 年来，双足反觉热，卧时不能覆盖，否则心烦不安。步履艰难，扶杖勉强缓行数十米，动则喘息不已；小便清长频数；面色黄滞晦暗，眼睑浮肿，精神萎靡。舌质暗淡，少津，苔灰白腻，脉沉。辨为少阴阳衰阴盛之证，以四逆汤主之。制附片 60g（久煎），干姜 30g，炙甘草 30g。

服完 1 剂，半夜醒来，自觉舌有津液，已能转动，情不自禁说道："舌头好多啦，我能说话了！"下肢沉重感亦减轻。服完 2 剂，舌强、舌干、转动困难之症显著减轻。守原方再进 5 剂，舌强、舌干进一步好转；左上肢麻木、畏寒减轻。舌根部尚有强硬感，仍稍觉气短，眼睑浮肿，食少寐差，舌淡苔白。少阴寒化已深，又累及太阴脾阳衰惫，以四逆、理中合方加减为治：制附片 60g（久煎），干姜 30g，炙甘草 20g，白术 30g，茯苓 30g，桂枝 10g。5 剂。

舌强、舌干已愈大半；可离杖行动，登上四楼，左上肢凉麻消失，摆动有力；双足已无发热感，夜卧覆被如常，寐安，食欲增加。上方加上肉桂 10g，再进 5 剂。精神振奋，诸症显著好转，

嘱其原方续服 10 剂。（范中林治案）

张按：此例肢体麻木，活动不灵，下肢沉重无力，动则喘息，小便频数，眼睑浮肿……诸虚纷呈，似乎难以下手，范氏认为此皆"为少阴阳衰阴盛之证"，治疗直取中军，以四逆汤单刀直入，不杂冗药，后合以理中，脾肾双补，颇显见地。

第二十六种 目赤肿痛案

■ 朱某之次子，1923 年腊月诞生 10 余日，忽目赤而肿，乳后即吐，大便色绿，夜啼不休。舌白，指纹含青。儿母素体虚寒，致小儿先天禀赋不足，脾阳虚弱，健运失司，无以制水，里寒夹肝气横逆而侮脾，元阳不潜，附肝而上，冲及于目，此虚阳浮越所致。法宜回阳收纳为要，拟附子甘草汤加生姜治之。附子 10g，甘草 3g，生姜 2 小片。服 1 剂，啼声止，2 剂则目肿渐消，大便转黄，如此 4 剂痊愈。（吴佩衡治案）

原按：世习一见目病赤肿，动辄言火，其实不尽如此。眼科病证名目繁多，括其要，总不离乎外感、内伤两法以判之。不论内外感伤，若见目赤肿痛、雾障羞明，其证各有虚实寒热之不同，必须按六经、八纲之理明辨施治，不可固守一法以邀幸中。余非专于目疾者，然其治法要领，经旨互通矣。

张按："夫目窍乃五脏精华所聚之地，原着不得一毫客气。今见赤雾缕缕，疑是阳火为殃，不知阳邪痛甚、胀甚，此则微胀不痛，明是阳衰于上，不能镇纳下焦浊阴之气，地气上腾，故见此等目疾。四逆汤力能扶阳祛寒，阳光一照，阴火自灭，故治之而愈。"(《医法圆通·卷四》)

第二十七种　舌痛案

■ 许某，女，32岁。舌痛3日，舌底前右侧边缘疮疡，色红，呈圆形突起（0.5cm×0.5cm），影响咀嚼，口腔灼热，病灶处更甚；神倦懒言，语言不清，口和，便溏，手足心热而难忍，偶有小便热痛。舌红有齿痕，舌面多津，脉细弱而数。此虚阳外越之舌痛。

处方：附片40g（先煎），干姜50g，炙甘草50g，肉桂15g（冲）。3剂。

在门诊先与肉桂粉冲服少许，不到10分钟，病人语言不清明显好转，手足心已不如前热。2周后复诊，述及服前药2日即痛止；第3日病灶消除，手足心热消除。（曾辅民治案）

张按：《内经》谓"诸痛痒疮，皆属于心"。心，火也，是说一般论治疮痛从火立论，主用清热泻火或滋阴清热之法。但舌脉症呈现阴虚之象，何以判为虚阳外越之候呢？因其阳虚，肾精不足，脉不充而细；虚阳上越，浮阳郁结之处，阳气相对有余，故病灶处色红，舌红。辨证关键在于舌面津液之盈亏，如属阴虚，与舌面有津、便溏不符。因此，主以回阳而收显效。

本例上有舌疮，下则"偶有小便热痛"，且有"手足心热而难忍"，是属虚阳上浮、下泄、外越所致。不识者，见其一症即可能判为阴虚内热。曾氏所论'舌红不一定就是阳证'最具见地，"辨证关键在于舌面津液之盈亏"。

■ 李某，男，30岁。舌尖疼痛已二月，久治不愈，前医用黄连解毒汤等方未效。察其舌滑润多津，舌尖不红，口不渴、心不烦，脉沉无力，显系阴证。舌为心之苗，若属阳证，当见心烦、舌红、咽干、思水、脉数等象。今所见皆属不足之症，用黄连解毒汤实"以寒治寒"，徒自耗伤胃气。因据脉症改用四逆汤峻扶元阳：附片60g，炙甘草6g，干姜6g。服后舌尖疼痛大减，继服2剂即愈。（戴丽三治案）

■ 患者45岁，舌中有5分币大之光红无苔区，尿热而频，令服知柏八味丸5日不效，无苔区反扩大，且干裂出血，又见齿衄。诊脉沉细，不渴，膝以下冰冷；询知近年异常发胖，又见面色发暗。断为上假热，下真寒。予四逆汤1剂，附子用30g，干姜改姜炭，煎成冷服。因上有假热，故用热药冷服，偷渡上焦之法。于子时顿服，次日诸症均退，舌上生出薄白苔。（李可治案）

张按：关于无苔舌的主病，一般认为多主阴虚，凡舌面无苔而干，或中心剥蚀如地图，或舌红如柿，或见裂纹，各家皆主阴虚。但李氏认为："临床所见不少气虚、阳虚甚至亡阳危症中，也出现这样的舌象。此时，无苔舌不主阴虚，并非阴津不足，而是阳虚气化不利，水津失于敷布所致。治疗应该舍舌从证，投以回阳破阴之辛热大剂。在主症解除的同时，舌上可以生出薄白苔，而且布满津液，裂纹亦愈合。"这一观点确有新意："我一生所遇此类舌证抵牾的病例不下200例，全数按主证以相应的方药而愈。经长期观察，凡亡阳之格局已成，兼见阴虚舌者，一经投用四逆加人参汤，少则4个小时，多则一昼夜，干红无苔舌，其中包括部分绛舌全数生苔、生津。"

李氏指出："人身气化之根，在下焦肾中命门真火，此火一弱，火不生土，则胃气虚；金水不能相生，水液便不能蒸腾敷布全身，故舌干无苔。"明得此理，则对干红无苔舌的主病，便会了然于胸。"附子味辛大热，经云辛以润之，开发腠理，致津液通气也。"(《伤寒类方汇参》)认为"附子致津液"(《李可老中医急危重症疑难病经验专辑》)，实发前人所未发。

第二十八种　咽痛案

■"文革"中县委某书记被批斗，咽喉忽肿，用青霉素100万单位3日，兼含化六神丸不效。视之，舌胖淡有齿痕，双侧扁桃体肿至中间只见一条缝，色嫩红，不渴尿多，食则泛酸，足膝冰冷，脉象浮洪。知是情怀抑郁，五志化火上炎，而中下虚寒已非一日。五志之火乃是虚火，下焦之寒则是真寒。遂予：炙甘草60g，附子、干姜各30g，水煎冷服，令顿服之，移时入睡。2小时后醒来，病已消无痕迹。（李可治案）

张按："按喉痛一症，原非一端。此则畏寒脚冷，明是少阴受寒，逼出真火浮于喉间，故喉痛而脚冷。四逆汤力能温少阴之气，逐在里之寒，故治之而愈。"（《医法圆通·卷四》）此案确为命门火衰、少阴真寒证无疑，乃径投四逆汤。

■ 王某，男，45岁。患咽干痛，口舌生疮，用清火、滋阴诸法60余剂无效。渐至食少便溏，神倦，缠绵3个月不愈。其症日轻夜重，不渴尿多，四末不温，双膝冷痛，舌淡润，脉沉细。判为肾宫寒极，逼火上浮，则成上假热，下真寒格局，处以四逆汤加桔梗、益智仁：炙甘草60g，附子30g，干姜30g，桔梗、益智仁各10g。

水煎冷服2剂，诸症已减七八，续进2剂而愈。（李可治案）

张按：综合其全身症状，判为阳虚阴寒湿盛。

■ 陈某，女，40岁。咽喉疼痛4天，昨日起咽干音哑，呛咳，有痰略黄，咽部灼热感。手足心热甚，时常腹泻，时有身体阵阵烘热，疲倦，舌淡红，白润苔，脉沉实。处方：附子80g（先煎），干姜60g，炙甘草40g，肉桂3g（研末冲服）。3剂，每3

小时服 1 次。

药后咽痛音哑明显好转，咽部灼热感消失，咽略痒，仍有身阵热感，大便稀溏。舌淡红，白润苔，脉沉。

调方：附子 100g（先煎），干姜 60g，炙甘草 60g，红参 20g，葱头 8 个，木蝴蝶 20g。4 剂。

后访病愈。（曾辅民治案）

张按：患者咽痛、咽干、音哑、咳痰略黄，容易辨为肺热阴伤。然患者素有腹泻、舌苔白润、疲倦，乃阳虚不足之象。虚阳上浮，僭于咽部而致咽痛、咽干，是为阴火。因此，处以四逆汤加肉桂、白通汤类温阳方。

第二十九种　口干案

■ 吴某，女，63 岁。口干多年，伴口苦。某医院诊为"干燥综合征"。夜间足外露则口干，无五心烦热，不怕冷，多饮，纳多，睡眠佳，易腹泻。脘腹触诊冰凉。舌淡略暗，白欠润苔；脉沉细。

处方：红参 20g，附子 60g（先煎），干姜 40g，炮姜 20g，炙甘草 30g。3 剂。

药后口和津多，诉从未有过如此爽口感。守方再进，诸症显减而愈。（曾辅民治案）

张按：肾阳虚弱，无力蒸腾津液而口干口苦，与阴虚燥热所致口干口苦截然不同，从舌脉等不难鉴别。方中炮姜与炙甘草合用，取其苦甘化阴，且炙甘草重用至 30g，皆显心计。

■ 李某，女，60 岁。舌干、咽干，夜间尤甚 3 个月。手心发热，面色晦黄。舌淡胖润，脉右滑数软、左寸弱。此属阳虚气化无力，不能蒸化津液上奉所致，断非阴虚燥热引起，岂有阴虚而见舌淡胖润者？四逆汤加肉桂主之。炙甘草 60g，附子 30g，干姜 20g，肉桂 10g。7 剂。

服药后即愈。3 个月后，其症又发作，仍予前方，仍旧有效。（张存悌治案）

第三十种 口臭案

王某，男，23 岁。口臭七八年，屡犯不减，便溏，尿黄，畏冷，眠差，手足心出汗，纳可。舌淡胖润，苔黄腻，脉左弦寸弱、右滑。曾经省内名医多人治疗乏效。如此长期口臭，且经名医治疗无效，再观其脉证，显属阴证引发，前之名医必按胃火论处，无怪乎乏效。今以四逆汤处之：干姜 30g，附子 30g，炙甘草 60g，红参 10g，肉桂 10g，砂仁 10g，茯神 30g。7 剂。

复诊：口臭显减，便溏亦减，眠差转为正常。附子逐渐加至 90g，终收全功。（张存悌治案）

张按：此例口臭，前之所治皆省内顶级名医，其所以屡治乏效，皆因不识阴火之故也。

第三十一种　口苦案

侯某，男，40岁。2011年11月24日初诊。口苦半个月，没精神，容易发怒。自幼手足发凉，畏冷，经营鲜蘑，需要出入冷库，形瘦。舌淡胖润，苔略黄，脉左沉关浮、右弦滑寸弱。素禀阳虚，久处寒凉之地，阳气更加受损，"没精神"一语足以为证，口苦乃虚阳上僭所致，大回阳饮原方处之：附子30g，炮姜30g，炙甘草60g，肉桂10g。7剂。

复诊：口苦显减，手足凉已温，精神转旺。附子增为45g，另加红参10g，生麦芽30g。10剂。

2012年3月10日，患者妻子因病来治，谈及侯患口苦未发。（张存悌治案）

张按：郑钦安说："口苦者，心胆有热也。"这是就一般而论，但不可拘执。验之临床，确有口苦并不属热，而由阴火所致者，本案即为例证。

本人体会，临床上口苦多作为兼证出现，通常属"心胆有热"者固有，然由阳虚所致者也不少见。千万不要只知其一，不知其二。

第三十二种　唇口肿痛案

■ 解某，男，30余岁。唇口肿痛不能忍，前医用清热解毒之剂如石膏类，疼痛加重，一周来因剧疼未能入睡。症见舌质青，苔滑润多津，脉沉细，无邪火炽盛之象。盖口为脾之窍，唇为脾所荣，其病机在于下焦浊阴太盛，阳不潜藏而反应于口唇，形成本证。治法当以扶阳抑阴，方予四逆白通合方：川附片30g，干姜6g，甘草6g，葱白2茎。

服3剂，疼痛大减，里阳渐回，舌青渐退，脉转有力。仍予四逆汤，剂量加大：盐附子60g，干姜6g，炙甘草6g。

服1剂后，下黑水大便甚多。此系浊阴溃退，脾阳渐复之征，唇口肿势已消。为巩固疗效，予封髓丹交通阴阳，引火归原。服2剂，病遂平复。（戴丽三治案）

张按："夫唇肿之症，近似胃火，胃火之肿，口必大渴。今见病人唇肿而口并不渴，可知阴火出于脾间。四逆汤功专补阳，阳旺则阴火自消，故治之而愈。"（《医法圆通·卷四》）

此案唇口肿痛，极易判为胃火炽盛，姑且不论其"舌质青，苔滑润多津，脉沉细，无邪火炽盛之象"，即使以"前医用清热解毒之剂如石膏类，疼痛加重"而言，从服药反应亦知并非阳证，此为重要的辨证依据。

第三十三种　牙痛案

■ 李某，女，61岁。牙痛甚重，牙龈无红肿，四肢不温，不思饮水，自汗食少，舌淡苔白滑，一派少阴虚寒之象。法宜助

阳散寒，温通经脉。以附片30g（开水先煎透），干姜12g，细辛1.8g，甘草6g，令其煎服，1剂而愈。（李继昌治案）

张按：本例牙痛，一派少阴虚寒之象，方用四逆汤，加用细辛1.8g，剂量均不太重，能"1剂而愈"，难能可贵。

▲ 阴阳分治，不容混淆

郑钦安虽然重视阳气，主张阳主阴从，但他从来不废阴虚之说。虽然阳证、阴虚比较少见，但他从未否认过阳证或阴虚的存在，在《医理真传》中，他从来都是阴虚阳虚并列论述的，"两两对言""判若眉列"，分得非常清楚，阴证讲了31条，阳证讲了29条；而在《医法圆通·卷三》中，他同样阴阳并列论述，阳证讲了25条，阴证讲了58条，都是对等的，从未无视阳证的存在。

有人说火神派只讲阴证，不讲阳证，未免强加于人。郑钦安从来都是阴阳分治，阴证扶阳，阳证益阴，从不混淆，更未以扶阳法包治百病，包括阳证，这一点可以肯定。他反复说："偏于阴者宜扶阳，偏于阳者宜扶阴。""阴盛者扶阳为急，阳盛者扶阴为先。""以三阳之方治三阳病，虽失不远；以三阳之方治三阴病，则失之远矣。"（《医理真传·卷二》）反过来一样，以三阴之方治三阳病，同样失之远矣。从这个意义上说，他的立论并不偏颇，火神派名家都不乏阳证治案。

▲ 能用热者，必能任寒

毕竟阴虚并非火神派的研究重点，故而本书不做过多探讨，但某些"冷思考者"谓火神派只会温法，不讲其他，未免只知其一，不知其二。祝味菊曾言："吾非不用寒凉也""人第知吾擅用附子，而不知吾勇于任寒也。井蛙之见，岂足以喻沧溟之大哉。""医之所宗，求真而已，得其真者无法不宜，故善理虚者必能治实，能用热者必能任寒。"吴佩衡曾言："左有青龙，右有白虎，前有承气与泻心，后有四逆与真武。"寒热温凉皆能应手，医术是全面的。他对阴虚、热证的辨治也积累了丰富经验，对白虎汤、承气汤等清热泻火剂的使用都十分纯熟。

■ 阳极似阴证案

张某之妻，年四旬余。体质素弱，患痰饮哮喘咳嗽多年，屡服滋阴清肺之药罔效，余拟小青龙汤加附子及四逆二陈加麻辛汤等治之，服 10 多剂后病愈而复健康。数年后感染时疫，初起发热而渴、头体痛。某医以九味羌活汤加麻黄、桂枝 1 剂，服后则汗出而昏厥。

延余诊视，脉沉伏欲绝，肢厥肤冷，唇焦齿枯，口不能张，问其所苦不能答。此系瘟疫误表过汗伤阴，疫邪传入阳明，复感少阴君火，热化太过，亢阳灼阴，真阴欲绝，邪热内逼致使真阴外越，遂成阳极似阴之证。急与清热养阴生津之剂，方用生脉散煎汁，频频喂服：米洋参 10g，麦门冬 26g，北五味子 6g，生甘草 6g。

药汤下咽后数刻，脉来沉数，肢厥渐回，口气仍蒸手。邪热未溃，仍照前方加生石膏 50g，生地 40g，知母、贝母各 30g。

是晚再诊，脉来洪数，人事稍清，视其苔黄黑而生芒刺，壮热，渴喜冷饮，小便短赤，大便燥结不通。《内经》云："热深者，厥亦深也。"今得前二方以济之，促其真阴内回，阳热始通，故反呈现壮热烦渴饮冷等症，邪热内炽，燥结阳明，真阴仍有涸竭之虞。当即主以凉下救真阴，拟白虎承气汤加味 1 剂：生石膏 26g，知母 16g，沙参 16g，生大黄 10g（泡水兑入），枳实 13g，厚朴 13g，芒硝 6g，生甘草 6g，黄连 5g，生地 16g。

服 1 剂后，大便始通，苔刺渐软，身热稍退。又服 2 剂，热退六七，口津稍回，仍渴喜冷饮。续服第 3 剂，乃下黑燥粪恶臭已极，热退七八，已不见渴，稍进稀粥。又照此方去枳、朴，加天冬、麦冬各 40g，连进 2 剂后，脉静身凉，津液满口，唯尚喜冷饮。仍照原方去芒硝，并将石膏、大黄减半，加入当归 16g，杭芍 13g，连进 4 剂而愈。继以四物汤加党参、口芪，调理 10 余日而康复。（吴佩衡治案）

原按：此阳极似阴危笃之证，连进凉下 9 剂，始将疫毒邪火扑灭净尽，转危为安。本证燥热合邪，消灼真阴，津液涸竭，危在旦夕。如不用釜底抽薪之法，连用大凉大下之剂，万难奏效。诚言有是病用是药。如方药对证，石膏、大黄亦妙药也。

张按：吴氏治疗实热之证，用凉药之重不下于用桂附热药，且白虎汤合承气汤，清下并用，颇见胆识。

第二章 擅用附子，独树一帜

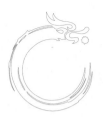

温扶阳气郑钦安最推崇附子，认为"热不过附子"，为热药"立极"之品。唐步祺指出郑氏善用附子、四逆辈，化裁而治疗百余种病，是"为郑氏一生最得力处""直可说前无古人"，一语中的。后来祝味菊尊附子"为百药之长"，唐步祺推"附子为热药之冠"，李可称"附子为药中第一大将"，卢崇汉视附子为"扶阳第一要药"，都显示了对附子的推崇。"变更附子的毒性，发挥附子的特长，医之能事毕矣。"（祝味菊语）这是说医生的全部本事就在于擅用附子，可见熟练应用附子的意义有多么重要。由此火神派积累了附子应用的丰富经验，可以概括为早用、广用、重用等特点，下面予以介绍。

一、早用

郑氏扶阳，提倡早用姜附，"务见机于早"——稍见阳虚端倪即应用之，免致虚阳上浮、外越酿成脱证，乃至病势严重时才用。"细思此方（四逆汤），既能回阳，则凡世之一切阳虚阴盛为病者，为皆可服也。何必定要见以上病形（指头痛如裂、气喘促等阳虚欲脱之状）而始放胆用之，未免不知机也。夫知机者，一见是阳虚证而即以此方，在分量轻重上斟酌，预为防之，方不致酿成纯阴无阳之候也。酿成纯阴无阳之候，吾恐立方之意固善而追之不及，反为庸庸者所怪也。怪者何？怪医生之误用姜附，而

不知用姜附之不早也。"(《医理真传·卷二》)

清初医家张隐庵也认识到对阳衰之人应当早用附子："凡人火气内衰，阳气外驰，急用炮熟附子助火之原，使神机上行而不下殒，环行而不外脱，**治之于微，奏功颇易**。奈世医不明医理，不识病机，必至脉脱厥冷，神去魄存，方谓宜用附子。夫附子治病者也，何能治命？"(《本草崇原》)

徐小圃亦谓："阳虚症端倪既露，变幻最速，若疑惧附子辛热而举棋不定，必待少阴证悉具而后用，往往贻噬脐莫及之悔。""宁曲突徙薪，勿焦头烂额。"他用附子的指征是神疲、色㿠、肢清、脉软、舌润、小便清长、大便溏泻不化，但见一二症，便可放手应用。

■ 腹痛案　赵某，女，47岁，外地患者。2017年10月10日初诊。左小腹疼痛20余年，加重1年，每天发作三四次，夜间11点间多发，连及左大腹亦痛，甚则晕过去，热敷则好转，便后缓解，天凉加重。便溏，便意不尽，食纳、睡眠、精神均可。舌略赤胖润，脉左沉弦寸浮，右浮弦寸弱。少腹属厥阴地面，大腹属太阴地面，诊为阴寒偏盛，因有便后缓解之象，提示夹有瘀滞，虽见便溏不避大黄，以四逆汤合吴茱萸汤主之。

处方：附子30g，干姜15g，红参10g，五灵脂10g，大黄10g，吴茱萸15g，柴胡10g，炙甘草15g，生姜10g，大枣10

个。10 剂。

11 月 7 日电话复诊：告知小腹疼痛已减九分，前方去掉大黄，再予 10 剂巩固。（张存俤治案）

张按：本案长期腹痛，纳、眠、精神均可，仅见便溏，舌略赤胖润，由此判为厥阴太阴寒盛所致，出手即以四逆汤合吴茱萸汤治之，早用温法，随见显效。

二、广用

仲景应用附子，以"脉微细，但欲寐"为指征，病至少阴方用；李时珍有"乌附毒药，非病危不用"之训。郑氏则提出"凡一切阳虚诸症"均可应用，不必等到病危、病至少阴方用。凡治阴证几乎方方不离附子，认为："凡一切阳虚诸症，如少气、懒言、身重、恶寒，声低、息短，舌润、舌黑，二便清利，不思水饮，心悸，神昏、不语，五心潮热，喜饮热汤，便血、吐血，闭目妄语，口臭难禁，二便不禁，遗尿遗屎，手足厥逆，自汗，心慌不寐，危候千般难以枚举，非姜附何以能胜其任，而转危为安也乎？"（《伤寒恒论·问答》）显然，郑氏扩大了附子的使用范围。

附子还有另一特性，即"善走诸经""无经不达，走而不守，但可为臣使，佐群药通行诸经，以斩关夺门"（《本草新编》）。张景岳谓附子："浮中有沉，走而不守，因其善走诸经，故曰与酒同功。""无所不至，为诸经引用之药。"（刘完素语）显然附子具有广泛的适应性。

何绍奇先生总结："附子一物，可上可下，可补可攻，可寒可热，可行可止，可内可外，随其配伍之异而变化无穷，用之得当，疗效卓著，在群药中具有不可替代的作用，说它是'百药之长'是并不过分的。"

纵观火神派广用附子，主要有两种形式：

其一，直接以附子为主药，最常见者就是四逆辈。

郑钦安在论述四逆汤功能时说道："凡世之一切阳虚阴盛为病者为皆可服也。"（《医理真传·卷二》）"此方功用颇多，得其要者，一方可治数百种病。因病加减，其功用更为无穷。予每用此方救好多人，人咸目予为姜附先生。"（《医法圆通·卷四》）显然，郑氏扩展了四逆汤的应用范围。

广用四逆，化裁众方。以四逆汤合其他常用方，典型者如吴佩衡先生的四逆合瓜蒌薤白汤、四逆苓桂丁椒汤、四逆二陈麻辛汤、吴萸四逆薏苡附子败酱散、四逆五苓散、四逆当归补血汤等。

其二，在应症方剂中另加附子。火神派与经方的关系，从一定意义上说，就是锦上添花。在应症方剂中加用附子；当然这首先意味着经方是一幅好"锦"，同时也包括其他应症时方。形象点说，附子的这种特性，就如同扑克牌里的"百搭"，调料中的味精，适应性广泛。

例如治上焦阳虚怔忡心悸，方用桂枝龙骨牡蛎汤，"再重加附子""加附子者，取其助真火以壮君火也"（《医理真传·卷四》）。请看郑氏桂枝加龙骨牡蛎汤组成：桂枝 30g，白芍 18g，龙骨 12g，牡蛎 12g，甘草 6g，生姜 15g，大枣 6 枚，附子 12g。在方中直接加入了附子。

治头面畏寒者，"法宜建中汤加附子，温补其阳自愈"（《医理真传·卷二》）。

鼻渊、鼻浊而流清涕者，缘由阳衰不能统摄津液，治以封髓丹加安桂、吴萸。"甚者，加姜、附子三钱，屡屡获效"（《医法圆通·卷一》）。

两手膀背痛，因中气不足而致者，"法宜温中行气为主，如建中汤倍桂、附，补中益气汤加羌、附"（《医法圆通·卷一》）。

"余每临证，常见独恶寒身痛而不发热者，每以桂枝汤重加附子，屡屡获效。"（《伤寒恒论》）

后世火神派名家在应用温补名方补中益气汤、六君子汤、归脾汤、人参养荣汤、阳和汤、当归四逆汤时均加入附子，应该说都是广用附子的体现。如治阴疽名方阳和汤，祝氏嫌其温热不足，认为加入附子、磁石效果更佳："盖此方能振奋阳气，祛寒消肿也，但方中缺乏附子，为美中不足，余每次用均加附子。"

■ 鹤膝风案　某男，38 岁。气血不足，形瘦畏寒，面色萎黄，两膝肿大，右甚于左，两足发冷，疼痛无时，屈伸为难。舌胖苔白，脉象沉迟。证属阳气衰惫，三阴虚损，寒湿内侵，气血凝滞，为鹤膝风重症。治以补阳益阴，补气养血，温经活血通络，处方阳和汤加味：黄厚附片 24g（先煎），黄芪 6g，人参（先煎）9g，熟地 24g（砂仁 3g 拌），当归 12g，丹参 12g，牛膝 12g，麻黄 9g，炮姜 9g，鸡血藤 18g，鹿角 9g。

此方服 20 余剂，膝部肿痛逐渐减轻，下肢转温。续服 10剂，病即逐步痊愈。（祝味菊治案）

▲ 用附子不走极端

郑钦安广用附子绝非滥用附子，而是坚持辨证："总之，用姜附亦必究其虚实，相其阴阳，观其神色，当凉则凉，当热则热。"（《伤寒恒论·太阳少阴总论》）明明说的是"当凉则凉，当热则热""用姜附亦必究其虚实，相其阴阳，观其神色"。事实上，无论哪个流派，在倡导本派特色的同时，作为前提，都会坚持辨证论治的原则，这一点可以说是常识。因为这是中医最基本的原则，缺乎此则不成其为中医。

某中医著有《附子万能论》一书，吴佩衡阅后很不以为然："怎么说附子万能？太绝对化了。若说附子万能，这无异于否定了中医的辨证论治，不符合客观实际。"所以他平时常言："若病重当用附片而小量使用，则杯水车薪，无济于事；若是遇到湿热病而妄用，则犹如火上加油，必然要发生治疗上的错误。"(《吴附子——吴佩衡》)

三、重用

郑钦安认为："阴盛极者，阳必亡，回阳不可不急，故四逆汤之分两亦不得不重。"(《医理真传·卷三》)其书中随处"峻补坎阳""大补元阳""大剂四逆汤"之语。可以说，他擅用附子，主要就体现在重用附子的剂量上。虽然郑氏没有留下医案，但据唐步祺先生讲，郑氏用附子常至100g、200g……超越常规用量，可谓前无古人。很多文献都记载，"他常用大剂姜、桂、附等辛温燥烈之药，治愈阳虚重证而饮誉蜀中"。能用附子也许并不难，而能用超大剂量者方显胆识，人们称郑钦安为"郑火神"，也许更多的就是惊叹于他所使用附子的超常剂量。任应秋先生曾经评价："郑氏治疗三阴证，确是颇有盛誉，运用附子量重而准。"专门提到"运用附子量重而准"，予以肯定。

仲景应用附子，最大量是3枚（桂枝附子汤及白术附子汤），约合今80g，而且主要用于治疗寒湿痹痛。用于回阳时，四逆辈类方最多不过大附子一枚，约合30g。所以郑氏用量显然超过仲景，这正是火神派超常之处，显出其独特风格。后世火神派传人如吴佩衡、范中林、唐步祺、李可等用附子也常至100g、200g甚至更多。后人常常议论火神派的惊世骇俗，主要就指他们投用附子时的超常剂量，"令人咋舌"。郑氏在其书中未提到重用附子时须先煎，而吴、范氏等用附子时均倡导先煎1～3个小时，这一点应该提醒注意。

一般而论，平常之症可用轻剂，否则病轻药重，诛罚无过，可能偾事。如郑钦安论治鼻渊、鼻浊时说："每以西砂一两，黄柏五钱，炙甘草四钱，安桂、吴萸各三钱治之，一二剂即止，甚者加姜附二三钱，屡屡获效。"这里"加姜附二三钱"，仅是常用剂量。

但当大病重症之际，则非寻常药量所敌，需要重剂方能奏效，否则病重药轻，可能误事，而这需要胆识。

■ **胃瘫案** 某女，28岁，患了重度**胃瘫**，吃啥吐啥，只能靠打点滴静脉补充营养，体重从最初的60kg降到了42kg，瘦得像个骷髅。从县里到省里一直到北京，看了4年病，没一个医生能治好。中国中医科学院广安门医院副院长全小林院士给她开出附子理中汤。她丈夫看着方子失望地摇头，不止一家医院的中医开过这个方了，患者按此方已经吃过好多次药，结果都一样，照样还是吐。全小林看出他们的顾虑，让他们先吃3剂药试试。当服到第二剂药时，奇迹出现了，妻子的吐止住了。患者满腹疑惑地来找全小林询问，同样的方子别人开为啥不见效？原来，全教授用的附子剂量是 60g，而其他医生用量一般不超过 10g。(《中国中医药报》，2010-01-28)

张按：本案价值在于揭示重用附子的意义。重用附子乃是火神派一大特色，这是多年经验积累的结果。

■ 慢性萎缩性胃炎案　刘某，男，57 岁。胃脘反复疼痛 6 年，胃镜检查诊为慢性萎缩性胃炎，服过多种中西药均无效。近半个月来，胃脘疼痛较剧，遇寒尤甚。口淡乏味，泛恶纳呆，神疲乏力，大便溏薄，畏寒肢冷，腰膝酸软。苔白滑而厚，舌体胖大边有齿痕，脉沉细无力、两尺不足。证系脾肾阳虚，中焦失和，升降反常。治当温补脾肾，和中健胃。桂附理中汤加味：制附子 30g（先煎），肉桂粉 10g（另包冲），炮姜 20g，炒白术 15g，苍术 15g，高良姜 15g，砂仁 15g，姜半夏 20g，吴茱萸 10g，茯苓 15g，炙甘草 10g。7 剂，每日 1 剂，水煎服。

二诊：胃脘疼痛显著缓解，泛恶已瘥，食欲改善，大便转实。仍神疲乏力，畏寒，舌苔已退，无滑象，舌尚胖大而边有齿痕，脉息如前。原方肉桂粉改 15g，制附子改 100g（先煎），炮姜改 30g，吴茱萸改 15g。7 剂。

三诊：脘痛等症消失，食欲复原，大便正常。因余氏出差，

患者持处方到药店购药，药店以附子等剂量过大不敢售给，后在患者一再要求下，将附子、肉桂等按一般用量配了 3 剂，服之无效。近日又感胃脘闷闷疼痛，口淡纳少，神疲乏力，形体畏寒，腰酸肢冷。苔薄白舌淡红，边有齿痕，脉细两尺不足。上方制附子改 120g，炮姜改 30g；加杜仲 20g，淫羊藿 30g，炙黄芪 30g，7 剂。

四诊：脘痛已止，食欲正常，形体畏寒及神疲乏力明显改善，手足温暖。舌淡红，苔薄白，脉细但有力。上方附子改 140g，再进 7 剂，诸症完全消失。尔后间断服用此方月余。3 个多月后复查胃镜，已恢复正常。随访 1 年多无复发。（余天泰治案）

原按：考慢性萎缩性胃炎的中医辨证，大多从脾胃虚弱、肝胃阴虚、肝胃不和、肝脾湿热、痰浊中阻、瘀血阻滞或胃阴不足等分型论治。然郑钦安指出："病有万端，亦非数十条可尽，学者即在这点元气上探求盈虚出入消息，虽千万病情，亦不能出其范围。"作者崇尚此语，故临证突出阴阳辨证，广用扶阳大法，收到前所未有的效果。本例在治疗过程中，附子曾因故减量而病情反复，足见中药用量与疗效之间有着十分密切的关系。

在辨证准确的前提下，投药无效，可以加量，"重用多服"。如郑氏辨治口臭："口臭一症，有胃火旺极而致者，有阴盛而真精之气发泄者……口虽极臭，无一毫火象可凭……困倦无神，二便自利，其人安静，间有渴者，只是喜饮极热沸汤。以上等形，俱属纯阴。若凭口臭一端，而即谓之火，鲜不为害。予曾治过数人，虽见口臭，而却纯阴毕露，即以大剂白通、四逆、回阳等方治之……**若二三剂后，并不见减……仍宜此法重用多服，此是病重药轻，不胜其任也。**"（《医法圆通·卷一》）

■ 张男，52 岁。口臭 5 年，宿有十二指肠球部溃疡，时见便血，肢体不凉，舌淡胖润有痕，右脉浮滑，左滑寸弱，面黄。素有糖尿病，空腹血糖 6.7mmol/L。舌胖润有痕，根据这一点就可以判定为阴证，口再臭也是假火、阴火。用四逆汤原方：用附子 30g，炮姜 30g，炙甘草 60g。5 剂，口臭消失。炙甘草 60g 补土伏火。（张存悌治案）

归纳火神派重用附子有以下三种方式。

1. 经典式重剂：以吴佩衡、范中林等为代表，出手通常是30g、60g，或者更多。本书例案很多。

2. 逐日累加式：李可先生善用此法，即设定一个起始剂量，然后逐日增加一个定量，如 5g 或 10g，一直吃到感觉舌麻或唇麻时为止，即以此时剂量降低 10g，守方长服。但此法应限于舌麻或唇麻为止，麻木范围若再扩大，则为附子过量迹象。此法通常用于癌症或某些需要长期服药的慢性病例。

■ 湖南灰汤温泉疗养院钟新山先生曾治其七旬老母，双下肢如冰裹，头冷似戴冰帽，始用独活寄生汤加盐附子25g，治疗7天不效。**遂每日递加**10g，3周后每日附子量达200g，肢冷、头冷稍有减轻。改用盐附子300g，猪蹄1对，炖服，每周一次，每次增加50g，用至400g时，其病若失。(《中医杂志》1992年11期)。

3. 平剂频进式：即用附子常规剂量如10g、15g，似乎并不算大，但是危重症时日进2～3剂，频服而进，则其一天的总量也达到30～50g，堪称重剂了。此法优势在于虽系重用附子，但每次进服药量并不算大，安全性高。此法为吴天士、郑素圃所赏用，现代用之不多，值得推介。

■ 痛风案　2011年9月3日晚，余和朋友在澳大利亚布里斯班参加晚间的河节庆祝活动受寒，左膝突然疼痛肿胀，皮色未变，压痛（+++），屈伸不利，难以行走，上下楼梯尤痛。次日针灸2次，加上理疗反有加重之势，不像寻常风湿痹证。忽然想起当晚曾进食西餐，吃牛排，喝红酒，宿有痛风之症，尿酸一向偏高，因想此必由痛风引发，按中痰论处，以姜附茯半汤合指迷茯苓丸投之。

处方：附子30g，茯苓30g，生半夏30g，枳壳10g，细辛10g，芒硝10g（冲服，得泻后停用），生姜15g。因痛极难忍，4

小时服药 1 次，一昼夜连进 2 剂。次日痛减大半，可以行走；又进 2 剂，疼痛已止。（张存悌治案）

张按：分析发病突然，关节卒肿，符合"中痰"之证，治以姜附茯半汤加味，获效还得益于日进 2 剂的给药频次，平剂频进。

▲ 霹雳重剂法例证

"大病必须大药"（萧琢如语），当大病重症之际，非寻常药量所敌，需要重剂方能奏效，否则药轻病重，可能误事，所谓"乱世用重典，重剂起沉疴"，方能挽狂澜于倾倒，挽救危亡，而这需要胆识与历练。以善用大剂量细辛著称的河北名老中医刘沛然先生说："药量者，犹良将持胜敌之器，关羽之偃月刀，孙行者之千斤棒也。"李可说："你收缴了他的青龙偃月刀，他还有什么威风？""生死存亡，系于一发之际，阳回则生，阳去则死。非破格重用附子纯阳之品的大辛大热之性，不以雷霆万钧之力，不能斩关夺门，破阴回阳，而挽垂绝之生命。""学中医先要有菩萨的心肠，还须要英雄肝胆，为救人命敢用霹雳手段！"（《霹雳大医——李可》）

本节借用"霹雳"一词，喻示火神派重用附子的风格，旨在通过初诊就用大剂量附子的案例，探讨归纳出一些规律。简单地说，本法适用于危、重、急、痼等多种病证。

第一种　厥脱危候

病至厥脱阶段，吐、泻、汗、厥、喘、昏、脉绝，此为"厥脱七候"，系作者归纳，指厥脱阶段七种严重证候：呕吐，泄泻，大汗，手足厥冷，喘促，神昏，脉微欲绝或浮大欲脱。此时已是生死存亡之际，阳回则生，阳去则死。非破格重用附子，不以雷霆万钧之力，不能破阴回阳而挽垂绝之生命。

（1）心衰案

■ 闫某，男，60岁。1995年3月24日凌晨4时病危邀诊：昏迷不醒，吸氧，面如死灰，唇、指、舌青紫，头汗如油，痰声辘辘，口鼻气冷，手冷过肘，足冷过膝，双下肢烂肿如泥，二便失禁，测不到血压，气息奄奄。询知患阻塞性肺气肿、肺心病代偿期达10年。本次发病1周，县医院抢救6日，病危出院，准备后事。昨夜子时，突然暴喘痰壅，昏迷不醒。县医院内科诊为"肺心病心衰，呼吸衰竭合并脑危象"，已属弥留之际。切脉散乱如雀啄屋漏，移时一动。前人谓，凡病情危重，寸口脉难凭，乃按其下三部趺阳、太溪、太冲三脉，尚属细弱可辨。此症子时濒危未死，子时后阴极阳生，已有一线生机。至凌晨4时，十二经营卫运行肺经当令，本经自旺。病情既未恶化，便是生机未绝。遂投破格救心汤大剂，以挽垂绝之阳而固脱，加三生饮豁痰，麝香辟秽开窍醒脑而救呼吸衰竭：附子150g，干姜、炙甘草各60g，高丽参30g（另炖浓汁兑服），生半夏30g，生南星、菖蒲各 10g，净山萸肉 120g，生龙牡粉、活磁石粉各 30g，麝香 0.5g（分冲），鲜生姜 30g，大枣 10 枚，姜汁一小盅（兑入）。病情危急，上药加开水 1.5kg，武火急煎，随煎随灌，不分昼夜，频频喂服。

3 月 25 日二诊：半日一夜内服完上方 1 剂。子时过后，汗敛喘定，厥冷退至肘膝以下，手足仍冰冷。面色由灰败转为萎黄，紫疳少退，痰鸣大减。呼之可睁眼，神识仍未清。六脉迟细弱代，48 次/分，已无雀啄、屋漏之象。回生有望。原方附子加足 200g，余药不变，日夜连服 3 剂。

3 月 26 日三诊：患者已醒，唯气息微弱，声如蚊蚋，四肢回温，可以平卧，知饥索食。脉沉迟细，58 次/分，已无代象。喉间痰鸣消失，昨夜尿湿大半张床褥，腿已不肿，**正是大剂量附子破阴回阳之效**。真阳一旺，阴霾自消。病已脱险，元气未复。续给原方 3 剂，去生半夏、生南星、菖蒲、麝香。附子减为 150g，加肾四味（枸杞子、菟丝子、盐补骨脂、淫羊藿）及胡桃肉各 30g，温养肝肾精气以固脱。每日 1 剂，煎分 3 次服。

3 月 30 日四诊：诸症均退，食纳渐佳，已能拄杖散步。计前后四诊，历时 5 天，共用附子 1.1kg，山萸肉 0.75kg，九死一生垂危大症，终于得救。方中生半夏为降逆化痰要药，用时以温水淘洗 3 次，加等量鲜生姜佐之，既解其毒，又加强疗效，颇有妙用。（李可治案）

　　张按：破格救心汤为李可所创，凡亡阳竭阴之端倪初露，心衰的典型症状出现（如动则喘急、胸闷，常于睡中憋醒，畏寒肢冷，时时思睡，夜尿多，以及无痛性心肌梗死之倦怠乏力，胸憋自汗等），急投本方平剂；亡阳竭阴之格局已成，急投本方中剂；垂死状态，急投本方大剂。服药方法，急症急治，不分昼夜，按时连服，极重症 24 小时连服 3 剂。据李氏讲，本方"曾成功地救治了千余例心衰重症，并使百余例已发病危通知的垂死病人起死回生"。本案即为典型例证。

　　■ 灵石县土产公司书记吴云凯，55 岁，患风湿性心脏病 12 年，顽固性心衰 5 年，心功 III 级。近 5 年大部分时间在医院度过。1977 年 6 月 23 日，在城关医院住院治疗月余，病情加重，"急性心衰"合并"室颤"，心率 212 次 / 分，已发病危通知书，家属要求中医会诊。9 时 30 分，诊见患者目暗无神，面如死灰，头汗如油，神识昏糊，喘不能言，气息奄奄，小便自遗。唇、舌、指甲青紫，口鼻气冷，全身冰冷，仅胸部微温，腹胀如鼓，下肢烂肿如泥。吸氧，测不到血压，寸口部脉如游丝。五脏绝症已见其三，元阳垂绝，危在顷刻。所幸下三部太溪根脉微弱可辨，是为一线生机。遂投大剂破格救心汤，重用附子 200g，加沉香粉 3g（冲），肉桂 3g（冲），茯苓、泽泻各 30g，以纳气归肾，利水消肿。武火急煎，边煎边灌。10 时许开始服药，一刻钟后阳回厥退，汗敛喘定。11时30分，知饥索食，心率100次/分，脱险。嘱原方再取3剂，3小时1次，昼夜连服。下午4时，水肿消退，心率82次/分，已能拄杖出游。计前后31小时，服附子0.75kg、山萸黄0.5kg弱，古今目为必死之症竟获治愈。（李可治案）

（2）厥脱案

■ 倪某，女，34岁。1983年冬不慎煤气中毒住院抢救，又食生冷而致腹泻，输液3日而下利不止，邀顾氏诊治。日下利十数次，便中带血，干呕烦躁不安，食不下，饮水即吐，面赤肢冷，舌苔淡白，脉微欲绝。治以白通加猪胆汁汤，扶阳育阴：附子100g，干姜24g，葱头3茎，鲜猪胆汁1个，嘱其每服药1次，兑服10余滴。

服药1剂，面赤已退，干呕渐平，心烦大减；2剂尽，脉缓有神而诸症渐愈；继以四逆汤、附桂理中汤调理而愈。（顾树祥治案）

原按：少阴病下利，阴寒在下，脾肾之阳衰疲，故见厥逆、脉微欲绝。虚阳无依，被逼上逆，则干呕心烦，急用白通汤回阳救逆。里寒太盛，恐阳药格拒不纳，加猪胆汁之苦寒反佐，引阴入阳，阴阳和，阳气复矣。

■ 张某，男，34 岁。1963 年 8 月 17 日初诊。素体虚弱，外感风寒，服解表药后高热退，但午后仍有潮热。继服辛凉解表之剂则发热渐高，持续不退，又投凉药泻下，则大汗不止，诸法救之无效，抬院诊治。症见形体消瘦，精神萎靡，汗出如雨，担架衣被浸湿，低热仍不退，筋脉拘急，眩晕不能站立，二便均无，四肢厥冷，脉沉细。此表阳不固，虚阳外越。治宜温阳固表，处方：炮附片（先煎）、白芍、白术、茯苓各 60g，生姜 30g。

大剂频频饮之，汗出稍止而神气复。继服上方 7 剂，汗止，发热随之亦退。（周连三治案）

第二种 疼痛重症

（1）胸痹案

■ 赵某，女，58 岁。胸痛彻背，反复发作 5 年。平时常觉胃胀，且畏寒。舌淡紫暗，边有齿痕，脉沉细。此阴寒痼结之证，用乌头赤石脂汤加细辛。

附子 80g（先煎），川椒 7g（去油），川乌 30g（先煎），干姜 30g，北细辛 15g，赤石脂 30g，黑豆 30g（先煎）。4 剂。

药后痛逐减，停药数日皆未出现胸痛，续与扶阳散寒治之。（曾辅民治案）

张按：本案主症胸背疼痛，兼怕冷、脉沉，断为心阳大虚，阴寒窃据阳位而致。首诊处以乌头赤石脂丸原方加细辛，即获良效。另加黑豆是为监制川乌毒性，曾氏善用川乌，但必加等量黑豆佐之。

■ 黄某，男，32岁。胸背疼痛较剧，怕冷，加班后疲劳明显2个月。舌淡红边有齿痕，白润苔，脉沉。

处方：附子80g（先煎），川乌30g（先煎），干姜30g，赤石脂30g，川椒5g（去油），桂枝30g，炙甘草30g。5剂。

胸背疼痛大减，偶有疼痛，下肢觉疲软，口渴不欲饮，纳差，口中无味，身冷，面觉热，大便不成形。舌淡红边齿痕明显，黄润苔，脉沉小弦。

附子100g（先煎），川乌50g（先煎），细辛20g，干姜30g，川椒5g（去油），红参20g，桂枝30g，砂仁20g，生姜40g（去皮）。5剂。（曾辅民治案）

（2）心胃痛案

■ 张某之妻，30余岁。心痛彻背，时觉腹中有气上冲心胸，心中慌跳，复见呕吐，触之腹内有癥坚痞块，痛不可当。缘由前医曾予腹部注射某药一针，其后针处硬结突起，继而扩展大如碗口。10余日来饮食不进，微喜滚饮，虽恶寒但不发热，舌苔白滑兼灰黑色，脉细迟欲绝。此乃肝肾阴邪为患，复因针处被寒，阴寒夹水邪上逆，凌心犯胃，如不急为驱除，缓则必殆无救。拟四逆苓桂丁椒汤治之：附子130g，干姜60g，茯苓26g，丁香13g，上肉桂 13g（研末，泡水兑入），白胡椒 6g（捣末，分次冲服），甘草 6g。

1 剂则痛减其半，再剂则诸症渐退，痛止七八，稍进饮食。唯呕吐未止，此乃肝肾阴寒之邪未净，拟乌梅丸方治之。

附子 130g，干姜 60g，当归 26g，上肉桂 13g（研末，泡水兑入），黄连 13g，黄柏 13g，北细辛 6g，潞党参 16g，川椒 6g（炒去汗），乌梅 3 枚。

服 1 剂后，呕吐止；2 剂后，腹痛全瘳，腹内痞块渐散。继以大回阳饮，兼吞服乌梅丸 10 余剂，始奏全功。（吴佩衡治案）

张按：此证二诊因"呕吐未止，此乃肝肾阴寒之邪未净"，处以乌梅丸治之，2 剂显效，颇具新意。

■孟某，女，42 岁。胃胀 3 日，胃脘冷且局部发凉，不饥、不食，呃出之气亦冷，身重难受。舌淡，脉沉细。予以温散解沉寒痼冷之剂：附子 150g（先煎），干姜 100g，川乌 30g（先煎），吴茱萸 20g，炙甘草 60g，肉桂 10g（后下），沉香 5g（冲），西砂仁 20g，黑豆 50g。3 剂。

药后胃冷、呃气、发胀等均消失。（曾辅民治案）

原按：患者系 10 余年之老病号，素体阳虚阴寒偏盛，曾重用 300g 附子予以挽救，故首剂即予大剂温阳散寒之品。

（3）牙痛案

■ 学生严某，门牙肿痛，口唇牙龈高凸，恶寒特甚，头痛体困，手足逆冷，口不渴，唇龈虽高肿，但皮色乌青。舌苔白滑质青，脉沉细而紧。请老师诊治，处予大剂四逆汤加肉桂、麻、辛：附子90g，干姜45g，炙甘草9g，肉桂12g，麻黄12g，北细辛6g。

服后诸症旋即消失而愈。（吴佩衡治案）

张按：牙痛一症，方书多认为热证，特别是急性者，最易误诊。吴氏辨为阴证，处予大辛大温兼以辛散合剂，胆识过人。

第三种 痹痛

■ 秦某，男，48岁，农民。半年前因腰痛CT检查，确诊为"腰椎间盘突出症"。服用中西药物，效果时好时坏，近来天气渐凉，其痛益甚，已经3个月，由他人背着就诊。腰痛沿左腿至足酸痛如锥刺刀割，夜间痛甚，得热则舒，遇冷痛剧，左侧肢体肌肉萎缩，明显比健侧细瘦，扪之温度稍低，饮食尚可，二便如常。舌质淡红，苔薄白，脉象沉缓无力。证属阳虚寒湿，治宜温阳散寒、祛风除湿。方用乌附麻辛桂姜汤加味：川乌头120g，附子120g，干姜60g，甘草30g，黑豆30g，麻黄15g，桂枝50g，细辛12g，独活30g，羌活15g，杜仲15g，川牛膝30g，木瓜30g，淫羊藿24g，胡芦巴子15g，补骨脂15g，黄芪60g，白术24g，千年健15g。

　　用法：先煎前 5 味药物 2 个小时，再下后面药物；水煎 2 次，混合后滤出药液，每天分 4 次服用，4 小时 1 次，5 剂。

　　二诊：服完 1 剂之后来复诊，告曰如上法把 1 剂中药煎好之后，没有分 4 次服用，而是 1 次服完。服药之后，失去知觉。等醒来已是第 2 天的天光大亮。腰腿已不痛了，身轻气爽，自己单独来诊，并说这药太神奇了。并问其余药物是否继服？嘱其按原来方法服。

　　如法服完 4 剂后，腰痛消失，随访 9 年未见反复。（陈守义治案）

　　■ 陆某，男，65 岁。天阴冷则肩背腰部酸痛、发凉 2 年；伴头晕而痛，腰部冷胀，捶打可减轻。每服清热药则症状加重，纳差，舌淡白胖，白腻苔，脉沉紧。

　　处方：附子 150g（先煎），川乌 40g（先煎），干姜 40g，茯苓 40g，苍术 30g，生姜 30g，炙甘草 60g，桂枝 30g，黑豆 50g。5 剂。

　　药后病愈。（曾辅民治案）

　　原按：此即郑钦安所论寒湿腰痛也。曾师直以肾着汤重加乌附为治，破寒痹而止身痛，散寒湿而通经脉。经方加减，用药简练，深得火神心法。附子出手即用 150g，且加川乌 40g，千钧棒法实例也。

■ 裴某，女，59岁。右侧下肢冷痛8年，今年更剧。稍坐久也痛，活动则痛减，时值30℃之气候亦穿秋裤，经电扇风吹则加剧，脉沉细小，舌淡面白。此为沉寒痼冷积滞之证。始用附子60g，川乌30g，细辛20g未效，量渐增至此显效而愈。

处方：川乌150g（先煎），草乌150g（先煎），附子100g（先煎），北细辛100g，生姜100g，苍术30g，芥穗8g，黑豆300g，肉桂10g（后下），沉香5g（冲），紫石英50g。3剂。（曾辅民治案）

张按：如此乌附大剂确实罕见，显出曾氏胆识。须知系逐渐加量，方用至此等剂量，绝非莽撞而为。

■ 王某，男，27岁，工人。1年前因用力过度而腰痛，CT检查示"腰椎间盘突出压迫神经"，经治而缓解。近阶段出差在外，着衣单薄，路上受寒，病痛再次发作。症见全身困痛，关节疼痛，尤以左下肢沿坐骨神经方向放散，酸痛难忍，呻吟不止，昼轻夜重，得热则舒。察舌淡红，苔白厚腻，脉象浮紧。证属寒湿在表，治宜解表温阳以散寒邪，方用乌附麻辛桂姜汤加味：药用：川乌60g，草乌60g，干姜30g，甘草24g，麻黄15g，细辛15g，桂枝30g，葛根30g，白芍30g，羌活15g，独活30g，乳香15g，没药15g，威灵仙30g。

川草乌及干姜、甘草先煎2小时后，再下后面诸药，水开后再煎 30 分钟，得药汁为头煎。随后再加水煎，混合 2 次滤出液，分为 3 次服用，每 4 小时 1 次。3 剂。

患者因未亲自听医嘱，回家后按照一般煎药方法，煎好药后 1 次将药服完。10 分钟后，突然昏不知人，口吐白沫。家属立刻询问，陈氏随即到患者家观察，发现患者呕吐出部分药物，已浑身汗出如洗。问其有何不适之处，患者只说疲乏，想睡觉。诊其脉已无浮紧之象，缓滑有力，无病之象。随后让患者服些热糖水，安睡即可。第 2 天患者骑自行车专程告知，其病若失，余下之药未再服用，病愈。（陈守义治案）

原按：此例患者由于误用常法煎服，药量过大，导致"瞑眩如冒状"，病痛却奇迹般地解除，真所谓"歪打正着"。陈氏由"脉浮紧已无，缓滑有力"，断为取效佳象，从容安排患者饮糖水并休息，确显胆识。

■ 何某，女，62 岁。右下肢大腿痛软，影响站立 1 周，且痛而难入眠。腰酸，形神尚可，舌略淡，脉沉弱，素畏寒。予以大剂温阳补肾：附子 80g（先煎），苍术 30g，北细辛 30g，川乌 50g（先煎），蜜糖 50g（兑入），黑豆 50g，生黄芪 80g。5 剂。3 小时服 1 次。

服药 3 次，痛大减，当夜能入眠！药后病愈。（曾辅民治案）

■ 汪某，女，51 岁。肌肉、关节冷胀软痛 30 年，舌淡有痕。经治无效。

处方：附子 80g（先煎），川乌 40g（先煎），北细辛 30g，桂枝 40g，生姜 70g，苍术 30g，薏苡仁 30g，威灵仙 20g，蜜糖 50g。3 剂。

药后好转明显，守方出入，共进药 10 余剂：附子 100g（先煎），川乌 30g（先煎），草乌 30g（先煎），北细辛 30g，桂枝 40g，生姜 60g，苍术 30g，乌梢蛇 20g，威灵仙 30g，川芎 8g，豨莶草 60g，蜜糖 20g。直至痊愈。（曾辅民治案）

第四种　出血急证

■ 杨某，女，41 岁。适值月经来潮，抬重物用力过猛，骤然下血如崩。先后诊治皆云血热妄行，服用清热、止血之剂，血未能止，迁延 10 余日以致卧床不起，延吴氏诊治。面色蜡黄，精神疲倦，气短懒言，不思饮食，手足不温。经血仍淋漓不断，时而如潮涌出，皆清淡血水兼夹紫黑血块，腰及小腹酸胀坠痛。舌质淡，苔薄白少津，脉沉涩。此乃阳气内虚，冲任不守，气不纳血，血海不固，致成崩漏之证。方用回阳饮加人参扶阳固气：附子 120g，红参 9g，炮黑姜 9g，上肉桂 9g（研末，泡水兑入），甘草 9g。

服 2 剂后，流血减少其半，血色淡红，瘀块减少，呼吸已转平和，四肢回温。

原方加炒艾叶 15g，阿胶 24g（烊化分次兑服），炒白术 9g，侧柏炭 9g。

连服 3 剂后，流血大减，仅为少量淡红血水，精神饮食增加，面色已转润泽，舌质显红润，苔薄白，脉缓弱，已能起床。阳气回复，气血渐充，欲求巩固，仍须与甘温之剂调补之，以四逆当归补血汤加味：附子 90g，黄芪 60g，当归 30g，干姜 15g，上肉桂 12g（研末，泡水兑入），炒艾叶 15g，阿胶 12g（烊化分次兑服），甘草 9g。

连服 5 剂，流血全止，精神、饮食基本恢复，颜面、唇舌已转红润，脉象和缓，能下床活动。继服四逆当归补血汤加上肉桂、砂仁，服 20 余剂，气血恢复，诸症获愈。（吴佩衡治案）

张按：崩漏之症，出手即用附子 120g，药仅 5 味，不加冗药，确为大家风范。吴氏所谓回阳饮系指四逆汤加肉桂而非加人参，他称之为"大回阳饮"。

凡治血证，当分阴阳。以郑钦安看法，阳火引起之血证很少见，阴火引起者则多见，"失血之人正气实者少也，正气一衰，阴邪上逆，十居八九，邪火所致十仅一二""宜苦（寒）者，十仅一二，宜辛（热）者十居八九"（《医法圆通·卷四》）。这一点确为真知灼见。

■ 戴某，女，49 岁。月经紊乱，每次经来淋沥不净。某日忽血崩不止，头晕眼花，冷汗如洗，卒然倒地，昏迷不省人事，其势甚危，急来求诊。症见舌淡无华，两尺脉芤，面色苍白，手足逆冷。此冲任之气暴虚，不能统摄阴血，血遂妄行。当务之急，宜速补血中之气，所谓"有形之血不能速生，无形之气所当急固"。嘱急取高丽参 30g，浓煎服之。服后元气渐复，神识苏醒，流血减少。续予扶阳之剂，以恢复气血阴阳平衡。拟方用四逆汤，炮姜易干姜：附子 90g，炮姜 30g，炙甘草 9g。

此方温扶元阳而固真阴，为治本之剂。服 1 剂，肢厥回，冷汗收，流血止。仍感头晕、神倦，面色尚淡白。此乃肾精亏耗，阴阳俱虚，宜补阴回阳，阴阳并治。方用龟龄集 2 瓶，每次服 5 分。

上药服后，头晕及精神好转。改以温中摄血、加固堤防之剂，方用归芍理中汤加炮姜：当归 15g，炒白芍 9g，潞党参 15g，白术 12g，炮姜 15g，炙甘草 6g。

连服 3 剂，症状消失，面色红润，唯觉神倦。继用人参养荣丸调理而安。（戴丽三治案）

张按：此案初因病势危急，本血脱益气之旨，用高丽参大补元气，挽救虚脱；继用四逆汤回阳固阴以治本，炮姜易干姜以止血，终获止崩之效。崩后肾精亏耗，阴阳俱虚，故以龟龄集补肾添精，接以归芍理中汤加强统血之功，终用人参养荣丸气血双补以善后。思路清晰，信是老手。

第五种　悸眩虚证

■吴女士，45岁，南非侨领潘先生之夫人也。患晕眩怔忡，据谓睡时畏寒惊跳，手足麻木，若晕时则手足痹冷，神志昏迷。1959年夏由南非来港，路过泰国，遇本港名医吴先生于曼谷。由吴氏之推荐，下车伊始，即踵门求诊。时当盛夏，夜觉寒冷，一反常态。脉象虚迟，此阳气不足，血营失畅，内风频扰所致也。法当扶阳理虚，止眩安眠。乃以四逆汤加人参、天麻、枣仁等投之，炮附子用至6两。2帖后，梦寐稍酣，夜寒渐减；再服10帖而愈。（谭述渠治案）

张按：谭述渠不愧"附子先生""谭大剂"也，出手附子即用至180g，堪称千钧棒法。先生医案，通常仅示方剂名称，药味记录很少，难以窥见全方内容，是为欠缺。

■谭先生夫人，年50岁。患心跳，跳时长达10余分钟不止。稍陟梯级，气喘不已，并有头晕、失眠、便闭、鼻血等。脉微弱而带间歇。查谭先生为美国罗省有名股商，谭夫人居美已久，生活优裕。乃推其致病之源，悉其过去除相夫教子外，助理商务者甚久，是病乃积劳而致也。盖心主神，肾藏精，心以养血，精以化气，劳其神而损其精，至有心肾不交之象。神以气存，气以精宅，神常满，方能分气于四脏；气常充，然后引精于六腑。用神无方则伤其气，伤其气并伤其精，精气即伤则或不能制水，阴不为阳宅而水气随至凌心，此心之所以跳也，至头晕、便闭、气喘，皆相互而至。主治须壮心、扶气，益阳、逐水，故用真武汤加人参主之，并加天麻除晕，龙齿镇摄，枣仁、远志宁神，炮附子用至六两。4帖后心跳减，头晕止，大便畅。再4帖心跳除，睡已酣，先后共服17帖而愈。即多年来之鼻血，亦不再见，告谓陟台阶近百级亦不心跳气喘矣。（谭述渠治案）

张按：出手即用炮附子六两（180g），真"附子先生"也。加龙齿、枣仁、远志者，具温潜之意。

■ 李某，男，60岁。心慌不安，面容苍白无神，声音细小，两脚浮肿。特别怕冷，虽暑热炎天，两足亦冰凉。口干口苦，咽喉干燥，口中无津液，但不思饮水。脉浮数。西医诊断为"心房颤动"。脉搏达120次/分，动则气喘。舌质淡红，苔白滑。乃师法郑氏补坎益离丹治之：附子24g，桂心24g，蛤粉15g，炙甘草12g，生姜5片。

连服5剂，自觉咽喉干燥减轻，口中微有津液。其后附片用量逐渐增加至每剂200g，连续服20剂，自觉精神好转，两脚浮肿消，不复畏寒，口中津液多，已不觉口干口苦，脉搏稳定在95～100次/分。继服用原方加补肾药物如蛤蚧、砂仁、益智仁、

补骨脂、仙茅、黄芪、人参等，又服 20 剂，脉搏 85～90 次/分，其他症状消失而告愈。（唐步祺治案）

原按：此方重用附子以补真阳，桂心以通心阳，真火旺，则君火自旺；又肾为水脏，真火上升，真水亦随之上升以交于心，水既上升，又必下降；复取蛤粉之咸以补肾阴，肾得补而阳有所附，自然合一矣。况又加姜、草调中，最能交通上下，故曰中也者，调和上下之枢机也。此方药品虽少，而三气同调，心肾相交，水火互济，故治之而愈。

张按：本案附子出手用 24g，得效后用量逐渐增至 200g，连续服 20 剂，也算霹雳重剂了。

第六种　咳喘重症

■ 刘某，年过六旬。病已月余，咳嗽哮喘而多痰。腹胀且痛，不思食，大便秘结 20 日不更衣，小便赤而长，喜热饮，夜难入寐，精神极弱。六脉沉迟无力，舌苔白腻。查前所服方药，均以清热消食降气为主，且以硝、黄峻剂通下之，仍不能便，其势较危。此系脾肾阳虚，中土失运，痰湿水饮阻逆于肺，清肃不降，致痰喘咳嗽；传导失司，无力输送，加之阳虚则气不化津，无以滋润肠道，致成气虚寒凝之便秘不通。宜扶阳温化主之，拟真武汤加味：附子 100g，茯苓 30g，白术 20g，白芍 10g，干姜 30g，北细辛 6g，五味子 5g。

1剂见效，2剂后喘咳去十之六七，3剂照原方去白芍，服后痰喘咳嗽若失，略进饮食。第3日，以四逆汤加茯苓、上肉桂、砂仁、北芪：附子100g，干姜50g，茯苓50g，砂仁10g，上肉桂10g（研末，泡水兑入），北芪60g。

上方服1剂后，是晚便意迫肛，解出干结黑色粪便半痰盂许，腹中顿觉舒缓。然因年老气虚，解便时用力过盛，旋即昏晕不省人事。急诊之，气短欲绝，脉沉迟无力，但见白苔已退，唇舌已转红润，此乃气虚下陷之故。当即以煎好之汤药喂服，俄顷人事已省，脉转有神。原方连服3剂，食增神健，咳喘不作，二便通达。（吴佩衡治案）

张按：此证咳喘而兼便秘，用真武汤加姜辛五味，自是仲圣成法。唯虽见便秘20日不更衣，仍不予硝黄攻下，是因其属寒凝便结，故予大剂姜附温通化结，治病求本，1剂而解出干结黑色粪便半痰盂许，腹中顿觉舒缓，确显火神心法。

■高某，女，71岁。每年冬季都要发作咳喘，此次发病更重，咳嗽吐脓臭痰，日夜不能平卧，诊为慢性支气管炎并发肺气肿。其脉沉迟而细，舌苔黄腻而厚，略带微白，不饮食已3日，腹痛身疼，四肢厥冷，神识已不清楚。此由阳虚不能卫外，寒中三阴，引动宿痰，必须大剂回阳，加散寒药味，主以新订四逆加麻黄汤：制附片62g，干姜31g，炙甘草31g，麻黄12g。

尽剂后，神识渐清，咳喘略减，能吃粥一小碗。四肢仍厥冷，上方加重分量：制附片124g，干姜62g，炙甘草62g，麻黄18g。

服1剂，咳喘大减，已能平睡，脓臭痰化为泡沫痰，四肢渐温和。以新订麻黄附子细辛汤温经散寒，止咳定喘：麻黄9g，制附片62g，细辛3g，桂枝15g，生姜62g，甘草31g。

连服2剂，诸症悉退。唯胃纳不佳，微咳，吐清稀水痰。法当温脾健胃，处附子理中汤去参加砂、蔻：制附片62g，白术31g，干姜31g，炙甘草31g，砂仁15g，白豆蔻15g。

又服2剂，咳喘痊愈，饮食渐增，嘱以附片、生姜炖羊肉汤调理，以竟全功：制附片62g，生姜62g，羊肉500g。

患者炖服羊肉汤2次，有如平人，不怕冷，能做些家务。第2年冬季，咳喘亦未复发。（唐步祺治案）

第七种　严重水肿

■ **慢性肾炎合并腹水案**　沈某，男，30岁。患慢性肾炎1年余，后因发生腹水肿胀，体虚弱极而送昆明某医院治疗，其效不显，于1958年12月12日邀吴氏会诊。面部浮肿，目下浮起如卧蚕，面色苍白晦滞，口唇青乌，欲寐无神，神情倦怠已极。腹内水鼓作胀，其状如匏，下肢浮肿，胫跗以下按之凹陷而不易复起，身重卧床，难于转侧。语声低弱，腹中撑胀，腰背酸胀痛楚不止，小腹亦坠胀作痛，口淡不思食，不渴饮，小便短少。舌润而色淡夹青，苔滑而灰黑，脉沉迟无力。此系脾肾阳虚，水寒土湿，寒水泛滥所致。法当扶阳温寒，化气利水主之。方用四逆五苓散加减：附子100g，干姜40g，花椒7g（炒去汗），猪苓15g，茯苓30g，条桂15g。

服4剂，小便遂转清长畅利，面足浮肿消退，腹水消去十之六七，体重减轻10.5kg，腰背痛已大为减轻，仍有酸胀。稍能食，精神较增。舌苔灰黑已退，呈现白滑苔，脉转和缓。仍以扶阳温化主之：附子100g，干姜50g，吴茱萸10g，桂枝30g，薏苡仁10g，猪苓10g，茯苓30g。

连服4剂，腹水消去十之七八，面色转好，精神、饮食较增，舌质青色已退，淡红而润，苔薄白滑，脉和缓有神根。大病悉退，阳神尚虚，余邪未净，唯有增强心肾之阳，始能效奏全功，上方加减治之：附子150g，干姜50g，上肉桂10g（研末，泡水兑入），砂仁10g，黑丑20g，茯苓50g，丁香10g。

服4剂后，寒水邪阴消除殆尽，善后调理一周，病愈出院。（吴佩衡治案）

张按：此案腹水且周身浮肿，用药不过六七味，方简量重，不愧为经典火神派风格。

■ 慢性肾炎案　杨某，男，28岁。1年半前出现浮肿，尿蛋白（+++）～（++++），经北京某医院穿刺诊为膜性肾炎，中西药治疗浮肿消失，但尿蛋白一直不降。目前尿蛋白（+++），腰困畏冷，手脚不温，精神欠佳，疲乏倦怠，舌淡红苔白稍厚，脉沉细缓。显属阳虚。处方：附子75g，白术15g，生姜50g，茯苓15g，巴戟20g，黄芪50g，砂仁15g，甘草5g，威灵仙20g。30剂。

二诊：尿蛋白仍（+++），但症状减轻。附子加至120g，服至150剂，尿蛋白始由（+++）降至（+），腰困、畏冷、手脚凉等症状全部消失，精神转佳，舌尖稍红，苔白不厚，脉转缓不沉细。180剂后尿蛋白转阴，此后一直未反弹。

此例是尿蛋白下降较慢的一案，多数在一二个月后开始下降。初诊时告知6个月一疗程，患者信心坚定，服药180剂方收全功。（郭文荣治案，《著名中医学家吴佩衡学术思想研讨暨诞辰120周年论文集》）

张按：此案看点有三：其一，加入大剂黄芪补气；其二，附子逐渐加量至120g，方收显效，此是关键；其三，守方服药180剂，方使尿蛋白转阴，一直未反弹，疗效巩固。

第八种　癌症

■ **肺癌案**　潘某，男，54岁。初病全身发抖发冷，冷后发热，某医院治疗，先后服中、西药治疗皆无效。咳嗽、喘促，病势严重。透视检查，肺上有阴影（空洞）。经 1 个月治疗后，咳、喘告愈出院。事隔 3 个月，右边乳房痛，反射至背脊骨都痛，咳嗽吐痰，痰中带血，经 CT、化验确诊为肺癌，患者不愿手术，请唐氏出诊。唐讲我治不好癌症，亦反对以毒攻毒治法，应针对现有症状，以减少患者痛苦为主，然后在此基础上扶正祛邪，延长生命。

初诊：患者卧床不起，每天叠被倚床而坐，不能下地。咳嗽气紧，吐白泡沫腥臭且带血丝涎痰。全身无力，面容灰黯，两眼无神，鼻、唇色青，声音细微，呼吸喘促，恶寒特甚，虽是夏天犹穿棉袄，有时又觉心内潮热，不思饮水，喜热食，两足通夜冰凉，头项强痛，舌淡苔白腻，脉沉细。综观所有症状全属阳虚，其肺癌因阳虚引起，中年以后，身体渐衰，寒凝气滞，水湿不行，以致出现上述诸种症状。对症治疗，宜先平喘止咳，以麻黄附子细辛汤加味治之：附子 80g，麻黄 10g，辽细辛 5g，桂枝 20g，干姜 40g，甘草 60g，良姜 20g，半夏 30g。附子先煎熬 1 小时，有麻黄、桂枝、细辛时，皆忌吃油脂、蛋类食品。

服药 2 剂后，咳嗽、气促、疼痛有所减轻，考虑痰中带血，以炮姜易干姜，复就上方加重剂量治之：麻黄 15g，附子 100g，辽细辛 8g，桂枝 30g，良姜 50g，炮姜 50g，甘草 80g。

服上方 3 剂后，咳、喘减轻，痰中已完全无血，对治病增加信心。考虑过去所服中、西药过多，体内中有药毒，用单味甘草汤清解之，可作茶饮：甘草 250g。

服上方后，大便溏而量多，有涎沫，矢气下行而舒畅，痰易咳出，精神转好，能起床坐一段时间，并在室内行走。自觉白天吐痰，从右边出来，痰稠浓，腥臭异常；晚上痰从左边出来，白泡沫淡，不臭。舌质淡，苔白，脉沉细。以附子理中汤加味治之：附子 100g，炮姜 100g，白术 50g，党参 50g，甘草 80g，鹿角片 30g。

服药 3 剂，咳、喘、疼痛均减轻，臭痰减少很多，饮食增多，精神转好，心里很舒适，能在附近街道走上二三百步，两足已暖，能安睡四五个小时。

根据服药情况，判断患者中、下焦阳虚影响肺脏，以致咳、喘，寒湿凝聚不散作痛，必须扶中、下焦之阳，乃就原方增加扶阳补肾药品，如肉苁蓉、巴戟、补骨脂、韭子、菟丝子、砂仁、上肉桂等，连续服药 50 余剂，诸症更有减轻，服药 80 余剂，已能上街行走。

为巩固疗效，用潜阳封髓丹治之，以纳气归肾，使肾气不上冲而咳喘：附子 100g，龟甲 20g，黄柏 50g，砂仁 40g，甘草 30g。

上方共服 10 剂，停药。到医院复查，肺上阴影缩小，病情基本得到控制，嘱其注意调护，不要感受外邪。（范中林治案）

原按：近年中医积极为治疗癌症贡献力量，已取得不少成绩，其辨证选方用药，多偏于养阴清热解毒、以毒攻毒、化瘀通络一途。我对本例肺癌概以阳药施治，服药近百剂，时间长达半年。检查肺上阴影缩小，病情得以控制，咳嗽、喘促、不能行走、吐痰腥臭等症状得以消失。

第九种　虚汗

■ 徐某，男，46岁。全身多汗3年，多方治疗无效。近日加重，夜间眠差，头痛，眼涩。舌淡红白润苔，脉缓。处方：附子80g（先煎），桂枝50g，白芍50g，生姜50g，炙甘草30g，大枣25枚，生黄芪70g，山萸肉30g。5剂。

药后出汗显著减轻，精神好转，睡眠可，口略干，头昏胀，舌淡红白润苔，脉缓。

处方：桂枝50g，白芍30g，生姜30g，炙甘草20g，大枣12枚，附子100g（先煎），干姜30g，苍术30g，生黄芪70g，山萸肉30g。5剂。（曾辅民治案）

原按：此例多汗处以桂枝加附子汤，从表阳虚营卫不固而治，两诊而愈。经方原量，重用附子至100g，确是千钧棒风格。

■ 哈某，女，40，藏族。因流产而导致虚汗3个月。静坐亦出汗，怕风，时有身烘热面红而出汗加重，汗后怕冷明显，眠差，舌淡青，白润苔，脉沉细。

附子100g（先煎），干姜80g，葱头5个。2剂。3小时服

1次。烘热减后，每日服药4次。

药后阵热、面红、出汗显减，以桂枝加附子汤善后。（曾辅民治案）

原按：产后大虚，气阳不固则极易出汗不止，患者怕风，即是气阳大虚明证，依法当采用桂枝加附子汤主之。然患者时有身热面红而出汗加重，眠差，综合舌脉，又是虚阳外越之证，今表里气阳皆虚，阳虚则阴寒自生，故曾师首诊处以重剂白通汤，扶阳破阴，翼期里阳充实，则表阳亦壮，自可固表而虚汗可敛。再诊，则以桂枝加附子汤善后。

第十种　猝然受寒

"病有新久，新则势急，宜治以重剂；久则势缓，宜治以轻剂。"（《慎斋遗书》）"治外感如将，兵贵神速，机圆法活，去邪务尽，善后务细，盖早平一日，则人少受一日之害。"（《温病条辨》）

（1）暴聋案

■ 王某，女，36岁。1周前，洗衣过程中突然停电，洗衣机不能用而改用手洗，时值隆冬，在冷水中浸泡将近3小时。下午开始恶寒，发热，出现耳鸣，耳鸣停止后，听力减退。次晨两耳一点声音都听不见。治疗1周，没有效果，求治于卢氏。

身体比较瘦弱，精神较差，目光黯淡，面色青灰，听力基本没有，唯一症状是微微感到恶寒、身痛，但都不明显。嘴唇略略发紫，舌质略绛，苔白，薄腻苔，脉沉紧。根据临床表现，认为属于寒邪直中太少二阴。法宜温肾，宣肺，暖脾。用麻黄附子细辛汤加生姜：制附子90g，麻黄15g，辽细辛15g，生姜75g。

1剂后汗出，出汗过程中突然觉得耳朵一声硬响，不到3秒钟就完全听得到声音。2剂后，恶寒、身痛完全消失，精神还觉不足，乏力。认为肺气已宣，肾气已通，脾阳上越，用附子理中汤3剂，得以恢复。（卢崇汉治案）

■ 朱某，女，27岁，会计。患者在20多天前行剖腹产，此后一直多汗潮热，2天前因天气酷热难当，不听家人劝阻，洗冷水浴1次，当晚即身痛项强，晨起双耳听力模糊，耳心阵发掣痛，自服重感灵、感冒通不效。现症见面白，夹鼻青灰，脘闷厌油，恶寒汗不出，两手指掌发紧发胀，舌淡，苔白厚，六脉沉细而紧。证属寒湿袭虚，外郁肌腠，内闭少阴。治宜温阳解表，方用麻黄附子细辛汤加味。

药用：麻黄10g，制附片30g（先煎1小时），细辛5g，羌活15g，苍术15g，生姜20g。水煎服，每天1剂。

复诊：上方服2剂，汗出，身、耳痛愈，听力恢复。（陈潮祖治案，《火神派学习与临证实践》）

原按：本例患者，大寒袭虚，肺气闭郁不宣，肾命气化不行，气闭津壅，窍隧不利，而成暴聋之证。治用温化肾气，开宣肺气。肾气化则气津升降有序，流行无碍；肺气宣则寒凝解散，窍隧顿开，耳聋自愈。

（2）暴盲

■ 周某，男，43岁。25天前，因为救一落水儿童，全身湿尽。回家后拥被而卧，一直没有温暖过来，导致彻夜不寐。第2天醒来，双眼昏黑，失明，仅存光感。伴有头痛，一身疼痛，恶寒。眼科检查，双眼及眼底均没有问题，颅内检查也无异常。治疗1周后没有改善，拖到20多天，求治于卢氏。

精神较差，面色欠红润，青白相间，气不足的一种面色。全身有不灵活感觉，恶寒不明显。两眼仅仅有光感，连手指都看不见。舌淡而润，苔白腻，脉沉细，略紧。认为虽然没有明显的寒症，仍然属于寒邪直中少阴所致暴盲。治宜宣肺温肾，用麻黄附子细辛汤加生姜：制附子90g，麻黄15g，辽细辛15g，生姜95g。

1剂后，感觉身上汗出，微微有一点点汗，全身不灵活、不舒服的感觉消失，身痛亦消失，两眼光感增强。2剂后，能够数指，辨清1米以内的人形。原方5剂后，视力恢复正常。（卢崇汉治案）

张按：卢氏认为，从生理看肾藏五脏六腑之精，上注于目，开窍于耳，其经脉穿膈、入肺，循喉咙，到舌根，与发音、听力、视力，都有密切关系。这3例患者，都有一个前因，即为寒邪所伤。寒为阴邪，最能损伤人体阳气，重寒、大寒袭人往往长驱直入，直中三阴。一旦伤及太阴，就会出现吐、逆；伤及厥阴，就能够导致挛痹、寒疝；伤及少阴，就可能会出现失音、耳聋、目盲。这几例都属于寒邪直中少阴，上滞窍虚，下闭肾元，伤伐肾阳，所以均用麻黄附子细辛汤来进行治疗。此方具有强大的宣肺散寒、温通肺阳、开窍启闭的功力。用来治疗寒邪困阻肾阳，窒塞清窍而引起的疾病，往往能够起到"极铁的疗效"。

■ 宋某，男，52岁，中医师。1957年入冬，以两眼视力骤降数日就诊。自述日前以冷水洗脚后当夜遗精，次日目盲不能睹物，曾自治方用驻景丸、丹栀逍遥散加味等中药治之，无效。现症见脘闷增剧，温温欲吐，面色苍黯，双手冰凉，测其视力仅能数指，舌淡，苔灰滑，六脉皆弱。证属脾肾阳虚，寒中太少二阴。治宜温阳解表，方用麻黄附子细辛汤加味：药用：麻黄15g，制附片30g（先煎1小时），细辛5g，干姜10g，茯苓20g。水煎服，每天1剂。

复诊：上方连服4剂，汗出尿畅，胃和目明而愈。（陈潮祖治案，《火神派学习与临证实践》）

原按：本方治暴盲，证属寒邪袭虚，闭滞少阴肾和目系经俞之证。肾藏五脏六腑之精，五脏六腑之精皆上注于目而为之睛，目能明察秋毫，全赖肾精充足。阳虚寒凝，可致肾精闭阻，发为暴盲。因此，方用麻黄附子细辛汤加味，温阳解表，阳虚得补，表寒得散，故而临床疗效显著。

四、专用

郑钦安与张景岳在理论上都重视阳气，在具体用药上则大相径庭。张景岳温补讲究阴中求阳，熟地与附子常常同用，体现阴阳互济；郑钦安则专用姜附等纯阳温热之药，讲究单刀直入，不夹阴药。郑钦安在《医法圆通》"阳虚一切病证忌滋阴也"一节中明确表示："凡阳虚之人，多属气衰血盛，无论发何疾病，多缘阴邪为殃，切不可再滋其阴。若更滋其阴，则阴愈盛而阳愈消，每每酿出真阳外越之候，不可不知。"

"今人亦有知得此方（指四逆汤）者，信之不真，认之不定，即用四逆汤，而又加以参、归、熟地，羁绊附子回阳之力，亦不见效。病家等毙，医生束手，自以为用药无差，不知用药之未当甚矣。"（《医理真传·卷四》）

吴佩衡主张："正治之方决勿夹杂其他药品，如果加入寒凉之剂则引邪深入，加入补剂则闭门留寇，必致传经变证，渐转危笃费治。"（《医药简述》）先生用四逆汤时，多加肉桂，而不是人参，称为大回阳饮。范中林先生初诊选用理中汤、真武汤、小青龙汤等方时，一般均去掉方中的人参、白芍、五味子等阴药，更有"理中汤去人参"的习惯用法。推其用意，嫌其恋阴，都体现了这种精神。

■ 田某之妻，30 余岁。患风湿痹证，右手关节疼痛发麻，自觉骨间灼热，但又见寒生畏。病已 10 余日，曾服四逆汤加白术、当归等剂未效，疼痛忽轻忽重，固着肩肘，痛甚不休。吴氏审病查方，认为乃风寒湿邪杂合而至，阻遏经脉，阳不足以运行通利关节，不通则痛。"虽应用姜附之辛温以化散寒湿，然杂以归术之壅补滋腻，犹如闭门捉寇，遂使邪气难化。因照前方去归、术加入桂枝、细辛、茯苓治之"。1 剂显效，2 剂霍然。（吴佩衡治案）

张按：火神派扶阳讲究单刀直入，不夹阴药。作为经典火神派代表的吴氏用药专精，即或补气药也绝少应用，嫌其掣肘。本案以亲身实践诠释了这一点。

综上所述，看得出郑氏"善用大剂量姜、桂、附以回阳救逆，拯人于危。其于阳虚辨治所积累之独到经验，实发前人之所未发，乃祖国医学之瑰宝，千古一人而已！"（唐步祺语）

五、熟知附子用药反应

姜附辛热，常有患者担心，大剂服用会不会"烧干锅"？郑钦安即曾遇此问题："问曰：俗云服姜附烧干肾水，果有是说乎？答曰：子不观仲景之用姜附，所以回阳也，阳回则津液自生，何以不烧干肾水而反生津液，生死人而肉白骨乎？此其中大有关键，昧者不明阴阳底蕴，畏姜附视若砒霜，不敢轻用，病家亦不轻服，相沿成风，牢不可破。犹其不知姜附乃少阴主药，仲景用之以扶少火而生气者也。"（《伤寒恒论·问答》）对于阴证而言，"阳回则津液自生"，岂有"烧干肾水"之害，试看例证。

■ **崩漏案** 癸亥腊月廿四日，为许师母诊视，脉沉涩而迟，素有崩漏之证。告之曰："此气血两亏，大虚寒之证也。只宜温补，俾得春生之象，则气暖阳回，乃能嘘血归经，此证所以当用温补也。"方用附子、黑姜各四分，白术一钱，黄芪、人参各二钱，当归一钱五分，山萸、枸杞各一钱，炙甘草三分，陈皮五分。私拟其必畏附子不肯信用。次年正月初二日，一见称谢不已。云岁内照方服二剂，久远之崩漏立止。因卒岁匆冗，未再服，昨又微下。复诊之，脉稍有神，照前方将附子、黑姜各加至六分，芪、术俱加重，外加枣仁一钱，制香附五分，阿胶八分。服药半月而宿疾痊愈，饮食倍增，精神倍旺。**素常唇舌干燥，服姜、附后唇舌俱润，件件胜前**。（吴天士治案）

张按：本例崩漏服药姜附半月，宿疾痊愈，且患者"素常唇舌干燥，服姜、附后唇舌俱润，件件胜前"。所谓"阳回则津液自生"，唇舌由干燥而变为湿润，此案可证，担心者应释怀矣。

附子毕竟药性峻猛，古人有"桂枝下咽，阳盛则毙"之训，服用辛热药物确实可能引起一些不适甚至剧烈反应，颇似"变证蜂起"，《友渔斋医话》曾谓："凉药误人，人不易觉；热药误人，一服便见。"使得患者惊惧，医家疑惑，乃至中断用药，迷失正确治疗方向。

郑钦安认为，凡服药后常有"变动"，要知道这些变动有的是"药与病相攻者，病与药相拒者"，均属于正常药物反应。他对热药反应有着丰富经验和深刻体会，这也是其擅用姜附的重要体现。

他说："初服辛温，有胸中烦躁者，有昏死一二时者，有鼻血出者，有满口起疱者，有喉干喉痛、目赤者，此是阳药运行，阴邪化去，从上窍而出也。以不思冷水吃为准，即吃一二口冷水，皆无妨。服辛温四五剂，或七八剂，忽咳嗽痰多，日夜不辍，此是肺胃之阴邪，从上出也，切不可清润。服辛温十余剂后，忽然周身面目浮肿，或发现斑点，痛痒异常，或汗出，此是阳药运行，阴邪化去，从七窍而出也，以饮食渐加为准。服辛温十余剂，或二十余剂，或腹痛泄泻，此是阳药运行，阴邪化去，从下窍而出也。但人必困倦数日，饮食懒餐，三五日自已。其中尚有辛温回阳，而周身反见大痛大热者，阴陷于内，得阳运而外解也，半日即愈。"（《医法圆通》"服药须知"）此外，郑氏还总结了其他一些服用热药之反应，如发热身疼、小便痛甚、口中异常气味等，显示的似乎都是热象，初用者难免疑惧。而郑氏均认定为"阳药运行，阴邪化去"的正常反应，是药效，不是药误，继续用药，"按既定方针办"。

要知道，未服药前机体无力抗邪，故无反应。服用辛温药后，阳气振奋，兴起抗邪，正邪交争，尖锐对立，故有看似异常，实则正常的剧烈反应，切不可为这些反应迷惑而中断治疗，或改投清凉，误入歧途。初用附子者，必须要过这一关，这个问题不解决，你就不会用附子。坚持既定方案，"切不可清润"。吴佩衡、范中林等辈，皆对服用大剂姜附的反应积累了丰富经验，使得他们临证之际进退自如，胸有成竹。

由于胸中烦躁、鼻出血、满口起疱等症状似乎火热之象，容易令人疑惧。当此之时，郑氏提出三条辨识标准：①"以不思冷水吃为准，即吃一二口冷水，皆无妨"，提示津液未伤，并非误用或过用阳药所伤，这就设下了一条确认药效而非药误的底线。②"以饮食渐加为准"，提示脾胃健和，自是佳兆，毋庸自扰。③这些"异常反应"，可自行消退，一般都能"半日即愈"或"三五日自已"等，无须过虑。这是由于正胜邪却，这些"变证"自行消退。

这3条标准，把握了"阳药运行，阴邪化去"的病理变化，具有很高的指导价值，可让医家守定真情，坚持既定方案。

吴佩衡先生经验：服用四逆辈，阳回阴邪溃退，每多呕吐痰涎，或大便泄泻，此系病除之兆，勿要惊疑，务使呕尽为上，或见脘腹增痛，或吐酸、便泻、小便色赤而浊等征象，确为临床心得。

本人体会，服用姜附等温药，最常见反应乃是大便增多，尿多，腹中响即肠鸣，矢气多，通俗些说，即"屎、尿、响、屁"4种反应，此系"阳药运行，阴邪化去"的排病反应，不必紧张，其疗效比没有反应要好。

当然，在已经出现异常反应的情况下，继续使用辛热药物，确实存在风险，应当慎重。

▲ **常见反应例证**

第一种　局部反应

（1）面赤烘热

■ 少腹包块案　余某之妻，年近40岁，得阴寒大症已一年矣。初起尚微，不甚介意，迨后每发益剧，踵门求诊。左边少腹内有包块，常结不散，痛时则包块膨胀如拳，手足痹软，遍身冷汗，不省人事，或二三日一发，或五六日一发，医药迄无寸效。脉之沉紧，舌苔白厚而湿滑，面色暗晦。即与通脉四逆汤，乌附用八钱，连进3剂，痛止。令其守方多服，免致再发。

嗣因停药又发，另延他医治之，痛如故，仍来求诊。余曰：

症本不易治，岂可付之毫无学识之辈，而以搔不着痒之药图治？阅方果皆庸俗不经之方。复以通脉四逆加吴茱萸，乌附每剂一两，续加至二两，服十余剂，痛已不作，而内块未散，因念《金匮》"寒疝腹中痛，逆冷，手足不仁，若身疼痛，灸刺诸药不能治，抵当乌头桂枝汤主之"，唯乌头不可得，即用生附片30g，照方煎服。至4帖，脉紧稍减，内块渐小，食量增，精神益振。

但药方为俗所未见，莫不惊骇，群疑众谤，时闻耳鼓。幸病者性颇慧，谓药已与症对，当多服图效，不肯更易，并求增加附片至60g。余允之。又服数剂，内块递减。嗣复陆续增加附片至四两，已服2帖，其丈夫虑其病久将死，谋划归乡，因求另外开方。余曰：方不必改，唯途中仍不宜缺药，当预购以备服，即携药4帖而行。计旅行3日，服尽3帖。至第4日抵家，体气日健，喜出望外，即取余药1帖，浓煎大碗，一饮而尽。**顷之面热如醉**，手足拘挛，舌尖麻，已而呕吐汗出，即平复如初，曰：吾病其瘳矣！萧先生先见之明，果然不爽，自后毋庸服药，竟不药而诸症如失。（萧琢如治案）

原按：尝谓大病必须大药，非特医生必有确定之见，又必病家信用之坚，两者相须为用，方能奏回天手段。

张按：此症当属寒疝，由于"乌头不可得，即用生附片一两"代替。服药后因"内块渐小"，虽然"药方为俗所未见，莫不惊骇，群疑众谤"，幸亏"病者性颇慧，谓药已与症对，当多服图效"，并主动要求"增加附片至 60g"。服药后，"顷之面热如醉，手足拘挛，舌尖麻，已而呕吐汗出"，反应十分激烈，然而疾病却"平复如初"。如此"医生必有确定之见，又必病家信用之坚，两者相须为用，方能奏回天手段"。说明医患之间只有互相信任、共同配合，才能取得疗效。

（2）呕吐涎痰

■ **戴阳案**　吴天士治汪某之妾戴阳证，认为"此似大热证，实是中寒证也"。用八味地黄汤服 3 日，"热全退，夜安神，唇反润，舌色反淡红矣，唯是绵痰吐之不止"。告患者曰：**"人见为痰，我见为寒，此皆寒凝于中，得温热药寒不能容，故化为痰而出耳。"**仍于早晨服八味 1 剂，午用理中兼六君 1 剂，参、桂、附俱如前数。"服二日，痰吐尽，胸膈宽，知饿喜食，食渐增多"（吴天士治案）。

■ **伤寒重症案**　吴佩衡治昆明市长曾某之子伤寒重症，认为"一线生阳有将脱之势，病势垂危，颇为费治。唯有扶阳抑阴温化之法，**使在上之寒水邪阴由口中吐出，中下之寒水邪阴由二便排泻使除，阳回阴退，方可转危为安**"。以通脉四逆汤加吴萸、上桂治之，白附片用至 160g，"并告知病家，倘若服药后发生呕吐涎痰或大便泻下切勿惊疑，为病除之兆，一线生机可望挽回"。服上方后，果呕吐涎水碗许，大便溏泻 1 次，手足温暖，脉和缓较有神，系病除之兆。继以大剂扶阳温化，白附片用至 260g。服药后，又呕吐涎水约两碗，大便泻利数次，"均属冰霜化行，病毒邪阴由上下窍道溃退"之兆。继守原法调理至痊。（吴佩衡治案）

　　张按：吴佩衡先生经验：服用四逆辈，阳回阴邪溃退，每多呕吐痰涎，或大便泄泻，此系病除之兆，勿要惊疑，务使呕尽为上，或见脘腹增痛，或吐酸、便泻、小便色赤而浊等征象，确为临床心得。

　　■ 胃痛案　顾某，男，年四旬。肾气虚，脾湿素重，时值酷暑季节，常食西瓜凉饮，夜卧贪凉，遂致脘腹疼痛不止，痛极则彻及心胸腰背，水米不下，汗出淋漓，辗转反侧睡卧不安，时时呻吟。吴氏诊之：颜面青黯，舌苔白滑质含青色，脉来一息两至半，沉迟无力，手足厥冷。此乃肝肾之阴夹寒水脾湿凝聚三焦，凌心犯胃，阳不足以运行而成是状。先以上肉桂 10g 研末泡水与服之。**服后旋即呕吐涎沫碗许**，此为寒湿外除佳兆，继以吴萸四逆汤加味治之。

　　附片 100g，干姜 30g，上肉桂 10g（研末，泡水兑入），公丁香 6g，白胡椒 6g（捣末，分次吞服），吴萸 10g，甘草 10g。

　　服 1 剂，涌吐酸苦涎水两大碗，痛减其半。**再服 1 剂，又吐涎水两大碗**，其痛大减，遂得安卧。次晚续诊，脉已一息四至，

汗止厥回，诸痛俱瘥，继以桂附理中汤 2 剂，调理而愈。（吴佩衡治案）

张按：姜附偏于峻热，当医者、病家对投用姜附犹疑不决时，吴氏有试服一招，即先让患者服用肉桂（研末泡水）试之，果系阴证，患者必能耐受；反之，可知辨证之误，但亦不致酿成恶果。显出圆机活法之妙，此乃吴氏独到经验。

■ 麻疹危症案　余八女儿 1 岁，体质较弱，忽又发热而加咳嗽。以为感冒风寒，即以桂枝汤治之，不料服后更觉发热而加惊烦。值余出诊，内人以为内有伏热，即以芍药甘草汤加麦冬煎汤喂之。发热虽退，但脉来紧急，呼吸迫促，不喜吮乳，观之则面项上隐隐现出紫黑疹点，始告之为麻疹，绝不能再服寒凉之剂，若不设法将麻疹升提发泄出来，必至危殆。白附片 300g 加入甘草数钱，煮沸后与服两茶盏。隔约 1 小时之后，麻疹渐出，色亦转红活。又复发热，再加干姜 30g，频频喂之。其喘促更甚，鼻翼胸部均扇动，咳嗽声哑，哼挣不息，**每半小时喂药 1 次，均呕吐涎痰（寒痰温化由上窍排除）**。下午又煎附片 300g，干姜 30g，上肉桂 6g（泡水兑入），日夜频频喂之。病势虽如是沉重，但麻疹逐渐透达。每日仅服汤药，乳食不进。次晨仍照原方早 1 剂，晚 1 剂，三日夜共服附片 6 个 300g，**仍继续呕吐痰涎和泄泻稀粪**，疹方出透渐灰，鼻扇喘挣始平，发热亦退，且乳食已进，遂

平息而愈。(吴佩衡治案)

张按:吴氏擅治麻疹,享誉天下。其独特之处在于麻疹因处治不当,如过于表散或误用苦寒、滋补,致使阳证转阴,元气欲脱,当机立断,用白通、四逆辈力挽狂澜,救治很多濒危患儿。吴氏认为,小儿稚阳而非纯阳,不宜过于表散,更不宜动辄苦寒清下。凡属虚寒,只有放胆使用四逆、白通等汤,方易挽回颓绝。

(3)鼻流清涕

■ 范某,男,82岁。患前列腺增生2年,排尿慢,尿等待,夜尿三四次,晨起口黏口苦口干,腰酸痛,形胖。舌淡胖润,脉左弦浮寸弱,右弦数。此肾虚阳用衰减,气化不力所致。当予温肾以助气化,少佐疏肝。真武汤合四逆散加味。

附子25g,茯苓30g,白术15g,白芍30g,淫羊藿25g,牛膝30g,乳香5g,炮姜30g,柴胡15g,枳实10g,炙甘草10g,桔梗10g,生姜10片。7剂。

药后鼻流清涕较多,此为阳药运行,寒湿从上窍化去之象,乃祛病吉兆。果见尿已大为顺畅,腰酸痛已止,口黏口苦口干消失。上方附子加至30g,另加桂枝20g,再服7剂,基本告愈。(张存悌治案)

张按:患者高龄,排尿慢,尿等待,脉证俱属阳衰,用真武汤扶阳以利气化，当为正选。之所以合用四逆散方，乃本《伤寒论》条文之意："少阴病，四逆，其人或咳，或悸，或小便不利，或腹中痛，或泄利下重者，四逆散主之。"

（4）腹泻

■ 岩镇江某，患伤寒，呕吐，下腹痛极。吴氏诊称："此太阴证伤寒也。痛在脐下，乃厥阴部位，阴证之至狠者。"立方用附子理中汤，服药4剂，手足温，呕吐止，腹痛减而未尽除。告曰："此腹痛，必要下利方止。""凡阴证下腹痛甚者，其浊阴之气必要从大便中去，伤寒书所谓秽腐当去是也。秽腐不去，腹痛何由止？"又服2剂，**晚间果作利，一昼夜共七八次**。仍照前药，每日2剂，又服四日，利三日自止而痛亦全却。（吴天士治案）

张按：本案看点在于吴氏认为："凡阴证下腹痛甚者，其浊阴之气必要从大便中去，伤寒书所谓秽腐当去是也。"因此，服药后"必要下利方止"，已而果验。

■ **伤寒重症案**　吴佩衡治省立昆华医院院长秦某独子之伤寒重症，四诊时仍用大剂四逆汤，附子用至400g，**患儿日夜泄泻10余次**，"秦君夫妇为此担心害怕，认为有肠出血或肠穿孔的危险，每见其子排泻大便，即流泪惊惶不已"。吴氏当即详加解释，此由寒湿内盛，腹中有如冰霜凝聚，今得阳药温化运行，邪阴溃退，真阳返回而使冰霜化行。所拟方药皆非泻下之剂，"其排泻者，为内停寒湿污秽之物，系病除佳兆，邪去则正自能安，方保无虞。于是，病家疑虑始减，继续接受治疗"，终至痊愈。（吴佩衡治案）

■ **急性腰外痛案**　黄某，男，77岁。腰胀痛3日，因下床不慎腰碰于床沿，渐现胀痛，坐起翻身都需双手撑腿倚物完成，下楼梯亦不便。神倦，面灰㿠白，脉沉弦，舌常有津，痕微现，此寒湿所致。

方药：苍术30g，附子50g，北细辛15g，炙甘草12g，川乌30g，黑豆30g。3剂。

复诊：**药后昨夜腹泻4次，精神渐次好转。**腰胀痛亦渐减，今晨起床后腰已无所困苦，精神亦基本恢复。（曾辅民治案）

张按：本案腰痛系由外伤引发，曾氏据其脉证判为寒湿所致，选用麻黄细辛附子汤为主投治。因无外邪，故以苍术取代麻黄，祛湿更胜于麻黄，颇显圆通之巧。另加川乌增强祛寒止痛之功，加等量黑豆以制其毒。观其案例，凡用川乌、草乌，皆是此等定式。

（5）排出黏冻状和烂肉状物

■ **胃癌案**　王某，男，42岁。素有胃痛病史，疼痛逐渐加剧，呕吐不能食。手术中发现胃穿孔，贲门下淋巴结肿大，弥漫性腹膜炎，行胃次全切除术，病理检查为"溃疡型腺癌"。曾经一段化疗，仍不能减轻痛苦来诊。

查体见身体消瘦，体重 46.5kg，精神萎靡，面色苍白（中度贫血貌）。左腋下及左鼠蹊部淋巴结肿大，胃脘部肿物约 3cm×3cm。舌苔白厚腻，十指均无甲印，舌、腮印（++），脐左旁压痛（+）。证属大寒瘀毒结，治以辛热驱毒化瘀攻下。

附子 30g，干姜 30g，肉桂 30g，良姜 10g，荜茇 10g，枳壳 15g，厚朴 15g，陈皮 10g，桃仁 15g，红花 15g，三棱 15g，莪术 15g，党参 15g，熟地 30g，二丑 30g，槟榔 30g，川军 15g，元明粉 15g。日 1 剂，早晚各 1 服。

成药处方：化毒片，每日 5 片；化郁丸，日 1 服。

服药后，随大便排出许多黏冻状和烂肉状物，胃、腹部疼痛减轻，食欲好转。因久病胃气受伤，恐其正气不支，数日后方中又加芪、术、苓（取四君子意），2 周后食量大增。患者大便虽日行数次，但日渐身体有力，颜面亦转红润。服药 5 个月后，体重增至 71kg，某医院复查，胃腹部软，无压痛，腋及鼠蹊部肿大之淋巴结均消失。（孙秉严治案）

张按：此案服药后，随大便排出许多黏冻状和烂肉状物，当系祛病佳象，随即胃、腹部疼痛减轻，食欲好转可为明证。孙氏用药常常温下并施，许多案例都有大便排出黏冻状和烂肉状物现象，病情多随之好转。

本案处方具有典型的孙氏用药风格：辛温扶阳，用附子、干姜、肉桂、良姜等；行气，用枳壳、厚朴、陈皮等；活血，用桃仁、红花、三棱、莪术；攻下，用二丑、槟榔、大黄、元明粉；扶正，用党参、熟地等。另用成药驱邪，孙氏多个验案大致准此。

（6）肠鸣，矢气，尿多

■ **伏寒奇症案**　高某，男，42岁。久受风寒，寒邪深伏，手冷过肘，足冷过膝，肩背沉困如压一磨盘。稍负冷风，立即寒战嘎齿，不能支持，虽在盛夏也不脱棉坎肩。治以温肾回阳，投温氏奔豚汤加肾四味、紫石英等，以此开冰解冻之剂，消磨推荡冰结之寒积：附子30g，生山药60g，油桂1.5g（冲），沉香1.5g（磨汁兑），砂仁3g，煅紫石英30g，红参（另炖）、肾四味、泽泻、怀牛膝、炙甘草各10g，黑芥穗3g。上药连服43剂，大伏天用附子1750g，不热不渴，**每服必腹内鸣响，频频矢气，寒邪渐渐下泄**。又觉脐中有热气转动，肩背部出汗时有凉气外冒，腰困大减，食纳大增。其长达6年之久之肩背沉困如压一磨盘之状始解，畏寒始罢。（李可治案）

■ **高血压案**　女工胡金玉，46岁。患肾性高血压已5年。

低压常在 110 ～ 120mmHg，曾服镇肝息风汤、羚羊钩藤汤近百剂，不仅无效，反增食少便溏。近 3 年异常发胖，头晕畏寒，呕逆腹胀，足膝冰冷。其眩晕如腾云驾雾，足下如踏棉絮，越胖越觉无力。腰困如折，小便余沥，咳则遗尿，时时有咸味之痰涎上壅。常起口疮，头面又觉烘烘发热，每日中午面赤如醉。舌淡胖，苔白腻，脉洪不任按，久按反觉微细如丝。脉证合参，乃清阳不升，浊阴不降。下寒是真，上热是假。命火衰微，不主温煦，故怯寒肢冷；火不生土，中阳失运，故见食少便溏。诸阴失阳之统摄，故上则饮逆头眩，夹冲气上冲，下则尿多不禁。异常肥胖亦阴盛阳衰，与寒湿停聚同理。予温氏奔豚汤。

附子 30g，吴茱萸 15g，肾四味 60g，生龙骨、生牡蛎、活磁石、紫石英（煅）、山萸肉各 30g。上药加冷水 1500mL，文火煮取 600mL，日 3 服，3 剂。

服药 3 剂，每天小便很多，全身舒适，头不晕，脚底再不飘浮欲倒，腹中觉暖。**每天服药后，腹中阵阵响动，矢气极多，惹得孩子们哄堂大笑**，几年肚胀一下子松宽许多。药已中病，嘱守方再服 10 剂。低压保持在 80 ～ 90mmHg，已正常上班。**最奇的是，服药后尿特别多，十多天功夫，把一身膘都尿掉了，腰围瘦了 1 寸多**。据多数患者反映，服本方后，随着尿量增加，各主要症状逐步消失。余思其理，确是肾阳一旺，气化周行，清阳上升，浊阴下降，如日照当空，坚冰自然消融。（李可治案）

（7）尿痛

"但服回阳等方，初次小便虽痛甚，而尿来觉快者，气机将畅，而病当解也。此道最微，理实无穷，学者当须细心求之。"（《医理真传·卷二》）

■ **厥阴发热案** 汪某，五月初一得病，服过羌防柴葛药7剂不效。诊则脉沉而紧，两尺如丝，汗多而热不退，头疼身痛，呻吟不能转侧，烦躁欲席地而卧，干呕欲饮冷水复不能饮，舌紫无苔，少腹硬痛。以《伤寒论》之阳证阴脉，法当不治。因有头痛，定属厥阴，又多烦躁，兼有少阴，须两经并治。用桂枝、赤芍、细辛、附子、干姜、茯苓、半夏、甘草八味投之。2剂躁定熟寐而身痛减半。又4剂脉起不呕，能食米饮矣。**忽尿茎内痛，小便黄赤，** 乃厥阴阳回吉兆。而旁人遂谓余误用热药，劝进灯心汤，因停余药。

延至午后，即腹痛下利，初硬后溏，抵暮复加阴躁，起床抱柱而立，此真武汤证辟地就实之状。因便后里虚亡阳之机已露，遂不从旁人之言，仍煎余药，服后躁定而安卧。再诊全属少阴证矣，脉沉细，手足冷汗不止，肠鸣下利，两腿筋惕。急用大剂真武汤一剂，至午厥回汗止，犹有利状。遂加人参，昼夜三剂，计用附子一两，人参六钱，方阳回利止。

因有身热腰疼，京口名家犹谓表邪未解，里滞未清，药用柴葛二陈，患者畏不敢煎，然终以身热为患。余告曰："少阴身热，乃为可治，若厥冷则下利不止矣。余所以留热，以存阳也。"竟服真武汤五日，少阴病衰，余邪仍转厥阴，耳前时或一痛，夜则气上冲喉，渴而多饮，皆厥阴表证，恐致发颐，必怨热药。遂以当归四逆汤本方，不加姜附，少入人参，以助正气。二日4剂，周身微微似汗者一昼夜，邪尽外解，而口渴气冲、耳痛茎痛痊愈矣。因旁议纷纷，除去姜桂，甫五日，即腹痛作泻，复用桂枝人参汤五日，便实而痊，续用平补药十余日。（郑素圃治案）

张按：本案"因有头痛，定属厥阴，又多烦躁，兼有少阴，须两经并治"；服药后，"忽尿茎内痛，小便黄赤"，判为厥阴阳回吉兆；"少阴身热，乃为可治，若厥冷则下利不止矣。余所以留热，以存阳也"，皆显郑氏见识过人。

（8）出血

■ 戴阳案　汪氏令郎戴阳证，面赤放光，知其为阴证面色也。脉浮大有出无入，按之细如丝，大汗不止。投用附子三钱，人参四钱。服至第四日，**痰中带血**，其家惶惧。余曰：此乃寒痰，即阴气所化，服热药阴寒之气始能化痰而出，所以带血者，胃为多气多血之腑，痰出时偶黏滞胃中之血，非此证有血，**丝毫无是虑也**……果少顷便不复有血矣。其胸膈仍滞，畏寒作呕。又加附子至四钱，人参六钱。服2剂而热全退，稍进饮食，服20

余日而痊愈。（吴天士治案）

■ 尿床案　于某，男，6岁。自幼尿床，夜夜都尿，其爷爷系某省医院退休西医教授，与我一同供职于某中医院。某日代为求诊，告其先天不足所致，处方六味回阳饮加减：熟地15g，红参5g，附子15g，炮姜20g，炙甘草15g，肉桂10g，益智仁20g，赤石脂20g，砂仁5g。5剂。

复诊：自行去天益堂药房抓药，因附子15g超量不敢给抓，最后只肯给抓10g。后与其爷爷相遇，询问效果，告云服第一次药流鼻血，不敢再服。乃解释说，这是服药正常反应，不必疑虑，但吃无妨。由是接着服药，病愈。（张存悌治案）

张按：小儿尿床，唐步祺经验用六味回阳饮加小茴香、益智仁，据云"无不应手辄效"。今宗之而投用，果收良效。

（9）烦躁

■ 甘某之女，2岁余。1924年3月出麻疹，发热，涕清咳嗽，目赤多泪；耳指冷，面部隐隐已现红点。因上年冬季曾患慢脾风症，经吴氏治疗，体质尚未复原，故未敢用发表寒凉之剂，乃主以桂枝汤加附子、细辛：桂枝6g，杭芍6g，甘草3g，生姜10g，大枣2枚，附片15g，细辛3g。

服1剂麻疹渐出，2剂透齐，3剂渐灰。但微见烦躁，因当时经验不足，竟疑为服温热药后之燥象，即用上方减去辛、附，倍芍药加当归以补阴血，加麦冬而清烦热。

次日复诊：服上方后脉反紧急，发热烦乱，喘挣痰鸣，鼻翼扇动，唇色青乌，舌苔白滑，指纹青黑出二关，有欲作惊风之状。此已有阴盛逼阳于外之势，当即以四逆汤加肉桂、茯苓治之：附片 24g，干姜 10g，甘草 5g，上肉桂 6g（研末，泡水兑入），茯苓 12g，公丁香 1.5g。

服后旋即风动，手足抽掣，角弓反张，喘挣痰鸣，鼻扇不乳，以药饮之，则涌吐涎沫，泄泻绿粪，颇属危笃。诊其脉象，已较前和缓，身热约退十分之二三。此是药与病相争之兆，亦即"若药不瞑眩，厥疾弗瘳"之瞑眩现象，告其勿疑惧，当即照原方增量主之：附片 50g，干姜 15g，甘草 6g，上肉桂 6g（研末，泡水兑入），茯苓 12g，公丁香 1.5g。连夜煎服，次日复诊，见其脉静身凉，已能吮乳，唯尚咳嗽略挣，大便尚泻而色渐转黄，面唇指纹青乌之色已退。照原方再服 1 剂，泄泻止，喘挣平。复以上方加口芪 12g，砂仁 6g，去公丁香、茯苓，连服 5 剂，遂得痊愈。（吴佩衡治案）

张按：本病 3 次用药均发生不同反应，有教训，有经验。首以桂枝汤加附子、细辛，症状平稳，"微见烦躁"本系正常反应。因经验不足，疑为服温热药后之燥象，乃转为清滋，减去辛附，倍芍药加当归、麦冬，致使脉反紧急，发热烦乱，喘挣痰鸣，鼻翼扇动，唇色青乌，舌苔白滑，指纹青黑出二关，有欲作惊风之状。因知有误，改以四逆汤加肉桂、茯苓治之，"服后旋即风动，手足抽掣，角弓反张，喘挣痰鸣，鼻扇不乳，以药饮之，则涌吐涎沫，泄泻绿粪，颇属危笃"。似乎症情加重，但脉象已较前和缓，"身热约退十分之二三"。因判为"此是药与病相争之兆"，即照原方增量主之，复诊脉静身凉，已入坦途。

■ **戴阳案** 谭某，男，45岁。患疟疾经治获愈。突然发热不休，但口不渴，喜拥被卧，神疲不欲动，此为病久正虚之证，治宜温补。无如医者不察脉证虚实，病情真假，只拘泥于翕翕发热而用麻桂妄汗之，遂致漏汗不止。身不厥而外热愈炽，唯蜷卧恶寒，厚被自温，不欲露手足，声低息短，神衰色惨，证情严重。邀赵氏诊治：人已不能言，汗犹淋漓，诊脉数大无力，面赤，身壮热，舌白润无苔，不渴不呕。审系阴寒内盛阳气外格，属诸戴阳一证。治宜回阳抑阴，阳回则阴和，阴阳和则汗敛也。遂用大剂茯苓四逆汤以图挽救：茯苓24g，生附18g，干姜15g，野山参12g（另蒸兑），炙甘草9g，煎好另加童便半杯冲服。

一日夜进药3帖，**午夜发生烦躁，刹那即止**，渐次热退汗停，按脉渐和有神。次晨口能言一二句，声音低微，气不相续，阳气虽回，气血犹虚，改进十全大补汤（桂枝易肉桂）温补气血。后又随加破故纸、益智仁、巴戟、杜仲等温养肾元，服药半

月，病体全复。（赵守真治案）

张按：本案戴阳服用茯苓四逆汤后，午夜发生烦躁，当属正邪交争之象，但是"刹那即止，渐次热退汗停"，说明是正常反应。

大汗亡阳，处以茯苓四逆汤，附子用18g似属常量，然"一日夜进药3帖"即是54g，应属大剂了，乃是平剂频进式。

（10）遗精

■ **寒湿腹痛案** 杨某，西安县人。冬日由省回乡，旅店之炕潮湿而凉，遂患少腹掣腰作痛，腹中板硬，服药不效，来省求治。其脉两尺沉实，先令服附子理中丸有效。乃仿真武汤法，用附子、云苓各八钱，杜仲、小茴、木通各三钱，甘草一钱，**服后遗精甚多，其冷如水，此乃寒湿结于精室，病邪得出，勿以遗精为惧**。服3剂，腹软痛愈，唯精孔开而不闭，始于原方加龙骨、莲须，服之而精止孔闭，但小便滞而不畅，每有余沥不净，复用五苓散加附子，服之痊愈。（景仰山治案，《医学从正论》）

第二种 全身反应

（1）瞑眩

《尚书·说命》指出："药弗瞑眩，厥疾勿瘳。"《伤寒杂病论》中谈到服用附子会有一些反应，如白术附子汤方后即云："三服都尽，其人如冒状，勿怪。"这个"冒状"就是眩晕或者一过性失去知觉，昏死一二时者。

■ **头痛案**　李某，男，48 岁。1957 年 12 月患剧烈头痛，夜间尤甚。自觉头部紧缩似鸡蛋大小，如铁箍紧束，不能入睡。住院 8 个多月，按神经官能症治疗，每日服安眠药强行控制。病情未见好转，被迫全休。每日剧痛发作一至数次，严重时，舌强目呆，手不能抬，脚不能移，说不出话。

1965 年来诊：头痛剧烈，连及肩背，每日发作数次。神衰气短，四肢无力，手足不温，经常下利。面色萎黄，舌质暗淡，苔黄夹白，根部厚腻。辨为太阳少阴证，多年陈寒凝聚已深，表里之邪交织难解，法宜扶阳解表，峻逐阴寒，以麻黄细辛附子汤加味主之：麻黄 10g，制附片 60g（久煎），辽细辛 6g，桂枝 12g，干姜 60g，生姜 120g，甘草 30g。

上方连服 10 余剂，头痛减轻，余症同前。病重药轻，熟附子久煎，难奏其功。遂令将上方加倍重用附子，改久煎制附片为略煎（煮沸后 20 分钟下群药）。嘱其尽量多服，若身麻，甚则失去知觉，不必惊骇，任其自行恢复。处方：麻黄 10g，制附片 120g（略煎），辽细辛 6g，桂枝 12g，干姜 60g，生姜 120g，甘草 30g。

服药半小时后，信步庭院，忽然倒下。家人抬进卧室，很快

清醒，除全身发麻外，无明显不适。起身后又倒在地上，口中流出不少黏液。数小时后，逐渐恢复常态。间隔数日，依上法又重复一次。从此，多年剧痛明显减轻，头、肩、背如紧箍重压之苦皆如释。令将初诊方附片久煎，又连续服用两月，病遂基本治愈。10余年来未再复发。（范中林治案）

原按：此例头部剧痛，如绳索捆绑，头戴紧箍之状，乃寒湿之邪久聚，循太阳经入里，日积月深而不解。此所谓"寒中少阴之经，而复外连太阳"。以麻黄细辛附子汤加味，峻逐表里寒湿之凝滞。钱潢称此方为"温经散寒之神剂"，实经验之谈。

张按：本案为了保持附子的峻烈药性，范氏嘱其"略煎"——改久煎为轻煎，"嘱其尽量多服，若身麻，甚则失去知觉，不必惊骇，任其自行恢复"。药后果"忽然倒下"，但"多年剧痛明显减轻，头、肩、背如紧箍重压之苦皆如释"。

（2）发热身疼

"久病与素秉不足之人，忽见身疼而却不发热者，是里有寒也……但服温里之药，多有见大热身疼甚者，此是阴邪溃散，即愈之征，切不可妄用清凉以止之。"（《医法圆通·卷三》）

■ 霍乱厥逆案　某年青盲女，患霍乱，上吐下利，诊时，吐出黄水，衣为之湿；四肢厥逆，脉微欲绝，急投四逆汤——此午间情事也。傍晚着人来问，据云："呕疴已止，**唯头微痛，身有微热，得毋药性过热欤？**"予曰："**不然，乃药力透达之故，盖病势已从阴出阳也。**"次日精神稍定，与理中汤以温开脾胃。又次日告称"举动无力"，遂处以真武汤加桂枝善后。据患者云："服药入腹后，桂枝之气直达脚趾。"（黎庇留治案）

　　张按：本例霍乱厥逆服四逆汤后，"头微痛，身有微热""乃药力透达之故，盖病势已从阴出阳也"，应当"半日即愈"，本例果然"次日精神稍定"，可知郑钦安所言不虚。至于"举动无力"者，亦当如郑氏所言，"但人必困倦数日，饮食懒餐，三五日自已"。

　　■ **阳虚厥逆案**　王某，伤于风寒，发热怕冷，身疼汗出，服表散药未愈。转增腹痛泄泻，舌白润，口不渴，小便清利，一变而为太阳太阴并病。用平胃散加防风、桂枝，不唯前证未减，反增心下支结，胸胁满痛，口苦烦渴，再变而为太少二阳及太阴诸病矣。易医而欲速效，认为表实里热而迭以汗下攻之，遂致漏汗洞泻，息短偃卧，势甚危殆。

　　又复邀诊，脉微欲绝，四肢厥逆，汗泻未已，不时转侧手扰，此属阴阳垂绝之象，亟宜通脉四逆汤挽将绝之阳，配童便敛将尽之阴，以策万全：附子30g，干姜45g，炙甘草15g，浓煎，冲童便少许。频频灌下，自晨迄暮，尽二大剂，泻汗逐减。当子

夜阳回之时,汗泻全止,身忽发热,是阴复阳回之兆。按脉浮缓无力,阴阳将和,邪气外透。乃煎桂枝汤加人参续进,益气解肌,二剂热退人安,后以补脾胃和气血调理月余复元。(赵守真治案)

张按:本案屡经误治,阳气大伤而致厥逆欲脱,予通脉四逆汤回阳救逆,"子夜阳回之时,汗泻全止,身忽发热,是阴复阳回之兆",是然。

此案误治,一误于表证失之宣散,反用平胃散引邪入里;再误于汗下攻之,"遂致漏汗洞泻,息短偃卧",四肢厥逆,已近亡阳。故以通脉四逆汤回阳救逆,12小时而"尽二大剂",附子用至60g,挽回脱厥之势。再以"桂枝汤加人参续进",热退人安。分析病变理路清晰,遣方用药允当,显出深厚功底。

(3)全身发痒

■ **中风案** 汪某,年45岁,善饮贪凉,此素性也。雪途昏仆于地,抬归始醒,即遍身拘挛,腰足冷痛,手足不能举,已具六经形证,此真中风也。先医者作虚治而用人参,困顿于床。后延余治,脉弦而沉紧,此夙昔之风,加以雪天新中于寒,两邪并发,致昏厥而仆,风寒未解,何用补为?余以桂枝、细辛、羌活、附子、赤芍、干姜、半夏、甘草小续命汤加减,温里解表。五六日邪气外出,脉略浮弦,而增咳嗽,再加麻黄、杏仁,续续得汗而痛减。**将一月,身发瘾疹作痒,外解而痊。**(郑素圃治案)

张按：本案中风服用小续命汤将一月，身发瘾疹作痒，属于外邪欲解之兆，果然而痊。孙思邈云："卒中风欲死，不醒人事，口眼㖞斜，半身不遂，言謇不能语，亦治风湿痹痛。夫风为百病之长，诸急卒病多是风，宜速与续命汤。"力主中风初发选用本方。

■ **但笑不休案** 方纯石兄，五月初两颐肿痛，先为疡科所医，外敷内服，不知何药。至八日见招，肿势将陷，寒热交作。余曰：此时行之虾蟆瘟也。用荆防败毒散二剂，表热随退，肿消大半。不虞少阳之邪直入厥阴，脉变沉弦，喉痛厥冷，呕吐胸胀。改用当归四逆汤加附子、干姜、吴萸。坚服三四日，得微汗，喉不痛而呕止，脉起，足温，尚有微肿，病家以为愈矣。次日往看，肿处尽消，但笑不休，问其所笑何事。答曰：我亦不知。脉复沉细，舌有灰苔，已笑半日矣。

追思初病必服凉药，所以少阳传入厥阴，厥阴不解，又传入少阴，少阴寒水上逼心火，心为水逼，发声为笑。不早治之将亡阳谵语，不可治矣。幸孙叶两医，以予言不谬，遂用大剂四逆汤加人参三钱。服后片时，略睡须臾醒，即笑止，一昼夜共服三剂。次日肿处复起，仍用当归四逆汤加附子、干姜，三四日肿处回阳**发痒起皮而解**。其时有不解事者，谓予多用姜附而致狂，医难用药，有如此夫？

令眷隔十数日，两颐亦肿而不痛，若属少阳，则脉当弦数身热。今脉弦细，身不热，亦属厥阴。始终以当归四逆汤加附子、干姜治之。服至半月，方从外解，发热脉浮，**身发瘾疹，作痒而愈**。彼因未服凉药，故不致内陷呕吐逆冷，而传少阴发笑也。（郑素圃治案）

原按：时行虾蟆瘟一证，稽之前贤治法，皆主少阳而用辛凉，并无传经之说。然虞天民《医学正传》，谓喉痹证不可遽投凉剂，恐上热未除，中寒复生，变为发喘不休，将不可治。又陈若虚《外科正宗》亦云：饥年毋攻时毒。夫饥年指正气虚也。即此二说，则前贤之发明久矣。

张按：两案颐肿均以当归四逆汤加附子、干姜治之而效，均发痒起皮而解，可谓经验。"饥年毋攻时毒"一语，堪称警句。

（4）周身浮肿

■ 咯血案　张某，男，25 岁。虚劳咳嗽已经数月，始因盗汗、遗精，食少难寐，求医无效。近则午后恶寒，发热如潮。面颊及口唇色赤如艳，自汗、盗汗，夜间尤甚。痰嗽不爽，咳声嘶嘎，咯血盈碗。耳鸣，眼花，头常昏晕，气短而喘，精神疲惫，不能入寐。脉来虚数无力，舌根白腻。查所服之方，均以阴虚有热为治，病势反见沉重。盖此病良由素禀不足，肾气太亏，真阳内虚不能镇纳阴邪，阴寒水湿夹痰浊上逆于肺，阻遏肺肾升降气机。表阳失固，营阴不敛，则汗易外泄；虚阳无力统摄血液，则散漫游溢脉外而咯血；阴阳相执，虚阳被阴寒格拒于外，发为潮热。虽发热而有恶寒相伴，脉见数，然其体状虚软无力，全属一派阳虚阴寒之象，非阴虚火旺之肺燥咯血可比。往日所治南辕而北辙，徒劳无功。唯有依照甘温除热之旨，方可挽回生机。方用甘草干姜汤加附子：炙甘草24g，炮黑姜15g，附片45g，大枣3枚（烧黑存性）。

服1剂，咯血止。再剂则喘咳稍平，精神较增，再拟四逆汤加味治之：附片60g，干姜、炮黑姜各15g，西砂仁15g，炙甘草15g，大枣4枚（烧黑存性）。

服后痰多而兼杂黑血，此乃得阳药温化运行，既已离经之血随痰浊而排除。连进4剂，潮热退半，血痰已不见，各症均有所减。泻下黑酱稀粪，为浊阴下降。脉转缓，稍有力，饮食略增。病情大有转机，照前方去大枣加倍分量，加茯苓30g，白术18g，连进5剂，颊唇赤色已退，喘定八九，潮热微作，竟得熟寐，咳痰有减，咳声较洪，此肺气之通达也。再进数剂则潮热已不作，食思倍增，咳痰更减。

唯其周身骤然浮肿，面足尤甚。病家因见肿象，不知为阴邪**始退，元气来复之兆，**突生疑惧，改延他医诊视，断言"误服附子中毒"所致，主以绿豆、贝母、寸冬、熟地、洋参等药。服后是晚喘咳顿作，气滞痰涌，身热再燃。惊惶失措又复促吴氏往诊。知病家不识医理，朝夕更医，几使前功尽弃，吴以诚言相告，力主大剂辛温，逆流挽舟以回颓绝。方用：附片200g，干姜

60g，北细辛 6g，麻茸 4g，上肉桂 12g（研末，泡水兑入），茯苓 60g，甘草 24g。

服后微汗，身热始退。连进 3 剂后，小便畅通，浮肿尽消。遂照原方去麻茸加砂仁 15g。5 剂后，咳痰减去七八，饮食、精神转增。去细辛加口芪、白术各 30g，再进 10 剂，诸症悉除。以黄芪建中汤加味善后：口芪 100g，桂尖 24g，杭芍 24g，附片 150g，党参 20g，白术 20g，西砂仁 15g，大枣 4 枚，生姜 30g，饴糖 30g（烊化兑入）。（吴佩衡治案）

张按：此案四逆汤"服后痰多而兼杂黑血，此乃得阳药温化运行，既已离经之血随痰浊而排除……各症均有所减，泻下黑酱稀粪，为浊阴下降"，解释合乎情理。"唯其周身骤然浮肿，面足尤甚"，本是"阳药运行，阴邪化去"之正常反应。无奈病家不识，"突生疑惧，改延他医"，误投滋补，导致病情反复。吴氏重予温阳，立即改观，说明治法正确，绝非"误服附子中毒"，正反两方面之反应令人明辨。郑钦安曾指明："服辛温 10 余剂后，忽然周身面目浮肿，或发现斑点，痛痒异常，或汗出，此是阳药运行，阴邪化去，从七窍而出也。"

（5）周身发麻

■ 厥阴发热案　吴西烁兄，酷暑染病，身无大热，但称下体酸痛，多饥欲食，小便频出，下气频泄而不臭，口中反秽气逼人，舌紫苔白，自以为虚，又疑为暑。及诊脉则弦紧而细，皆阴脉也。若谓口臭多饥为阳明，而脉不长大，无恶寒发热头疼，全非阳证，且不腹满自利，断非太阴。今脉弦细而紧，心悬如病饥，腐气上逆，清气下泄，舌紫便频，皆属厥少二阴之病。初病不暴者，邪从中发，其势未彰，乃时疫也。因脉细紧，用桂枝、赤芍、细辛、独活、半夏、干姜、赤苓、甘草，温里解肌，俾邪外出，二剂颇安。遂加附子，服后一刻，即周身皆麻。病者畏，停后剂。三日后，其邪乃发，遂头眩身热，烦躁作渴，身疼腹痛，脉仍细紧，全现厥阴经证。竟用前剂，得汗数身，邪气稍解。病者因夜烦躁，令去干姜。次日即下利呕哕，易以温里治法，用附子、干姜、茯苓、半夏、甘草四剂，则热退利止，渐次则愈。

数日后，食鲜鸡海味，即发热腹痛，下利脓血，日夜十余次，脉复弦大而紧，自称痢疾。余曰：乃厥阴余邪，因复而下利脓血，非痢疾也。脉变弦大，宜从汗解。复用厥阴之当归四逆汤，加干姜、附子以温里。二剂大汗，病遂减半。四剂热退利止。次日忽阴囊肿大如瓜，痛不能立，称旧疝复发。余曰：尚是厥阴余邪，甫离后阴，又注前阴，非疝也。仍用前剂，疝亦旋消。因脉尚弦，知邪未尽，药不易方。二剂后，**周身皆麻**，如初服附子状，随即手足拘挛，颈项强直，俨如痉证，少刻大汗，通身痉麻皆定。余慰之曰：可不药矣。病者但称口渴，胸中热甚，此厥阴逆上之虚阳，令吞乌梅丸二十粒，顷刻渴热皆除，脱然而解。

病家因麻痉惊骇，延他医诊视，不识病，因但称附子毒而已。嗟乎！殊不知初服附子麻者，欲作汗也。若不畏而再剂，必大汗而解，失此汗机，使邪蟠踞于表里之间，入脏则利，注经则疝，出表则麻，乃邪自里出表，其病实解而反似危。因始终未用苦寒，里气得温，逼邪外解，病复五日而三变证。唯执厥阴一经，不为利疝所惑，此认经不认证也。（郑素圃治案）

张按：一般而论，服用附子后周身发麻的话，大概要算中毒表现。但郑素圃另有看法："殊不知初服附子者，欲作一汗也。若不畏而再剂，必大汗而解，失此汗机，使邪蟠踞于表里之间，入脏则利，注经则疝，出表则麻，乃邪自里出表，其病实解而反似危。"见解独到。

本案第二次出现"周身皆麻，如初服附子状，随即手足拘挛，颈项强直，俨如痉证，少刻大汗，通身痉麻皆定"，实践也支持了郑氏观点。考郑氏投用附子，通常不过2钱，并非大剂量。然而服用附子后"周身皆麻"，终究不是小事，慎重为好。郑氏之说，姑作一家之言。

第三种 其他反应

（1）少阴本证显现

■ 虚阳外浮案 行九族弟，夏月得伤寒，初医者不知用何药。至第八日招诊，脉大而数，按则无力，身有微热，烦而不寐者三日矣。云已发汗解肌消导，皆不效，相商议下。余曰：脉大为病进，今八日已阳尽入阴之期，而汗和不解，脉反彰大，此虚阳伏阴，非温不效，用茯苓四逆汤温里收阳。彼不肯服，延杨世医决之。彼云：脉大面红，口中大臭，乃阳明内实，非大凉大下不解。见余四逆汤，摇手而去。又迎团弘春决之。弘春曰：阳气外越，里实虚寒，急服无疑，犹不敢用。

余因族谊，迂道复探，则席地而卧，烦躁不宁。余曰：病急矣，若再不药，必寒战大汗而亡阳矣。令急煎药，坐视其下咽。片刻面白合目欲卧，扶其登榻。再留二剂，通夜服完。次日脉敛热退，口亦不臭，而**手足反清，就枕便寐，全见少阴本证**。如此温剂十日，继用理中汤半月方愈。（郑素圃治案）

张按：此案身有微热，烦而不寐者三日，脉大而数，按则无力，素圃判为虚阳伏阴，非温不效，用茯苓四逆汤温里收阳。病家不肯服，延杨世医决为阳明内实，非大凉大下不解；又迎团弘春决之为阳气外越，急服无疑，至此犹不敢用。幸素圃念及族谊，告曰："病急矣，若再不药，必寒战大汗而亡阳矣。"方令煎药，挽回性命。

■ 癫狂案　某人，患疟疾数月未愈，多服凉药。仍有微热，脚肿、耳聋、心悸，郑声不寐，精神恍惚，胃气弱极，手足无力，是早尚服甘遂等攻药。

予拟真武汤加桂枝、龙骨、牡蛎，见其已服大攻之剂，知恐有变，嘱明日乃可服此方。过后 2 小时，患者忽然自起，夹其卧席狂奔至后门，后门即海。其父大惊，急拥之归床。前时手足尚不能动，今忽然狂奔，此孤阳浮越也，虚极自有此状。其叔曰："先生嘱勿服此方者，或恐以此归咎耳。今若此宜速煎服之。"服后酣睡数小时，为十日来所未有者。**醒即寒战，盖被再睡。明晨清爽能自起矣，是此药驱出寒气之力也。**是午检前方再服，连服五六剂，脚肿全消，诸病霍然且胃气大增。调养数日，精神复原。（黎庇留治案）

张按：疟疾多服凉药，且予甘遂攻下，元阳受损，已从寒化，"今忽然狂奔，此孤阳浮越也，虚极自有此症状"，万勿以为阳热狂躁也。用真武汤后"醒即寒战"，乃少阴本证表现。

■ 咳喘案　吴楚佩，年五十八岁，十数年前病寒，误用凉药，几至危殆，得团弘春温剂而愈。致遗中寒痰饮，咳喘胀满不能卧之证，数年一发，例用温肺汤加附子而平。己酉仲秋，不由外感而咳嗽，因素有痔血之病，乃追怨弘春之热药，恶姜附如仇。延至初冬则虚寒毕露，**右尺脉全无**，反真阳外越，两足发热，夜置被外，面赤咳喘，右肋气冲，不能着枕而卧，乃寒水上逆，水蛊之机。暗加附子，以茯苓为君，附子、炮姜、半夏为臣，芍药为佐，用真武汤之意，日投二剂。

将一月，咳止胀消，反恶寒足冷。彼方知本体虚寒，遂加人参、白术，冬至后阳回足温。药不易方，至立春尺脉略出半部，春分后始得满部，而痔血亦愈。芍药加多，必致溏泻，病时谤议汹汹，唯病人不为所惑，必不易医。右尺半年无脉，姜附药二百余剂方起于床，可谓沉寒痼冷矣。（郑素圃治案）

张按：此案初时所现两足发热、面赤之症，系由真阳外越所致，不可误为阳热之象。用真武汤之后，反恶寒足冷。方知本体虚寒，服姜附药二百余剂方起于床，可知治此须假以时日，积久为功。

（2）原有症状加重

有时候服用热药会把旧病勾起，如同挖出潜伏之敌，但能平伏之，毕竟是治病而不是添病的。有时候把其他病也治好了，不是歪打正着，乃扶正作用使然。

■咳嗽案 陈女，5岁。咳嗽，发热2天，体温37.8℃左右。流鼻涕色清，咽痒，有汗，大便似干，此情此景，屡治屡犯。舌胖润略赤，脉浮滑尺弱。此亦外寒里饮，肺气失宣而致咳喘，小青龙汤加附子主之。

麻黄10g，桂枝10g，白芍10g，炙甘草10g，细辛5g，生半夏25g，五味子10g，紫苏10g，防风10g，炮姜15g，附子20g。

5剂。如常法煎药，每次服50mL，日3次，饭后服。

服药第3天，半夜突然咳嗽加剧，急以电话询问，告以当是正邪交争之象，再观察。不久，呕出一捧稀黏涎，随即咳止热退。（张存悌治案）

张按：小儿咳喘是儿科最容易误治的病证之一，主要指认寒为热，滥用苦寒凉药。此案外寒里饮，肺气失宣而致咳嗽、喘促、痰多，这种局面十分常见。小青龙汤加附子解表化痰，助以温阳，疗效确切。奈何俗医一见小儿咳喘，即谓肺热，但知养阴清肺，服之凉胃伤脾，致使咳喘缠绵不愈，严重者导致体质下降，万密斋曾云："邪气未除正气伤，可怜嫩草不耐霜。"从一定意义上说，此证反复应用抗生素，与用寒凉润药同义。《幼幼集成》指出："凡咳嗽初起，切不可误用寒凉及滋阴之药，闭其肺窍，为害不小。"确为箴言。

■ 胃痛案　徐某，男，年四旬余。患心胃痛已20余年，经中西药物屡治未效，近则病情日见增剧，形体消瘦，面容不展。胸膈痞胀作痛，两胁满闷不舒，脘腹灼痛，痛极则彻于胸背，固定不移，从心下至脐腹隆起板硬如石，按之亦痛，腰背如负薄冰，懔懔而寒。时而泛酸上冲咽喉，呕吐黄绿酸苦涎水，心中嘈杂，知饥而不能食，唯喜烫饮，饮而不多。大便干结难解，小便短涩，手足不温，少气无力，入夜难寐。舌淡苔白滑腻，脉来沉迟，息间仅两至半且短而弱。良由病久阳虚，真火内衰，阴寒内结，脾阳不运，无力以制水邪，肝郁不舒，夹寒水上逆犯胃凌心。阳虚为病之本，寒水泛溢为病之标，法当扶阳温散寒水之邪治之。先拟乌梅丸 1 剂：附片 100g，干姜 30g，桂尖 30g，细辛 10g，黄连 10g，焦柏 10g，当归 25g，川椒 3g（炒去汗），党参 3g，乌梅 2 枚。

服上方痛稍减，呕吐酸苦水已少。此病历经二十余载，根深蒂固，邪实而证顽，欲除病根，非大剂辛温连进方能奏效。以吴氏多年体验，此证每于服药之后，**或见脘腹增痛，或吐酸、便泻、小便色赤而浊等征象，可能一时有所表露，此乃药与病相攻驱邪之兆**。吴氏将此理告于病者，遂以吴萸四逆汤加味治之：附片 150g，吴萸 18g，干姜 60g，上肉桂 18g（研末，泡水兑入），公丁香 5g，茯苓 30g，白胡椒 3g（研末，兑服），甘草 15g。

服药后果如前言，**1 剂则痛反较增，2 剂则腹中气动雷鸣，3 剂则涌吐大作，吐出黄绿苦水盈盂**，而后胸胃痞胀舒缓，白滑苔渐退。更照原方附片量增至 200g，每日 1 剂，连进 10 剂，**愈服越见吐，痛不减反有所增之势，小便色赤但较长**，已十余日不大便。诊视则白滑苔已退尽，但舌本透白而无血色，脉转缓和稍有神，仍喜滚饮而畏寒，正邪交作，势均力敌。仍照前法再进不息，拟方白通汤加上肉桂：白附片 300g，生盐附子 150g，干姜 150g，葱白 9 茎，上肉桂 10g（研末，泡水兑入）。

连服 2 剂，大便始通，色黑如漆，腹痛，痞硬稍减，能略进饮食。再服数剂，大便则畅泻，色黑绿，臭不可挡，脘腹疼痛及痞硬顿失其半，胃逆作酸已减少。此阴寒溃退，元阳渐复。照原方去葱白加茯苓 30g，砂仁 15g，白术 30g，甘草 18g。

连进数剂，大便由稀而溏，色渐转黄，饮食渐增，舌质已略显红润之色，脉沉细一息已四至，腹中痞硬已消去八九，唯胃脘中仍感灼辣疼痛，时而吐酸水一二口，复主以乌梅丸方。服 3 剂，吐止痛减，食量增加，背寒肢厥已回温。唯形体枯瘦，精神尚差，胃中尚时而隐痛，继以桂附理中汤加黄芪，兼服乌梅丸，每日 3 丸。连服 10 余剂而愈，体健如常（《吴佩衡医案》）。

张按：此例颇显吴氏胆识。进以大剂姜附，预先告以可能有所反应，乃"药与病相攻驱邪之兆"，令患者有心理准备。及至服药后，果然"一剂则痛反较增，二剂则腹中气动雷鸣，三剂则涌吐大作"，进而"愈服越见吐，痛不减反有所增之势"，当此之际，一般医家恐难守持。吴氏经验丰富，"仍照前法，再进不怠"，而且附子加量，让人领略火神派风格。

首次用方有四逆苓桂丁椒汤之意，为吴氏所拟，即四逆汤加茯苓、肉桂、丁香、白胡椒，用治脘腹阴寒疼痛；呕恶明显者，再加半夏、砂仁等。

■ 血栓性静脉炎案　　杨某，男，32 岁。双下肢小腿部血管胀痛，皮色发青，双足冰冷，终日不能回温，稍多行走则足软无力，胀痛难忍，步履维艰。昆明某医院诊断为"慢性血栓性静脉炎"，建议手术治疗，病者改服中药。吴佩衡先生认为此系阳气内虚，寒湿凝滞下焦，阳不足以温煦筋脉，遂致寒凝血瘀，血脉不通而作痛。察其脉沉迟而涩，舌质含青，杂有瘀斑瘀点。主以温肾助阳，行瘀通络之法。方用：附片80g，干姜30g，桂枝50g，北细辛10g，伸筋草10g，桃仁10g（捣），红花8g，甘草8g。

初服则**胀痛更甚，再服觉痛麻兼作**，患者疑之。告之此乃阳药温化运行，行瘀通脉之效果，再服无妨。照原方去桃仁，加羌活9g，白芷9g，连服2剂则疼痛渐除，双足回温。在原方基础上加减，散寒除湿活络之剂，数剂而愈。（吴佩衡治案）

张按：此例"初服则胀痛更甚，再服觉痛麻兼作，患者疑之"，吴氏胸有定见，"告之此乃阳药温化运行，行瘀通脉之效果，再服无妨"。若无经验者，恐怕改弦易辙矣。吴氏温阳案中甚少夹用活血之药，唯此案加入桃仁、红花，大概因舌"杂有瘀斑瘀点"，主血瘀之故。

■ 慢性咽炎案　陈某，女，36岁。患慢性咽炎2年有余，常觉咽部有异物感，用过多种抗菌消炎药和汤剂及六神丸、牛黄解毒片等，屡治不愈，每在天气变化感冒时发作或加剧。近一周来，因受凉又出现咽痛，吞咽时尤甚，时有阻滞感。伴咽痒欲咳，口干咽燥，声嘎不爽，手足心热，咽峡充血（＋），扁桃体轻度肿大。苔薄白，舌淡胖润、边有齿痕，脉弱无力。此为真阳不足，虚火上炎。治宜扶助真阳，引火归宅。潜阳封髓丹加味：制附子 15g，砂仁 15g，龟甲 30g，黄柏 10g，蝉衣 5g，肉桂粉 10g（另包冲），黄连 5g，山萸肉 30g，炙甘草 10g。3 剂，每日 1 剂，水煎服。

服药当晚，患者来电咨询，诉药后咽痛更甚，咽中灼热似冒烟，问是否药性太热之故，是否停药改方。吾以为不然，而是药力已达病所，邪正斗争之抗病反应，建议继续服用，患者勉强接受。3 剂服完，果然咽痛等症基本消失。上方附子改 30g，再服7 剂而愈。后以口服成药桂附地黄丸巩固。随访 1 年多，未曾再发。（余天泰治案，《著名中医学家吴佩衡学术思想研讨暨纪念吴佩衡诞辰 120 周年论文集》）

原按：慢性咽炎属喉痹范畴，辨治当分阴阳。咽喉乃少阴经脉循行之处，本例在长达 2 年多的时间里，用过多种抗生素及六神丸、牛黄解毒片等清热解毒药，终至苦寒伤阳，真阳不足而虚火上炎，是以虽见咽痛，但舌脉却呈阳虚之征，显然非清热解毒法所宜，治当扶助真阳，使真阳旺而虚浮之火得以回归原宅，咽喉无所困扰而诸症愈。手足心热乃虚阳外越所致，若以为是阴虚火旺而滋阴泻火则误矣。《内经》说："谨察阴阳之所在而调之。"

诚然是也。

■ 口疮案　陈某，女，40岁，干部。2007年11月7日就诊。复发性口疮数十年，跑遍全国各地医院就治，用尽中西药物而病不能根除，只能暂缓一时，甚为痛苦。症见左侧口腔黏膜多处溃烂及舌边溃烂，疮面色苍白，疼痛难忍，吃饭都困难，不敢进食热冷刺激性食物。失眠多梦，白天乏困倦怠，夜晚难以入睡。经常发作咽炎，全身畏寒肢冷，双下肢尤甚，冬天加剧，喜热恶凉，月经后错，量少色淡。舌淡胖边有齿痕，苔滑润厚腻，脉沉弱无力。证属虚阳上越，治宜回阳潜阳。方用潜阳封髓丹加味：附子30g（先煎），龟甲10g，炙甘草10g，黄柏10g，生龙骨30g，牡蛎30g，紫石英30g，灵磁石30g，石菖蒲20g，甘松10g，白芷10g，桔梗10g，三七10g。6剂，水煎服，每天1剂。

服药之后，口疮几乎消失，舌上厚苔消失，舌边齿痕减有七八成，咽炎消失，甚为高兴，从未有过的好现象。**但感近几天头皮有多处疖疮，较为疼痛，且多年之痔疮也有复发。**告之此乃"阳药运行，阴邪化去"之反应，不必担心，继续用原方：附子45g（先煎），三姜（干姜、炮姜、良姜）各30g，炙甘草10g，龟甲10g，砂仁30g，黄柏20g，生龙骨30g，牡蛎30g，灵磁石30g，紫石英30g，石菖蒲20g，甘松10g，桔梗10g，白芷10g。6剂。

三诊：头皮疮肿消失，痔疮也无感觉，食欲大开，精力充沛，夜晚睡眠安稳。近几天因月经来临，略有感冒，但很轻微，以往每当月经来必发热数天，这次如常且感冒不药而愈。告以该方药可助人体正气，故而此次经期发热才如此轻轻而过。（傅文录治案）

张按：顽固性口疮久治不愈，临床并不少见。时医用尽滋阴降火，或可得一时缓解，然则发作更加频繁，无法根治，原因在不识阴火，误辨误治之过。须知头面五官疾患虽显肿痛火形，像是阳热，其实多为虚阳上越之阴火，尤其病史长、屡治不效者。用郑氏阴阳辨诀衡量，识此并不困难。治用潜阳封髓丹加味确属效方，可说有桴鼓之应。患者服后头皮上痔疮增多，此是"阳药运行，阴邪化去"之反映，不必担心。服药之后，果然痔疮消失。

■ 牙痛案　孔某，男，48岁。2011年4月12日初诊。牙痛反复发作2年，近因丢失银行卡"上火"，出现右侧上下牙连及头痛四五天，伴牙龈出血。手足发凉，麻木，中午感到特别困。舌胖润，苔薄黄，脉右沉寸滑、左滑软尺沉。前曾服某名医中药半月无效，据云是"胃火"，服其药后牙痛未效，但感"胃如石硬"。

分析本病所发，虽有情志因素，且见牙痛、出血等似乎"胃火"之症，但由手足发凉、中午困倦等症状可知阳气亏损，其牙痛、出血当由阴盛逼出浮火所致。若真为胃火，何以服药后感到"胃如石硬"？此必凉药冰胃之误。因径用扶阳安髓止痛汤治之：炮姜 30g，附子 30g（先煎），炙甘草 30g，砂仁 20g，黄柏10g，牛膝 20g，肉桂 15g，松节 30g，骨碎补 30g，麦芽 30g，白芷 10g，白芥子 10g，桂枝 25g。7 剂。

5 月 3 日复诊：告称服药 3 天时，牙痛反而加重，但至第 4 天则痛止未发，故未来诊。近日牙痛又有反复，舌淡胖润，脉滑软寸弱。仍予原方，再投 7 剂。（张存悌治案）

原按：凡服药后常有"反应"，这些反应有的是"药与病相攻者，病与药相拒者"，属于正常反应。比如双方对阵，你不打他，可能相安无事，现在你要打他，他要反抗，可能就有反应，甚至是剧烈反应，此即所谓"药与病相攻者，病与药相拒者"。服药 3 天后，牙痛反而加重，即为药病相攻的反应，这需要患者稍安勿躁，耐心观察一下。当然可以向医生反映一下，由他来帮你判断。

（3）阴证转阳

■ **下利案**　吴涌冯某，父子俱以收取肥料为业。其父年已古稀，忽患下利清谷，请高姓医诊治数日。高医固负盛名，熟读《伤寒》，用药俱大补大温之剂，以附子理中汤更重加归芪之类。

服药以来，下利不减，且四肢厥逆，无脉，胃气已败。予诊毕断曰：证诚重笃，但必利止后，脉渐出始有生理。即用四逆汤日夜连服，次日下利止，而脉仍未出。即于原方加人参续进，是日颇能纳食。次早诊之，脉渐可循，生气还出也。复诊据言昨夜不能成寐，盖由下后，心阴已虚，心肾未能相交，故心烦难以入睡，于是改用黄连阿胶汤，一剂即能熟睡。(黎庇留治案)

原按：此症连用姜附，忽改芩连，所谓帆随风转也。由是调养数日，即告复原。夫以七十老翁，病危乃尔，而收效之速竟复若是。益知仲景之方固不可易，而六经之法胥在运用之妙耳。

■暑伤元阳案　冯某，年四十余，素质本虚，更患暑邪，脉极虚大而数近八至，舌绛，目赤，面赤戴阳，头汗淋漓，目直视而神昏。余曰：病原暑邪未透，但真元虚极，医甚棘手，当先固其元气，急用四逆加人参汤，益以龙骨、牡蛎，佐以胆汁、童溺，用地浆水一杯为引，浓煎候冷，徐徐投之。

服下一时许，汗敛神定，目能转动。但**大渴舌燥暑象毕呈**，令食西瓜，神气顿觉清爽。次日再诊，脉象稍敛，有根，为立竹叶石膏汤，服2剂，身能起而口能言。但觉困倦少食，此由胃津已耗，余火未熄之故，乃以沙参、麦门冬、石斛、知母、生甘草、银花、生扁豆等滋养肺胃而清余热，数剂即安。盖此症象白虎，开手即用白虎，用之必死，何以辨诠？在脉之虚实而已。

（《一得集》）

张按：此案暑温"症象白虎，开手即用白虎用之必死，何以辨诠？在脉之虚实而已"。由是辨为真元虚极，故用四逆人参回阳救逆。服药后"大渴舌燥暑象毕呈"，是为阴证转阳，因改用泻火清暑之竹叶石膏汤，二剂而效。如此重证，灵活变通，因证而变，诚为可贵。

■ **吐血案**　农民萧某，34岁。某晨忽大吐血，先为瘀黑块状，后系鲜红新血，时少时多，三整日未断，服药杂治均罔效，特来迎治。患者蜷卧于床，血吐犹未少止，面白惨淡无神，四肢厥冷，身倦不欲动，口渴喜暖饮，饮亦不多。舌胖润无苔，脉细微欲绝。此阴阳衰微，将见离决之候。检阅服方皆苦寒折之，如三黄解毒汤、龙胆泻肝汤之类，是欲止血而过服寒凉之所造成。现当生死存亡，唯有回阳固本之一法。处以人参四逆汤：人参五钱（蒸兑），生附八钱，干姜五钱，炙甘草二钱。

半日连服二剂，夜半阳回，肢微温，血仍点滴未停，因略为易方：人参五钱，附子三钱，黑姜炭（炮透）四钱，炙甘草二钱。水煎，冲发炭及童便服。

二剂血果止。渠知日晡**身发高热，烦躁不安，脉则洪数而软**，乃血气来复，故现此离奇之假象，不应为所眩惑。治宜温平补血，疏当归补血汤加炮姜。

二剂热退神宁。不料**夜半腹大痛，拒按，大便已数日未行，**此由阴证而转阳明，调胃承气汤法治易，今小其剂以用之：大黄三钱（酒制），芒硝二钱（冲），甘草二钱。

一剂便下痛止，改用益气补血之药，逐渐安平。（赵守真治案）

张按：本案前医治以苦寒，非但未能止血，且以伤阳乃至厥脱，实属误治。阳回血止之后，腹痛便结，视为由阴转阳，乃改弦易辙，予调胃承气汤而收良效，临床者当知这种变局。

全案凡五诊：初诊处以人参四逆汤，病情实较四逆汤证尤为危重，方中重用生附、干姜有通脉四逆意，以回阳救脱为急务。所以加人参者，大补元气护持津液，凡病阳气欲脱兼有阴液衰亡者，皆有奇效。二诊阳回而血仍未停，故减附子去干姜，以其燥烈耗阴，改用温涩止血之炮姜炭，佐发炭、童便加强补阴止血之功。三诊邪压正则振栗而寒，血气来复，正胜邪而有高热烦躁，脉洪数而软等格拒之象，故复以甘温之剂益气补血而平之。四诊由阴转化为阳，疾病发生质的改变，治法用苦寒泻下，方用调胃承气而安。五诊病始于阴阳两虚，诸症退而本象显，故仍用益气补血收其全功。治血证畏热药若信石，爱凉药如仙丹者，可以之为训。

■ 中耳炎案　童某，男，5岁。左耳流脓，发高热，体温

39.7℃，西医诊为中耳炎，曾用青霉素等药，发热未减，流脓依旧，延余诊治。左耳中有清稀脓液渗出，精神委顿，有"但欲寐"之势。二便通畅，舌质青滑，苔薄白，脉沉细。肾开窍于耳，今寒邪侵入肾经，滞于耳窍，故现上述诸症。治宜温经散寒，鼓邪外出。方用麻黄附子细辛汤：附片30g，麻黄6g，细辛3g。

服1剂后，发热即退，**面色唇口转红，脓液转稠，脉转弦数，舌质转红。病已由寒化热，所谓阴证转阳**，其病易治。宜用清肝降火之剂，予龙胆泻肝汤加减：龙胆草5g，栀子3g，黄芩6g，车前子6g，柴胡6g，生地15g，泽泻6g。

服3剂后，耳中流脓渐止而愈。（戴丽三治案）

张按：凡遇寒邪外遏，宜先予温经散寒，待表邪已祛，转入温扶。但若阴证转阳，则应施以清凉。本例因小儿生机旺盛，易虚易实，故一剂温扶而立见转阳。若系成人、久病，虽数剂温扶亦难有此明显转机。临证之际宜注意患者年龄、体质、病程及服药反应，尤须注意阴证转阳之际，切勿泥执温扶，所谓药随证变是也。

■ 阴疽案 商人某，秋后疽发于背，延医治之未效也。其弟叩头迎余，问何病，则曰背疽。至则肺俞处溃烂口如茶碗大，不红、不肿、不痛，肉色带青，流出黏黄水，非脓非血。而患者昏昏欲睡，精神全无。余曰："疡医谓是阴症，良不谬。然转阴为阳，尚有方术，何竟无知之者？"其弟急请之，余曰："此病余实不能动手，况此时外治亦无益，须建中提气，觉肿痛则有望矣。"乃开补中益气汤，重用参芪，并加桂附、干姜命服之。越二日，其弟又来曰："家兄**疽已红肿**，精神顿生，饮食小进，请施外治。"余辞曰："外治则吾不能，宜仍请前外科家治之，彼能动手，必无虑矣。"乃延前疡医敷药去腐，凡二日一洗涤，半月后疮合而愈。（王蓉塘治案）

张按：阴疽不要仅仅着眼于局部之症，"患者昏昏欲睡，精神全无"，提示整体状况虚弱，王氏所谓"此时外治亦无益，须建中提气"，即是此意。果用补中益气汤加桂附、干姜，使患者"精神顿生，饮食小进"，为外科治疗创造了条件。

■ 鹤膝风案　周女，9岁。左膝关节肿大，某医院诊为"骨结核"。治疗2个月，开刀5次，病情如故，请余会诊。面色㿠白，左膝关节肿大且僵冷，不能站立。开刀之处淙淙流下清稀黑水，无疼痛感觉。终日嗜睡，舌润无苔，脉沉迟无力。询知发病于冬令玩雪引起，寒邪侵入经脉，治不得法，迁延日久，郁而不解。当用通阳化滞和血之法，用阳和汤加味：麻黄绒6g，熟地15g，白芥子9g，鹿角霜15g，桂枝6g，上肉桂5g，炮姜9g，当归15g，甘草9g。

　　服 5 剂后，面色渐转红润，左膝关节稍转温，肿势渐消。原方去鹿角霜，加服鹿茸粉 1.5g 兑入，再服 5 剂。取其补精髓，壮元阳，大补督脉，强筋健骨。

　　服后膝关节转温，且能站立。面色红润，食欲增进，精神转佳，患部所流之清稀黑水转为黄色脓液。此肾阳虽复，尚须补气活血、生肌。方用内托生肌散加减：生黄芪 30g，天花粉 10g，乳香 6g，没药 6g，山茱萸 15g。

　　全方共呈益气生肌、排脓疏络、解毒之功。服用 7 剂后，创口逐渐愈合。（戴丽三治案）

　　原按：阳和汤一方，为治阴疽内陷方，具有通阳化滞和血之功，故名"阳和"，如日光一照，寒邪悉解。唯原方剂量过轻，不能胜病，故师其意而不泥其方。病无常形，医无常方，药无常品，顺逆进退存乎其时，神圣工巧存乎其人，君臣佐使存乎其用。如墨守成方，执不变之方以治变动不居之证，虽属效方，亦难取效。

　　■ 乳痈案　谢某，女，24 岁。产后六七日，因夜间起坐哺乳受寒，次日即感不适，恶寒、发热，头身疼痛，左乳房局部硬结，肿胀疼痛。曾服银翘散、荆防败毒散等方数剂，发热已退，仍有恶寒，左乳房硬结红肿不散，反见增大，疼痛加剧。1 周后创口溃破，流出少许黄色脓液及清淡血水，经外科引流消炎治疗，半月后破口逐渐闭合。但乳房肿块未消散，仍红肿疼痛，乳汁不通，眠食不佳。每日午后低热，懔懔恶寒，历时一月未愈，延吴佩衡先生诊视。面色㿠白，精神疲惫，脉沉细而弱，舌质含青色，苔白厚腻。此乃寒邪失于宣散，阻滞经脉血络，迁延未愈，血气耗伤，正气内虚，无力抗邪外出。局部虽成破口而脓根未除尽，创口虽敛而痈患未能全部消除，此即所谓养痈而遗患也。法当温通里阳，排脓消肿，散结通乳。方用白通汤加味：附片150g，干姜15g，川芎10g，当归15g，桔梗10g，皂角刺9g，赤芍10g，通草6g，细辛5g，白术12g，葱白3茎。

2剂后恶寒、低热已解，体温退至正常，左乳房红肿硬结渐消。**唯乳头右下方复觉灼热、刺痛，局部发红，稍见突起。此系得阳药温运，气血渐复，血脉疏通，正气抗邪，已有托脓外除之势。**脉沉细而较前和缓有力，舌质青色已退，舌心尚有腻苔。继以上方加香附9g，连服2剂。腐败之血肉已化脓成熟，局部皮肤透亮发红。服3剂后，脓包自行溃破，流出黄色脓液半盅多，疼痛顿减，红肿消退。再以四逆汤合当归补血汤加白术、杭芍、桂枝、川芎等，连进4剂，脓尽肿消，创口愈合，病告痊瘳。（吴佩衡治案）

张按：本案乳痈得阳药温运，气血渐复，局部红肿疼痛，且已化脓，已经转化为阳证。吴氏并未收手改用凉药清解，而是继续温补，促其脓包溃破，肿痛俱消，进而收效，值得钦佩。

六、如何安全运用附子

（一）唯能用毒药，方为良医

附子有毒，药性峻重，乃至许多医生不敢用，患者不敢服，这是事实。在医界是因为拈轻怕重，处方只尚平和，不敢也不会用峻药，不求有功，但求无过，乃至贻误病情。这就未免弃良药而不用，如同打仗置猛将于闲地也，说到底是缺乏胆识。

事实上，"无药无毒""药以治病，因毒为能"（张景岳语）。可知药之本性在毒，无毒则不成药。"凡攻病之药皆有毒，不独附子为然……古先圣贤皆不讳一毒字。盖无毒之品不能攻病，唯有毒性者乃能有大功。"（《吴天士医话医案集》）"唯能用毒药，方为良医。"（杨华亭语）

即使俗语"良药苦口利于病"这句话，其初始本意也是"毒药苦口利于病"，典出《史记·留侯世家》："且'忠言逆耳利于行，毒药苦口利于病'，愿沛公听樊哙言。"只是后世逐渐衍变成"良药苦口利于病"了。李可说："毒药治病，只要驾驭得当，有殊效。""附子并不是现在讲得这么可怕，如果畏附子如蛇蝎，你中医就会无所作为，你不但治不了急症，治不了大病，救不了性命，你连个方子都不会开。"（《霹雳大医——李可》）因此，是否善于运用毒药、峻药，是衡量一个医家水平的重要标准。

（二）附子运用的五条原则

关键在于是否会用附子："病之当服，附子、大黄、砒霜皆是至宝；病之不当服，参、芪、鹿茸、枸杞都是砒霜。"（郑钦安语）"变更附子的毒性，发挥附子的特长，医之能事毕矣。"（祝味菊语）火神派擅用附子，为保证其安全有效，诸多名家总结了很多经验，足以保证附子使用之安全。本人综合各家经验，提出五条原则，即辨证、先煎、渐加、配伍、验药。

第一种　辨证，即坚持辨证论治的原则

附子用法，固然要讲三因制宜，注意天时、地域、个体差异等因素，但最重要的还是遵从辨证论治大法。"总之，用姜附亦必究其虚实，相其阴阳，观其神色，当凉则凉，当热则热。"（《伤寒恒论·太阳少阴总论》）"病之当服，附子、大黄、砒霜皆是至宝；病之不当服，参、芪、鹿茸、枸杞都是砒霜。"

第二种　先煎，即附子要单独先煎

这是众多火神派医家的共识，吴佩衡先生所谓："附子只在煮透，不在制透，故必煮到不麻口，服之方为安全。"附子用至30g以上，理应先煎2小时。

但在抢救急危重症时，可相机权变。李可先生认为："按现代药理实验研究，附子武火急煎1小时，正是其毒性分解的高峰。由此悟出，对垂死的心衰患者而言，附子的剧毒，正是救命的仙丹。"因此，治疗心衰重症，倡用开水武火急煎，随煎随喂，或鼻饲给药，24 小时内频频喂服 1 ～ 3 剂，可收起死回生之效。

第三种　渐加，即开手宜从小剂量用起，得效后逐渐增加

大剂量用药拿捏不准时，可先从小剂量用起，循序渐进。《神农本草经》讲："若用毒药疗病，先起如黍粟，病去即止，不去倍之，不去十之，取去为度。"我用附子最初是从 10g、15g 用起来的，看我书中的早期案例就知道。须知，附子并不一定概用大剂量，即郑钦安也并非都用大剂量，而是"在分量轻重上斟酌"，不少医家用中小剂量也治好了很多急危重症。**附子出手量：郑氏、范氏、唐氏均 30g；卢门、吴氏均 60g**。作者现在一般出手用到 30g，由于方向对头，很多案例用此剂量时即已取效。偶合的是，这个剂量恰恰是郑钦安处方的常规剂量，看其自制的姜附茯半汤、附子甘草汤中附子剂量都是 30g（一两）就可以知道，而其潜阳丹、补坎益离丹中附子剂量都是 24g（八钱），也算接近吧。

第四种　监制，即选择药物监制附子毒性

试验表明，附子与干姜、甘草同煎，其生物碱发生化学变化，毒性大大减低。此 3 味药配伍，恰为《伤寒论》中的四逆汤，故又称"仲景附子配伍法"。何绍奇经验：用附子，多加生姜 30g，蜂蜜 50g，可以减低毒性；李可先生凡用乌头剂，必加两倍量之炙甘草，蜂蜜 150g，黑小豆、防风各 30g。可供参考。

第五种　验药，即要检查尝验所用附子的质量

乌头、附子种类庞杂，药效、毒性差别很大，因此选用好的品种是题中应有之义。"天下附子在四川，四川附子在江油。"作为地道药材，江油的附子应该是最好的。还有附子的加工质量，也是一个重要问题。医生要谨慎选择自己所用的附子，原来未曾用过的附子，新进的附子，要先尝试，用过几次后才能做到心中有数，前贤所谓"屡用达药"是也。

作者曾治疗一例痹证患者宋某，男，43岁。建筑工久处潮湿之地，双下肢麻木无知觉3个月。下肢发凉，沉重，渐至麻木，左踝肿不痛。时有汗多，犯困，便艰，纳可。舌胖尤润，脉沉缓。分析久居寒湿之处，经脉受侵，痰湿凝聚，阳气亏损，法当温化痰湿，姜附茯半汤合四妙散合力治之。

7剂后复诊：下肢麻木稍减，踝肿、便艰亦轻，调方附子加至60g，去掉黄柏，再服7剂。

三诊：踝肿消尽，下肢麻木显减，仍发凉，汗已不多。调方：附子加至90g，另加麻黄、细辛，以利开表。孰知患者服药2剂，竟发呕吐，每服皆呕，而且泄泻，不愿再服药，无奈停药。心知有异，患者煎附子均在2小时以上，前几次都没有事，这次怎么就有反应呢？思来想去，恐怕是附子的质量问题。打开患者剩下的药包检查，果然是附子不对劲。原来，余在某药店坐诊，指明要用四川新荷花牌附子，以其质量上乘，用了几年很顺手，

最多用过 180g，没出过问题。这次赶上附子用完，药工擅自用原来的附子顶替，没有通知我。察其外形就不对劲，质量更是难比新荷花附子，患者呕吐或是由此引起。

▲ 结合食疗用附子

仲景有训："寒疝腹中痛及胁痛里急者，当归生姜羊肉汤主之。"（《金匮要略·腹满寒疝宿食病脉证治》）这方面有许多案例。

■ 周师母，产后，腹中苦寒痛。前医作气滞，久治无效。舌淡脉弱。

处方：精羊肉 30g，当归 9g，生姜 12g。

隔数日，病家前来感谢，谓药到病除，诸恙若失。（范文甫治案）

原按：病家云，吾腹痛日久，治之无效，特从远地请范老先生高诊，并非到菜场买小菜，处方何用生姜、羊肉？一味当归能治病乎？答曰：此仲景当归生姜羊肉汤，治虚寒腹痛甚效，服之当愈。

■ 周吉人内人，冬月产后，少腹绞痛。诸医称为儿枕之患，去瘀之药屡投愈重，乃至手不可触，痛甚则呕，二便紧急，欲解不畅，且更牵引腰胁俱痛，势颇迫切。急延二医相商，咸议当用峻攻，庶几通则不痛。余曰：形羸气馁，何胜攻击？乃临产胎下，寒入阴中，攻触作痛，故亦拒按，与中寒腹痛无异。然表里俱虚，脉象浮大，法当托里散邪。但气短不续，表药既不可用；而腹痛拒按，补剂亦难遽投。仿仲景寒疝例，与当归生姜羊肉汤，因兼呕吐，略加陈皮、葱白，一服微汗而愈。得心应手之妙，不知其然而然者有矣。（陈菊生治案）

原按：当归生姜羊肉汤：黄芪、人参、当归、生姜、羊肉（煮汁煎药），如恶露不尽，加桂行血。

■ 袁女，27岁。自幼体弱，婚后两次自然流产，近2年久不受孕。诊见面白畏冷，腰膝酸软，舌淡紫，脉沉细等一派阳虚阴寒之象。认为治宜缓图，药膳调理为妥：附子50g，黄芪、白术各30g，当归10g，生姜20g，羊肉500g。每周1～2次，患者坚持服用半年，面色红润，体力大增，终于受孕，顺产一男婴。（李彦师治案）

张按：李氏推崇附子药膳疗法，认为"久病虚寒，需要长期调治者，此法最佳"。

■ 郭某，年六十余。腊月间患疝病，外肾根部肿硬如鸡卵，疼痛非常，恶寒不热，口干，舌光无苔而色不红。盖寒疝也，其坚硬如鸡卵者，寒邪搏结得温则消散也，乃处以乌头桂枝汤：蜜炙乌头三钱，桂枝二钱，白芍二钱，甘草一钱，党参二钱，干姜八分，小茴香三钱，当归三钱，木香一钱，作煎剂。

服后至夜间痛始定，肿硬亦消，口干亦止。翌日，**以原方用羊肉汤煎药，并令其煨食羊肉而痊**。（袁桂山治案）

张按：此案选乌头桂枝汤主治，可称的对之方。有意思的是，选了羊肉汤作善后食疗，彰显仲景本义。

要知道，从古至今，四川、广东、陕西汉中等地区，都有用附子进补的习俗，冬令尤其盛行。在盛产附子的四川江油地区，至今把制好的附子当作土特产出售，"啖附子如芋栗"，可知附子还是一味很好的补益之品。

（三）服用附子是安全的

掌握好附子应用的五条原则，使用附子是安全的，即或使用大剂量附子也不会出事，像吴佩衡、范中林、唐步祺、李可、卢崇汉等前辈均曾声言，用了一辈子附子都没出过事。

卢崇汉谓："卢氏祖宗三代这么多年，使用了这么多的辛温药物，没有发生一例由于大剂量使用辛温扶阳的药物而导致中毒的病人。"一般而论，大多倡用炮附子，生品慎用。

唐步祺曰："数十年之经验，对治阳虚诸种病症，用姜附少则30g，多达250g，从未发生任何副作用，真是药到病除。不敢自秘，愿与同人共用之，以救世之阳虚患者，功莫大焉。"

李可先生介绍："一生所用附子超过5吨之数，经治病人在万例以上，垂死病人有 24 小时用附子 500g 以上者，从无一例中毒。"(《李可老中医急危重症疑难病经验专辑》)"2005 年以后，凡是大剂量长期服用附子的病人，我让他们每个月做生化检查，看看有没有肝肾损害。检查结果全部没有，而且长期的血尿、尿蛋白，经过长期的温阳，这些东西都没有了。"(《霹雳大医——李可》)

何绍奇先生介绍，服附子不会蓄积中毒，沈阳有位强直性脊柱炎患者，至今服药 400 剂以上，每方皆重用附子至 30g，共用附子数十斤，从初诊起到现在一直坚持上班工作，已基本痊愈。

作者用附子治疗某些患者，患者自己偷着验肝功，都没事。曾治王某，男，20 岁。患精神分裂症，常吃西药，"把肝功吃坏了"。经用扶阳方药治疗后，不但症状好转，而且多次查验肝功，一次比一次好，最后正常了。审药方中并无所谓保肝之药，此即整体调理的优势，并非歪打正着。有道是，以三阴方治三阴证，虽失不远，由于方向对头，20g 的剂量即可取效，不一定非得大动干戈。当然，该用大剂量时绝不手软，能否熟练应用大剂量附子，是一个火神派医家成熟与否的标志。

事实胜于雄辩，为了显示使用附子是安全的。下面我们专门选了儿童、老人、孕妇等若干案例，说明使用附子是安全的。

■ 新生儿胎黄案　吴某，男，新生儿。患儿足月顺产，初生即周身发黄，现已 55 天，体重 1.5kg，身长 30cm 多。身面长满黄色细绒毛，长约 1cm，皮肤晦黄不退。精神萎靡，四肢不温，皮肤干涩，头发稀疏、黄糙，生殖器肿大。虽值炎暑，还须棉花厚裹。稍受微风或惊动，皆易引起呕吐。某医院诊为"先天不足"，未予治疗。范氏接手，询知怀孕后嗜饮大量浓茶，每日约 5～6 磅，连茶叶均嚼食之。推知脾阳受伤，湿从内生，湿邪久羁，遗于胞胎，致先天亏损，脾肾阳气衰微，气亏血败，经隧受阻，胆液溢于肌肤，故发为胎黄。精神萎靡，四肢不温，头发稀疏而黄糙，显为少阴阴盛阳微之征。法宜破阴回阳，以通脉四逆汤加味主之：制附片 15g（久煎），干姜 15g，甘草 10g，辽细辛 1g，葱白 30g。

连服 20 日。另配以针砂散，祛脾胃之湿浊。月余后，患儿身黄退，体重略增，逗之能笑。遂停药，嘱其细心调养。1978 年追访：患儿已长成人，参加工作，体重 55kg，身高 164cm。（范中林治案）

张按：患婴脾肾阳气不振，寒湿郁滞，运化失常，胆汁溢于肌肤，参之肢体不温、发育不良等，应属太阴、少阴虚寒。投以通脉四逆汤，以助先、后天阳气，未用茵陈类退黄套药，配以针砂散除脾胃之湿浊。阳旺湿消，气机通畅，邪去自安。通脉四逆汤中干姜之量较四逆汤加倍，含有治重太阴之义。

患儿已长成人，参加工作，体重 55kg，身高 164cm。说明未受附子之毒。

■ **麻疹转阴案**　甘某之子，3岁。1924年3月出麻疹，初时发热咳嗽，请某医诊治，服升提表散而佐清凉之药2剂后，麻疹隐隐现点，色象不鲜，发热已五六日，尚未出透。吴氏诊之，见其昏迷无神（少阴证但欲寐之病情）。发热已五六日，麻疹尚未出透，若再迁延，势必转危，即以白通汤一剂：附片60g，干姜15g，葱白4茎（连须根）。

服后，疹已出透而色转红活，再剂疹渐灰，脉静身凉，食增神健，霍然而愈。（吴佩衡治案）

原按：体弱发热无神，疹出性慢，色象不鲜，服白通汤一二剂，即能使疹子出齐，平安而愈。此种治法，在麻疹方书上虽不易见，但麻疹既不得发越外出而观阴盛阳衰之象，投以白通汤扶助心肾之阳，疗效甚速。倘再误施寒凉，则正愈虚而阳愈弱，无力托毒外出，反而内攻，必致衰脱。故无论痧麻痘疹，一旦病势沉重，务须体会《素问·阴阳应象大论》"治病必求其本"之精神，认真辨别阴阳，不可固守一法。症现阴象，必须救阳；症现阳象，必须救阴，方有挽回之望。

■ **童子痨案**　张某，8岁。禀赋不足，形体羸弱。受寒起病，脉来浮滑，兼有紧象，指纹色淡而青，舌苔白滑，质含青色。涕清，咳嗽而如痰涌。发热、恶寒，头昏痛，喜热饮。缘由风寒表邪引动内停之寒湿水饮，肺气不利，阻遏太阳经气出入，拟小青龙汤加附子助阳解表，化饮除痰。附片用至30g，服后得微汗，身热始退，表邪已解，寒痰未净。守原方去杭芍、麻茸；加茯苓10g，白术12g。连进2剂，饮食已如常。

　　唯仍涕清痰多，面浮，午后潮热，自汗，腹中时而隐痛。殊料病家对吴氏信任不专，另延中医诊视，云误服附子，中毒难解，处以清热利湿之剂，反见病重，出现风动之状，双目上视，唇缩而青，肢厥抽掣，汗出欲绝。又急促吴氏诊视，具述误治经过，乃主以大剂加味四逆汤治之。附片用至100g，连服2次，风状已减，不再抽掣。原方加口芪、白术、茯苓连进数十剂始奏全功。8岁小儿前后共服附片量逾5000g，**并无中毒，且患儿病愈之后，身体健康，体质丰盛胜于病前，多年无恙**。（吴佩衡治案）

　　■ *下利虚脱案*　黄某，男，11岁。1948年秋，初感全身不适，以后病情逐渐加重，神志昏迷，高热至40℃以上，腹泻。当时正值肠伤寒流行季节，原四川省立医院确诊为"正伤寒"。曾以大量犀角、羚羊角、紫雪丹等抢救，患儿虽高热退，腹泻止，病势却更加沉重，四肢冰冷，脉欲绝，终至垂危。

　　初诊：患儿昏迷蜷卧，面色灰白乌暗，形体枯瘦。脉伏微细欲绝，以细灯草试双鼻孔，尚有丝微气息。四肢厥逆，手冷过肘，足冷过膝，通体肢肤厥冷。此为病邪已由阳入阴，发展为少阴阴寒极盛，阳气顷刻欲脱之险恶阶段。急用驱阴回阳，和中固脱之法。以大剂通脉四逆汤一剂灌服急救：川附片 120g（久煎），干姜 120g，炙甘草 60g。

二诊：上方连夜频频灌服，至翌日凌晨，家长赶来说："坏了坏了，服药后鼻中出血了！"范老回答："好了好了，小儿有救了！"再诊患儿外形、病状虽与昨日相似，但呼吸已稍见接续、均匀，初露回生之兆。继守原法，以通脉四逆倍加用量再服：川附片 500g，干姜 500g，炙甘草 250g。

先以肥母鸡一只熬汤，另以鸡汤煎附片一个半小时，再入姜、草。服药后约 2 小时，患儿忽从鼻中流出紫黑色凝血两条，约 3 寸长，口中亦吐出若干血块。这时缓缓睁开双眼，神志开始清醒，并开口说："我要吃白糕！"全家顿时破涕为笑，皆大欢喜。遂遵原方稍加大曲酒为引再服。服至 13 剂，逐渐康复。

患者于 1978 年 12 月 26 日来函说："30 年前，范老治好我的病以后，我于 1953 年参军，在部队还立了两次三等功，现在机械配件厂当钳工，身体一直很好。"（范中林治案）。

■ **舌痛案**　李某，男，88 岁。舌边尖疼痛 2 个月，进食触之亦痛，视之并无异常。足凉，口和，唇色略紫，夜尿 3 次。舌淡胖润中有裂纹，其他似正常。脉弦软、三五不调（房颤），左寸沉。肾为相火，高年阳虚相火上僭，扰及心君，舌为心之苗，而见舌痛之症。治以温阳潜纳，潜阳封髓丹加减。

砂仁 20g，附子 25g，干姜 15g，肉桂 10g，炙甘草 15g，黄柏 10g，牛膝 15g，益智仁 25g，通草 5g。

7 剂后即愈，随访无复发。（张存悌治案）

■ 发热案　何某，男，84 岁。2013 年 11 月 1 日初诊。发热 5 天，体温 37.3 ～ 39℃，咳嗽，痰多白黏夹血，尿涩（前列腺增生），插着导尿管。精神萎靡，舌淡胖润，脉浮滑尺弱，时有一止。在某医大附院急诊观察室诊治已 5 天，各种检查做遍，犹未确诊，疑为"肺栓塞"，动员家属同意做肺导管检查，拟收入院治疗。其女儿觉得如此折腾下去不是个事儿，因是大学药系同学，故来找我赴诊，听听中医意见。

见症如上，辨为高年肾虚，外感未清，痰蕴肺中，当温阳开表，兼以化痰利尿，小青龙汤加附子主之。当时觉得患者虽然病势不轻，但若服药有效，亦可考虑回家专恃中医调养，不一定守着一棵树不放。处方小青龙汤加附子：附子 90g，白术 30g，茯神 30g，炮姜 45g，桂枝 25g，白芍 20g，麻黄 10g，细辛 10g，生半夏 25g，五味子 10g，淫羊藿 30g，桔梗 20g，枳壳 10g，炙甘草 20g，生姜 15g，大枣 10 个。5 剂。

服药1剂即退热，遂决定出院，专服中药治疗。按上方再服一周，恢复正常。（张存悌治案）

张按：患者女儿对火神派十分信服，凡亲友有病均介绍找我。其时一同事的儿子适逢发热，打几天点滴，不见效果，无奈找到她。她一看，觉得跟其父亲病情差不多，干脆就拿他爸的药给他儿子喝，3天后，竟也退热。此非歪打正着，所谓以三阴方治三阴证，虽失不远，关键是方向对头，故能愈病。一个悟性良好的药剂师胜过庸医。

■ 心悸案　吕某，男，77岁。素性勤苦，虽处高年，尚在操持家务。近两个月来，渐觉心悸、气短，且日愈加重。小便频数，涕泗交流。屡治无效，来求余诊。察其脉代，舌白滑。诊毕，患者告曰："诸医皆谓吾病系阳虚，但扶阳方中若加肉桂，反觉心悸更甚，不知何故？"余曰："扶阳不离姜、附、桂，但附子无姜不热，无桂不燥，是以扶阳方中加桂则燥性大增，纯阳刚烈，过于兴奋，故有不受。然若调剂得宜，则又不忌。"

所现诸症，显系心肾阳虚，中阳不足，元气不能收纳所致。心阳虚，阳神不藏，以致心悸、气短。肾主五液，肾阳虚衰，元气不能收纳，上不能统摄阴液，而致涕泗交流，下不能约束膀胱而致小便频数。且心肾相通，互相影响。然其相互交通之作用，全凭中气为之斡旋，所以郑钦安说："中也者，调和上下之枢机也。"此症之治，宜补阳以运中，补中以助阳，先后天同时兼顾。遂处以附子甘草汤：黑附子60g，炙甘草9g。

上方连服3剂，症情好转。宜加强补中作用，兼补心气。原方加高丽参6～15g，服3剂，诸症大减，且觉安静、恬适。（戴丽三治案）

张按：此证心肾阳虚不耐肉桂之燥，选用附子甘草汤回避之，是为圆通之巧。所用3方皆郑钦安所拟，此老于火神派学说用功深矣。

■ **肺心病案**　于某，男，55岁，中共西南局高干。慢性肺源性心脏病多年，经常住院治疗。去冬受寒后症状加重，住院经各种抗菌消炎针药治疗后，病趋加重。由专家会诊组抢救，病势危笃，每天要向周恩来总理汇报病情。吴佩衡受云南省委派遣，由儿子吴生元陪同，飞赴成都参加抢救。

1966年4月16日抵达病房，见患者面部浮肿晦暗，口唇乌黑，十指连甲青乌，神疲，嗜卧懒言，胸闷，心悸气短，动则喘甚。喉间痰鸣，咳痰无力，恶寒发热，体温37.6℃，汗出肢冷，下肢浮肿过膝，纳呆拒食不思饮，终日吸氧，有时烦躁不安，咳喘甚时小便自遗，大便溏而不畅。脉微欲绝，舌紫黯，苔白滑而腻。此系肺寒脾湿日久，累及心肾，致使心肾阳气衰极，已成肺脾心肾之阳俱虚之候。急宜扶阳化饮，强心温肾，以大回阳饮加味：附片 200g，干姜 30g，上肉桂 10g（研末，泡水兑入），法半夏 15g，广陈皮 10g，茯苓 20g，甘草 6g。4 剂，每日 1 剂。

4 剂后咳喘渐减，咳出较多黏痰，胸闷、心悸减，小便已能控制。尚嗜卧无神，不思饮食，喉间仍有痰阻。脉微细，舌紫黯稍减，苔白滑腻稍退。此药不胜病，上方加重剂量治之：附片 400g，干姜 40g，上肉桂 12g（研末，泡水兑入），法半夏 15g，广陈皮 10g，茯苓 30g，白蔻仁 10g，甘草 10g。4 剂。

三诊：吐痰已不费力，吐较多脓痰，胸闷心悸喘促等症大为减轻，面黯唇乌减，仅短时吸氧，可平卧，已思食，小便较畅，大便已不溏。唯阳神尚虚，仍少气懒言。上方再加重附片剂量为 500g，稍佐杏仁 8g。4 剂。

半月来随症加减，附片剂量增为 600g，脓痰转为大量痰涎，各症大为减轻，纳渐增，已不吸氧，口唇已不紫黯，面色渐转红润，可在室内活动。

经一月余紧张抢救，患者已脱离危险，各项指标均趋于正常，唯咽部痰液培养有绿脓杆菌，认为仍有炎症，重新用抗生素，并给服重庆中医同道所拟之剂。

两天后病情反复，原有之症一一再现，且恶寒发热，体温38.6℃。专家组又邀吴氏“大会诊”。是时咳喘频作，气短难续，喉间痰声辘辘，面唇复现紫黯，各种症状如初，且四肢逆冷，二便不禁。脉沉细而紧滑，舌晦暗，苔白滑而腻。此为心肾之阳未复，复遭寒凉，致阳气虚衰，饮邪上泛。当回阳化饮，强心固肾为治。急以大剂回阳饮加味：附片400g，干姜40g，上肉桂15g，桂枝15g，茯苓30g，法半夏20g，吴萸6g，甘草10g。每日1剂，日服2次。

连日巡诊，附片逐日增至每日800g，随证酌加公丁香、砂仁等。

10余日后，各症减轻，已不咳喘，饮食正常，精神渐增，二便调，活动自如，每日可外出散步。（吴佩衡治案）

张按：此案症情严重，阳虚已极，吴氏并未因患者的高干身份而怯手，径以大回阳饮投治，因痰湿壅滞而合以二陈汤，附片逐日增加，最后加至每日800g，凸显吴氏胆识。

■ **妊娠哮喘案** 郑某，25岁。慢性哮喘病已14年，现身孕4月余。症见咳嗽短气而喘，痰多色白，咽喉不利，时发喘息哮鸣。面色淡而少华，目眶、口唇含青乌色。胸中闷胀，少气懒言，咳声低弱，咳时则由胸部牵引小腹作痛。舌苔白滑厚腻，舌质含青色，脉现弦滑，沉取则弱而无力。判为风寒伏于肺胃，久咳肺肾气虚，阳不足以运行，寒湿痰饮阻遏而成是证。法当开提表寒，补肾纳气，温化痰湿。方用小青龙汤加附子，附子开手即用100g。2剂后，咳喘各症均减。继用四逆、二陈合方，加麻黄、细辛、肉桂。附子加至200g，服后喘咳皆减轻。共服30余剂，

哮喘咳嗽日渐平息痊愈。身孕无恙，至足月顺产一子。（吴佩衡治案）

原按：昔有谓妇人身孕，乌头、附子、半夏皆所禁用，其实不然。盖乌头、附子、半夏，生者俱有毒性，固不能服，只要炮制煎煮得法，去除毒性，因病施用，孕妇服之亦无妨碍。妇人怀孕，身为疾病所缠……务使邪去而正安，此实为安胎、固胎之要义。《内经》云："妇人重身，毒之何如……有故无殒，亦无殒也。"此乃有是病而用是药，所谓有病则病当之，故孕妇无殒，胎亦无殒也。

■ **妊娠胎漏（先兆流产）案** 范某之妻，28 岁。身孕 6 个月，因家务不慎，忽而跌仆，遂漏下渐如崩状，腰及少腹坠痛难忍，卧床不起。延至六七日，仍漏欲堕。吴佩衡氏诊之，认为气血大伤，胎恐难保，唯幸孕脉尚在，以大补气血，扶阳益气引血归经为法，拟方四逆当归补血汤加味治之：附片 100g，北口芪 60g，当归身 24g，阿胶 12g（烊化兑入），炙艾叶 6g，炙甘草 10g，大枣 5 枚（烧黑存性）。

服 1 剂，漏止其半，再剂则全止，3 剂霍然，胎亦保住，至足月而举一子，母子均安。（吴佩衡治案）

■ **妊娠胃痛案** 申某，女，23 岁。胃腹痛胀且冷 1 日，呻吟不止。便秘，怀孕已3个月。因惧流产，拒绝西医处治而来。表情痛苦，肢冷面白，舌淡脉沉弱。此属脏厥重症。采用大辛大热之姜、椒温中散寒；寒淫所胜，治以姜、附之辛热；更佐以硫黄助命门之火，激发元气；兼以半夏、杏仁、肉苁蓉降气通便，助胃和降：附子50g（先煎），蜀椒10g（炒去油），干姜50g，法半夏30g，制硫黄20g，肉苁蓉30g，杏仁20g。2剂。嘱2小时服1次，6小时服完1剂。

服药1次，痛胀大减，便亦通下。幸矣！（曾辅民治案）

张按：怀孕3个月仍用此等扶阳大剂，非胆识兼备者不敢为也。难怪曾氏自己也称："幸矣！"用药有大建中汤合四逆汤加减之意，另合半硫丸、肉苁蓉、杏仁以应阳虚便秘。

■ **妊娠腹痛案**　张某，女，22岁。妊娠6个月，经常少腹冷痛，又感受寒邪引起剧痛，腹胀如鼓，不能入眠，剧痛眉皱，微觉恶寒，小便清长，大便溏薄。舌白多津，四肢常冷，痛时尤甚，脉弦有力。此乃肾寒阳微，胞宫失于温煦，治以温经散寒、扶阳抑阴，方用：炮附子、茯苓、白芍、白术各30g，潞党参15g。

上方服后，疼痛止，胀满减，少腹仍冷。继服上方10余剂，诸症悉除，至10月顺产一男婴。（周连三治案）

原按：此案由于肾阳衰微，胞宫失于温养，故少腹冷痛。阴寒之气壅遏于内，则腹胀肢冷；微恶寒发热者，为阴盛格阳之证。病机属虚寒。思仲景《金匮》"妇人怀孕六七月，脉弦，发热，其胎愈胀，腹痛恶寒者，少腹如扇。所以然者，子脏开故也，当以附子汤温其脏"的论述，用附子汤以温经散寒、益气止痛。治投病机，故能获效。本案用附子，乃遵《内经》"有故无殒，亦无殒也"之旨，辨证正确，治投病机，故有祛邪之功，而无堕胎之弊，何况仲景垂法，证脉分明，焉有不用之理？

■ **妊娠烦躁案**　许蔚南兄令眷，暑月因食瓜果得夹阴伤寒，至第七日，迎余往真州。时当酷暑，诊其脉数大无伦，重取无力，乃虚阳伏阴之脉。烦躁席地而卧者五日，身发赤斑，目赤畏亮，口渴频欲冷饮，复不能饮。前医不识夹阴，误为中暑，投以香薷，以致阴极似阳。**余因其怀孕六月，姜附未敢即投，初用温中平剂**；又属女病，不能亲视病容唇舌，脉大而虚亦似暑证。恐热药伤胎，先以井底泥敷脐，以试其里之寒热，便投温剂。甫以泥沾腹皮，即叫冰冷入腹而痛，急令拭去。余曰：此真病状也。遂用茯苓四逆汤：茯苓三钱，附子二钱，干姜、人参各一钱五分，甘草五分，令煎成冷饮。

余方撮药，**病家惊畏而哭，谓人参、附子尽剂也，倘不效奈何？有孕在怀，即药效，胎将奈何？** 余曰："经云有故无殒，有病则病受，不伤胎也。"正在迟疑，吴中璧兄曰："此吾女也，年少可再孕。"接药加参，煎成立令服下。五日未寐之病人，得药便睡，醒则登床。再剂斑消热退，熟寐半夜。次日余辞曰："药效矣，病未除也，尚须药六日，倘畏热，予告去矣。"病家云："药虽效，而附子、干姜必致堕胎，汝去谁为先生任过耶？"因留七日，每日人参五钱，附子四钱，干姜、白术各三钱，甘草一钱，服六日，胎不堕。而病回后足月产一女，今成育。（郑素圃治案）

张按：此案阳证阴脉，疑惑难分，令先以井底泥敷脐，以试其里之寒热，甫泥沾腹，即叫冰冷腹痛，因得"真病状也"，是为巧法。待欲施以热药之际，病家惊畏而哭，谓人参、附子尽剂也，倘不效奈何？有孕在怀，即药效，胎将奈何？素圃告以"有故无殒"之理，犹被留于病家，"汝去谁为先生任过耶？"确实担着风险，但素圃见证准确，故无畏惧之心。

■ **妊娠冲疝案**　吴饮玉兄令眷，未出室时，左肋下素有气积，时时举发而痛，在家皆用逍遥散治之罔效。嫁后怀孕三月，此积竟冲心而痛，痛甚昏厥，手足逆冷，口出冷气，脉沉弦而紧。此肝经积冷，结为冲疝，非桂附莫效。又属世医之女，且怀有孕，举世皆禁桂附，予何敢用焉？其太翁言修先生曰：大人要紧，胎且置之。

遂投以当归四逆汤：桂枝、当归、芍药、炮姜、**附子**、吴茱萸、甘草、茯苓，服下即应手取效。**每食生冷必发，发则必须前**

剂，怀孕在腹，屡发屡医，而胎竟不伤。今所生之郎，已十有余岁矣。后以东垣酒煮当归丸，服三年未断，其冲疝不发并形俱消，屡屡生育。经曰：有故无殒。先圣之言，岂欺人哉？（素圃治案）

张按：此案怀孕3个月而发冲疝，判为肝经积冷，虽说"举世皆禁桂附"，郑氏毅然投以当归四逆汤加桂附吴茱萸辛热之品，应手而效。且再发再投，"而胎竟不伤"，应验了"有故无殒"之经义。

第三章 附子常用配伍形式

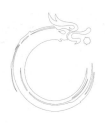

附子的应用除了"治之但扶其真元"之单刀直入式和"霹雳重剂式"之外，还可有其他的配伍形式。祝味菊称："我用附子可任我指使，要它走哪条经就走哪条经，要它归哪一脏即归哪一脏，奥秘就在于药物的配伍与监制，引经与佐使。"本章就归纳了附子常用的几种配伍形式。

一、锦上添花式

郑钦安称："余每临症，常见独恶寒身痛而不发热者，每以桂枝汤重加附子，屡屡获效。"（《伤寒恒论》）如果桂枝汤是丝锦，那加附子就是锦上添花式。最典型如小青龙汤加附子，颜德馨曾谓哮喘之治，"小青龙汤散寒化饮无效时，加一味附子有立竿见影之功"。

■ **痢疾案**　徐姓，男，50 岁。常居于潮湿之地，因饮食不节，突患痢疾，日夜泻数十次，腹部胀满，里急后重，红白相间，高热不退。迁延十余天之久，形瘦色晦，四肢疲乏，几不能行走矣。经介绍至祝味菊处求治，曰："汝病由于中寒与食滞交阻，郁而成痢，应予温通，中寒得温则化，食滞得通即能下行。"

处方：附子 12g，熟大黄 9g，槟榔 9g，广木香 9g，肉桂 3g，甘草 6g，桔梗 12g，芍药 12g。

连服 3 帖，所下赤白之痢甚多，里急后重大减，精神增加，呕吐亦止，渐能饮食。（祝味菊治案）

原按：祝氏指示门生曰："导气汤为治痢圣药，再加附子如锦上添花矣，今用之果然。"

归纳一下，锦上添花式用附子主要有下面三种类型。

1. 补益方加附子

后世火神派名家在应用温补名方补中益气汤、六君子汤、归脾汤、人参养荣汤、阳和汤、当归四逆汤时，均善于加入附子，应该说都是广用附子的体现。吴天士认为，凡用参芪等补气药，多加附子："附、桂二味，为此证必需之药，若不用此二味，即单服人参百斤亦无益。"其案中记载用"附子二钱，回元阳以行参、芪之功""无桂附以行参芪之功，亦无济于事"（《吴天士医话医案集》）。

贵阳王筱萍先生认为，在健脾方中每加附子，如四君子汤或参苓白术散加少量附子，每取速效。"一味药的加减，效果截然不同。"

■ 子宫下垂案　李妇，年五十余，白带较多，身体衰弱，四肢无力，时自觉腹中不舒。一月后，下腹部如有物重坠，自检阴中有物外挺，腰部酸痛，小溲频数，不能行路。请中医诊治，医曰："此病属于子宫下坠，老年妇女患此为多。"用补中益气法，如参、芪、升、柴等药。原属对症，但病深药浅，虽服20余帖，并无效果。

遂请祝师诊治，祝师曰："治病方药均可，唯药力不足。"即于方中加附子等药，处方：黄芪、党参各18g，炒白术16g，陈皮9g，升麻6g，柴胡9g，黄厚附片18g（先煎），活磁石30g（先煎），桑螵蛸12g，怀山药9g，炙甘草6g，当归、金樱子、菟丝饼各12g。

服药10帖后，少腹坠胀已轻，后在原方中加人参12g；再服10帖，少腹不胀，子宫已不下坠。（祝味菊治案）

原按：祝氏亦经常用升提之法，如脱肛、子宫下垂等症常用之。有门人弟子问："夫子用温潜法以治病，所向则效，虚阳易升也。今不少病例均用党参、黄芪、升麻、柴胡之属，其人亦阳虚也，何前者温潜而此则升提欤？"师曰："此辨证论治所以重要也。夫虚阳上浮，治以温潜；阳气下陷，治以升提。有是病则用是药，切勿胶柱鼓瑟也。昔李东垣用补中益气法，实一伟大发明，余用之颇获效机，倘加附子，其效更捷。"

■ 子宫下垂案 张某，女，30岁，职工。患者临产时，产程过长，体力消耗大，出现子宫下垂，经过休息及常规治疗，仍然不能复原。现症见只要站立起来，子宫就脱出，小腹坠胀，气短乏力，身体虚胖，不耐劳作，纳差腹胀。舌淡胖边有齿痕，脉沉弱而细。证属中气下陷，治宜温中升举，方用补中益气汤加味。

党参30g，炙甘草10g，黄芪30g，苍术30g，白术30g，陈皮10g，升麻6g，柴胡6g，当归10g，枳壳30g，附子30g（先煎），淫羊藿30g，仙茅30g，补骨脂30g。

水煎服，每天1剂，3剂。服药后子宫复位，身体康复如初。（傅文录治案）

原按：以往治脏器下垂，皆用补中益气汤，方药对症，效果平平，百思不得其解。读《扶阳讲记》中卢崇汉教授说："补中益气汤加附子，疗效大增。"按照这一思路进行调治，效果显著提高，以后凡用补中益气汤，皆加附子并予重用，治疗多种下陷病证，近远期疗效均获满意。

■ **直肠黏膜脱垂案**　孟某，女，40岁。确诊为"直肠黏膜脱垂症"年余，服用中西药物及外洗熏蒸等方法不见好转，且有进行性加剧趋势。现症见每当站立时久，直肠处自觉下垂，有异物排便感，到厕所后空坐，卧床休息后可减轻，活动、劳累后易症状加剧，总觉得有便意感，气短懒言，畏寒肢冷，腰膝酸痛，便次增多、每天2～3次、便量不多，小腹胀满，纳差，脘胀，月经量少色淡。舌淡胖边有齿痕，苔白滑，脉沉弱。证属中气下陷，阳气不升。治宜升阳举气，方用补中益气汤加味：党参30g，当归10g，炙甘草10g，苍术30g，白术30g，陈皮10g，升麻6g，柴胡6g，黄芪30g，附子30g（先煎），枳壳30g，淫羊藿30g，仙茅30g，补骨脂30g。水煎服，每天1剂，6剂。

二诊：全身情况略有好转，局部下垂症状改善不明显，再进原方6剂。为加强疗效，另用石榴皮、白矾水，外洗肛门，每天1～2次。

三诊：畏寒肢冷、腰膝酸痛明显减轻，肛门下垂感也明显减轻，偶有用力时才感直肠下垂，大便每天1次，腹胀满消失，食欲明显好转，原方有效，再资巩固。（傅文录治案）

原按：直肠黏膜垂脱症，肛肠科之疑难病证，早年曾治2例，方用补中益气汤升阳举陷，调治年余而效果不显。学习扶阳理念之后，意识到脾阳根于肾元，中气下陷久治不愈，其本仍在肾阳不足。因此，在补中益气汤基础上，加用附子温补肾阳，合以二仙及补骨脂，四药皆为30g之量，提高了温肾补阳之力，得以收效。

■ 脱肛案　刘大民，男，69岁。脱肛1年余。患者年龄较大，干活劳累后脱出，行走时回升，1年来到处求医效不显。近来精神不佳，说话无力，舌淡白，脉细。病因病机为中气虚，方用补中益气汤加附子：人参10g，白术30g，当归10g，陈皮

10g，黄芪60g，升麻10g，柴胡10g，甘草10g，制附子30g（先煎2小时），肉桂10g，肉豆蔻10g，大枣10枚，枳壳5g，7剂，水煎服。

二诊：服药2剂，脱肛已回升，再给7剂以巩固，1年疾病只用14剂中药治愈。（赵洪波治案）

张按：高年患者脱肛1年，判为中气虚，用补中益气汤，皆为常规常法；合用附子，则显火神派风格。

■ 便秘案　孙某，男，80岁。便秘十三四年。大便三四天一行、先硬后软，腹胀，畏冷，头汗多。久用芦荟胶囊、果导片，不效。宿有脑梗死、冠心病、抑郁症。舌淡赤、胖润有齿痕，脉弦浮寸弱。高年阳虚，用济川煎加味1周，仅腹胀减轻，便秘未效。询知如3天不大便则感小腹发胀、下坠，方悟此系中气不足，溲便为之变之症。改处补中益气汤加味：附子30g，生黄芪30g，党参30g，白术120g，陈皮10g，升麻10g，柴胡15g，当归30g，枳实10g，厚朴10g，肉苁蓉30g，紫菀30g，白芍15g，炙甘草10g。7剂。

药后自行排便两次，此为前所未见。1个月后告知，便秘未再复发，以补中益气丸常服。（张存悌治案）

■ 咳喘案　庚申冬月，棠友弟媳年二十余，出麻后，咳嗽不止。舍弟只谓麻后咳嗽为常事，正不经意。嗽渐甚，渐不出声，渐不能卧，不唯不能卧，并不能直坐，必俯首而坐。如是者十四昼夜，渐觉一息欲绝矣，棠友始彷徨告余。

余为诊之，脉浮候绝无，略重按亦绝无，唯中候有一线如蛛丝然，余深为惊惧，嘱其另延医视之。舍弟泣告，谓不但力不能延医，即延医至亦不过通套果子药，未必能有济于事。余思脉仅一线，指下模糊，此神气欲离之候也。细思之犹幸一线在中候，乃痰隔脉阻，未即脱去，若在浮分则死在顷刻矣。

立方用六君子汤加黄芪二钱，用参一钱，煨姜三片。服后略可侧卧，次日嗽声稍响，喉间有痰响，正似水鸡声。余谓幸未出汗，再一汗出遂难保矣。言未毕，汗大出，忙为借参三钱，仍照前药去半夏，倍黄芪，煎服，汗遂止。至下午，又忽口噤眼倒，手脚厥冷，竟欲绝矣。又急为借参三钱，**照前药加附子、肉桂、炮姜**，急煎灌下，又渐苏。次日棠友以田质资十金，买参救之，每日药二剂，共用参六钱，黄芪一两，附子、煨姜各一钱，既无汗，仍用半夏，余照前白术、茯苓、陈皮、甘草，更加姜汁，连服三日。至薄暮忽一大口吐出寒痰二三碗，便倒身而卧，直至次日早饭尚不醒，盖半月余未曾得睡故也。

以后每日只服药一剂，用参四钱，姜附各八分，更加姜汁。每日咯出硬痰共有碗余，另大吐出清痰二三碗，视之如清水，扫之极稠黏。其冷如冰，从口中过，觉齿舌皆冷而战栗。如是者吐七八日，共吐过清冷之痰有四五小桶。渐觉手足遍身肌肉皆空，内如虫蚁行动。盖肌肉经络之间，皆痰饮流注在内，非此温药，寒饮亦不能滑；非此补助正气之药，气弱痰饮亦吐不出；非此温补之药固其元气，痰饮即尽去，而元气顿空，命亦随殆矣。嗣后参渐递减至一钱，姜附渐减至五分，前药渐加归地，调理月余而痊。（吴天士治案）

张按：此症咳喘，服用温药后，每日咯出硬痰碗余，清痰二三碗，乃驱逐痰饮之象，邪尽方入坦途。六君子汤加入附子属锦上添花之义。

■ **伤食发热案** 文杏之子，甫四岁，发热三四日。始延幼科视之，用柴胡、防风、贝母、桔梗、天麻、陈皮、甘草、山楂，服二剂，不效；加减又服二剂，不效。乃往名幼科处视之，药用柴胡、黄芩、花粉、贝母、防风、荆芥、山楂、神曲。余为视之，其腹坚硬而热，知为食伤也。见方用荆、防既不对，而黄芩、花粉尤不宜。然女流不知药性，止之不得，遂连服药四剂并通套丸散，热仍不退，又往复加减，迁延将二十日矣，人瘦如柴。

余因思伤食发热已将二十日，人已弱矣。食若不去，热终不退，若去其食，脾已虚矣，不堪用下药。熟思之，先用六君子汤重加白术一剂，以安其胃气。然后用滚痰丸二分以下其宿滞，令姜汤服下。未几果吐出痰涎半碗，接连大解四次。二十日前所吃之物，俱未变化，尽皆解出。恐其日久脾虚下陷，仍续用健脾药一剂，人参三分，是夜热遂退。次日乃大解数次，后解出白冻，盖脾虚下陷矣。仍用六君子加重白术、扁豆，用参四分，夜复发热，五更出大汗一身，热方退，每夜必如此，人已瘦软之极，又加咳嗽，足立不起。人参加至六分，终无大效。视其舌灰白色，舌尖红如朱砂，盖脾虚之极也。恐其变生他证，用十一味异功散，**内用附子三分**，人参八分。连服四剂，热始退尽，亦不出汗，吐去痰涎若干，嗽亦止。舌苔退尽，其舌尖之红反变成红白淡色。照此方连服十余日而后能行，腹渐知饿思饮食，仍服十余日而复原。（吴天士治案）

张按：本案"伤食发热已将二十日，人已弱矣"。吴氏先用六君子汤，"安其胃气，然后用滚痰丸二分以下其宿滞"，系先补后攻之法。对舌灰白色，"而舌尖红如朱砂"，视为"脾虚之极"，颇具独见。后用十一味异功散，内用附子三分，热始退尽，而"舌尖之红反变成红白淡色"，说明见解正确。

■ **肝癌案**　陈某，女，39 岁，教师。2011 年 11 月 14 日，反复呕血，后转院重庆某医院治疗 1 周脱险。检查结果：慢性乙型肝炎，肝硬化失代偿期，肝硬化引起上消化道及胃底静脉曲张破裂出血。2011 年 12 月至 2013 年 8 月原病 3 次复发，均急救脱险。检查结果：①原发性肝癌；②门静脉高压症；③失血性贫血重度；④甲状腺功能减退症。发病至今，一直接受西医治疗。

2013 年 9 月 21 日就诊：神差乏力，面色萎黄，唇淡，牙龈时出血，咯痰时多，肢凉。眠纳较差，厌油，时欲吐，便溏，小便可。月经提前 10 天左右，量少色黯，痛经轻微。脉紧弱，舌淡红苔淡白润。辨证：气血两亏，脾肾阳虚，兼痰、湿、瘀、寒、郁热。身体明显虚弱，决不可用峻药攻伐，唯有培补中土，才是最佳方案。拟砂半理中汤加减，守方服用 64 剂，出入药有藿香、生麦芽、鸡内金、佛手、郁金、黄芪等。制附子由 10g，递增到 30g。服药调治 3 个月，身体不适症状均获得改善。

继续调治 7 个月，用方附子理中汤合潜阳丹加味。守方服用 109 剂，出入药尚有桂枝尖、肉桂、茯苓、白芍、三七、鳖甲等。制附子由 30g 递增到 60g，收到佳效。

2014 年 7 月中旬，我与患者同去沈阳，到师父张存悌之门诊部。师父望闻问切后，处方加味异功散：红参 15g，五灵脂 15g，炮姜 30g，茯苓 30g，白术 30g，陈皮 15g，黄精 30g，姜黄 20g，郁金 15g，柴胡 10g，薄荷 10g，制附子 45g，吴茱萸 10g，蜈蚣 2 条，牡蛎 30g，生麦芽 30g，生半夏 20g，砂仁 10g，炙甘草 15g，大枣 20 枚，生姜 15 片。5 剂，水煎服，1 剂服 2 天。

上方服至 10 月 14 日，主方不变，随症加减。经 5 次调方，服药 3 个月，病情获得很好改善。继守前方，稍做加减。

10月21复诊：晨起现鼻塞，咯黄色稠痰，头昏闷痛，颈项强痛，疲乏，时牙龈出血量多，时肝区隐痛，眠纳差，夜间项部出汗多，胃里现火辣感，大便不成形，小便可。脉紧微缓，苔薄润，舌尖红。处方用附子理中汤合潜阳封随丹加味：制附子60g，红参15g，白术20g，炮黑姜30g，桂枝尖25g，茯神30g，炙龟甲15g，砂仁15g，生黄柏15g，佛手片15g，紫丹参30g，仙鹤草40g，血余炭20g，生半夏20g，防风15g，淫羊藿20g，炙甘草30g，生姜60g。6剂，水煎服。

此后一直守方调理，随症出入。

2015年3月1日，区医院检查：全身皮肤及巩膜无黄染，未见肝掌及蜘蛛痣，心肺未见异常，腹平软，无压痛，肝肋下未及，脾于肋下3cm扪及，表面光滑。彩超提示：①肝硬化，脾大，门脉高压；②胆囊壁水肿；③原有肝癌未发现。心理压力减轻很多，继续服中药调治，仍用附子理中汤合潜阳丹为主调治。近两年身体状况较好，已上班工作，还在间歇服药，至今已存活5年10个月。（黄建华、张存悌治案）

张按：本案师徒二人合力救治，症状得以缓解，致"原有肝癌未发现"，且已上班工作，存活5年10个月，应该算是成功的。

■ 胰腺癌案　韩某，男，88岁。2017年正月十五因肠梗阻、发热入院，经治疗缓解。此后 1 个月内曾 2 次发热入院。检查腋下淋巴结肿大，微量元素免疫指标有异常，其他指标未见异常。转至某医大附属医院诊治，B 超显示：胰体实质性占位，胰周淋巴肿大，胸腹腔少量积液。PET 显示：胰体软组织团块病变，考虑为胰腺癌。胸骨剑突、胰周间隙、腹腔间隙有多个淋巴结肿大，左腹部疼痛。心律不齐，房颤（安有起搏器）。胸水严重，轻微腹水。大便细软。既往糖尿病 20 余年。曾邀某中医药大学专家治疗，服 1 周西黄丸，出现便血、呕逆、纳差、嗜睡、疲乏无神、半昧半醒。目前以西药赛莱昔布控制，停药则反复发热。舌淡胖润，苔略垢；脉左沉滑弦，右弦细、寸关有浮象，偶有早搏。

前医处方：西洋参 60g，炙黄芪 80g，沙参 60g，生地 30g，麦门冬 30g，五味子 10g，青蒿 15g，龟甲 30g，地骨皮 30g，白花蛇舌草 40g，土茯苓 60g，生石膏 60g，知母 15g，焦三仙 30g，当归 20g，黄芩 30g，赤芍 30g，怀牛膝 30g。

服药月余，精神萎靡，无力，纳差，无食欲，腹胀，略有腹痛，便血，大便不成形。下午觉得燥热，踢被子，脱衣服，面赤。脉右弦滑寸弱，左脉弦滑，舌质略红、胖润。

2017 年 9 月 11 日傅勇初诊：辨为脾胃气虚，木乘克土，阳气虚损，先经诊治 3 次，处方加味异功散加附子等，计服 12 剂。

复诊：精神明显好转，已能坐起，可见言笑。排便后腹胀明显改善，自述想吃红烧鱼。问及哪里还难受，回答："没哪儿难受的！"声音还挺洪亮。恰逢"九一八"纪念日，开玩笑道："等你病好了一定要打回东北老家去。"患者哈哈大笑，并敬了一个军礼。

9月24日由张存悌亲诊：精神尚好，未再发热，午后面赤消失，腹部凉不舒服，但不痛不胀，进食少，三天未排便，尿多色淡。白细胞计数由之前 30×10^9/L 减至 4×10^9/L。口和，呃逆。舌暗赤胖，苔垢；脉左弦浮尺沉，右弦浮尺沉、似有数象。

据情同意胰腺癌诊断，此前诊治3次已见显效，如精神好转，未再发热，白细胞计数降低，胸水明显减少，其他化验均趋正常。效不更方：红参25g，五灵脂15g，茯苓45g，白术30g，生半夏30g，砂仁15g，丁香10g，郁金20g，柴胡10g，姜黄25g，薄荷10g，附子45g，炮姜30g，生麦芽45g，泽泻30g，龙骨、牡蛎各30g，白芍15g，黄精30g，炙甘草15g，姜枣为引。7剂。

计又服药21剂，附子增至75g，白术增至75g，病情平稳已经40余天，此后因故失联。（张存悌、傅勇治案）

张按：本案前医用药西洋参60g，生地30g，白花蛇舌草40g，黄芩30g等一派阴寒大剂，治脾肾阳气大衰，精神萎靡，无力，纳差，腹胀，便血等；甚至有阳气外浮之象，如午后燥热、面赤、踢被子等。照此治下去，恐致阳脱而亡，改以温通法，以加味异功散加附子等温补脾肾，兼以疏肝。摒弃一切寒凉抗癌套药，衰颓病势得以扭转，症情明显好转，趋于平稳，连病房医生也纳闷："也没用什么有效方法，怎么就好起来了呢？"殊不知，患者在服中药。说明辨证正确，治疗有效。后来失联，遗为憾事。

■ **胃痛案** 韩某，女，21 岁。2018 年 7 月 13 日诊。胃痛半个月，冷痛，隐痛，胀痛，食欲不振，恶心，嗳气，矢气，口中津液较多，上半身汗多，下半身发凉，乏力，痛经，量少，血块，几日前因天气炎热做冰垫至腰腿冷痛，双腿无力，恶风，舌胖大苔薄白齿痕，脉沉细。辨为肝胃虚寒，血虚寒凝。治以养血温经，暖肝温胃。方用**当归四逆汤加**吴茱萸生姜汤加味。

当归 15g，白芍 15g，桂枝 15g，细辛 5g，炙甘草 10g，大枣 3 枚，川牛膝 15g，吴茱萸 10g，生姜 15g，生麦芽 30g，黄芪 30g，附子 15g，白术 15g。7 剂。

2018 年 8 月 13 日反馈：服药后胃痛、痛经痊愈，腿凉、怕冷、汗多均好转。（王松治案）

张按：本案胃痛选当归四逆加吴茱萸生姜汤，再加附子，锦上添花。

■ **腹痛案** 吴某令政，因经行半月不止、腹痛相召，至其脉弦紧也。予曰：此非血虚之脉，必因经血虚而寒袭之也，其证必头痛身疼、发热呕逆。询之果然，初以桂枝、细辛、当归、赤芍、炮姜、二陈之剂，不应。邪因药发，渐增寒热头痛，胸膈胀满，呕哕不食，脉犹弦紧，全见厥阴经病。用当归四逆汤加干姜、附子、半夏表里双温，续续微汗，表解。因经行既久，血海空虚，邪乘虚而入血室，夜则妄见谵言，寒热混淆，胸中热痛，口干作渴，小便涩疼。煎剂用当归、赤芍、桂枝、木通、吴黄、附子、干姜、人参、甘草，兼服乌梅丸 30 粒，以治烦热便痛错杂之邪，随病机之寒热而圆活治之。2 个月后，经水再至，方脱然而愈。（郑素圃治案）

张按：此案痛经先予当归四逆汤"不应"，后加干姜、附子表里双温，方才取效，乃火神派风格。因见烦热便痛错杂之邪，故兼服乌梅丸，所谓"随病机之寒热而圆活治之"。

■ 劳倦内伤案　庚辰冬月，潜口汪相臣由荻港软床抬归，请余诊之。其脉迟涩而又歇至，胸膈胀闷，久未进食。耳聋，人事不清，骨瘦如柴，两手诊脉处肉下陷如枧巢。询知受病之原，已五十余日矣。其人向在荻港开杂货店，店务烦杂，忍饥受饿，日日有之。又兼每事必躬亲，渐至发热，浑身酸痛。此由劳倦内伤也，而彼地医家遂以为感受风寒，尽力发散，不愈；加以胸膈饱闷，又以为停食，尽力消之，又不愈；便以为热证，又尽力清之。日复一日，人渐狼狈，始用软床抬归。再接医家又清又消，更加狼狈极矣，然后请余治。

视其症如此，其脉如此，其状如此，其五十余日来所服之药又如此，余亦意其未必能收功也。不得已，予十全大补汤。内用人参二钱，加附子一钱，半夏八分。服一剂，便安神。服二剂，胸膈开，能吃粥。服四五剂，耳稍开，人事仍间或昏乱。加以黄芪二钱，枣仁二钱，圆眼肉七个，服至十剂，能食饭，熟睡，人事清，耳全不聋矣。再加丸药，调理痊愈。愈后饮食倍常，人发胖两三倍。（吴天士治案）

张按：此案脉形症状，确由劳倦内伤也。奈何俗医又清又消，犯虚虚之戒，至更加狼狈极矣。吴氏予十全大补汤加附子等锦上添花，10剂而救此虚劳危症，显见功力。

2. 温通方加附子

所谓温通法，即温阳法与疏通经络、理气活血法合用，用于阳虚兼有气血壅滞之证。温阳以治阳虚，理气活血以疏通经络，共奏温阳通络之功。

阳虚失于温煦推动之功，气血经络则易于瘀滞，其时当予温通之法。郑钦安说："各部肿与痛而不喜手按者，或发热，或不发热，恶寒喜热，舌黄，便赤，脉息有神，乃为气血壅滞，皆有余之候，宜活血、行气、清凉之品。"（《医理真传·卷四》）在论治胃病不食等多种杂病时，郑氏亦反复强调："饮食积滞，仍当推荡。"（《医法圆通·卷四》）如气滞、血瘀、痰湿、食滞等，当按实证处理，不可一例扶阳，免犯"实者实之"之戒。均强调活血、行气，"推荡"治法，"阳气流通，阴气无滞"（郑钦安语），本法常用于阳虚兼气血瘀滞、疼痛肿胀之证。

■ **腰肢酸痛案** 张君，男，年六十余。腰部及两下肢酸痛，转动维艰，经用活血通络之品效果不显。另请一医治疗，曰："此为风湿相搏，一身尽疼痛，仲景桂枝芍药知母汤、桂枝附子汤均可用之。"服药稍有效果，但起立转动仍然不便，辗转请祝医诊治。

病人曰："素闻君善用经方大名，吾亦服附子不少，所患非疑难之病而不见效者，此何故焉？"祝师曰："前方为温阳活络之通剂，汝所患者为寒入于阴，阴阳俱亏，所以其效不彰也，阳和汤为祛阴霾回阳之品，古人所谓益火之源以消阴霾，则气血得和，经脉可通。"祝氏嫌其温热不足，认为加入附子、磁石效果更佳。处方：黄厚附子 16g（先煎），大熟地 16g，麻黄 6g，川桂枝 9g，炮姜 9g，党参 16g，活磁石 30g（先煎），白芥子 9g，姜半夏 12g，炒白术 12g，鸡血藤 16g，怀山药 14g，炒麦芽 16g，威灵仙 12g，鹿角胶 9g。

服药 3 剂，举动轻便，不更前方，继服 6 剂，其病若失。

（祝味菊治案）

张按：此症下肢痹痛，桂枝芍药知母汤、桂枝附子汤确实均可投用，亦服附子不少，但服后效果不理想。祝氏认为，阳和汤为祛阴霾回阳之品，加入附子投之，乃锦上添花之义，为痹痛治疗开一法门。方中所加桂枝、姜半夏尤为恰当。

■ 阴疽案　潘君，年七十有四，性情急躁，喜食酒肉，体格尚称强健，唯左腿忽然肿胀疼痛。疡医谓之膏粱之变，足生大疔，况酒肉皆能化热，热聚毒壅成病。处方：金银花12g，连翘12g，白芷9g，蒲公英15g，防风9g，生甘草6g。

共服3剂，不见起色，患处平塌硬肿，日夜呻吟，莫可名状。乃辗转至祝门求医，诊其脉沉缓，视其患处肤色灰暗，平塌硬肿，肿处有一白头，摸之则痛。师曰："此病实为阴疽而非痈也。属穿骨流注，缩脚阴疼一类之疾，为阴寒凝聚而成。"治以阳和汤温散之法：熟地12g，麻黄6g，白芥子6g，炮姜6g，炙甘草6g，附子12g，鹿角胶9g，党参9g，茯苓9g，炒白术12g，炙甲片6g。

此方仅服2剂，患处转为红肿，疼痛更增。病人信仰动摇，师嘱照前方续服2剂，患处化脓，脓赤白黏稠而出，肿痛立止，病人甚喜。（祝味菊治案）

原按：祝师医治内科各病以温药为主，外科亦不脱离此种方法，治阴疽每以阳和汤为主再加附子。尝曰："阴疽之病，皆由自身阳弱和感受寒凉得之，外受寒邪，理应温散，用辛凉苦寒甚至甘寒，邪留不去，日益加重。如阴疽平塌无头，边缘由软转硬，由阳虚所致，旷日持久，预后多凶。阳气者，若天与日，若得其所则阴寒痰湿一扫而光，气血旺盛，血行流畅，则病斯愈矣。"

■ 寒滞胃痛案　任某，男，49岁。昨晚杂进香瓜、饺子、黏糕等食物，加之饮酒过多，半夜突然胃痛难忍、发胀，坐卧不安，痛苦不堪，因急请出诊。伴见呕恶，畏寒，小汗，不大便。舌胖润，脉滑软。曾按摩、针灸乏效。此伤于饮食，兼见外感侵袭。此内外皆见寒滞，五积散当为的对之方，唯加附子方宜：麻黄10g，桂枝25g，干姜15g，白芷20g，姜半夏30g，陈皮10g，茯苓30g，苍术20g，厚朴15g，川芎15g，白芍15g，枳壳10g，附子25g，生麦芽30g，炙甘草15g。5剂。

为争取迅速服药，采用免煎颗粒剂。服药两次后症状即明显缓解，5剂服毕痊愈。3个月后，因口腹不慎又发病，与上次几乎相同，仍以上方收效。（张存悌治案）

原按：五积散为治寒、气、食、痰、血五积偏盛之证而设，蒲辅周先生曾说，"一首五积散，房上不喊房下喊"，意思说应用颇广。作者用之多加附子，收效更捷。

■ 张某，女，9 岁。10 天前感冒发热，经治疗已退。5 天前食用冰块，遂呕吐，吃啥吐啥，饮食不进，腹胀不适，喜揉按。发热，体温 37.6℃，无汗，3 天不大便，尿少。曾服中药未效。精神萎靡，嗜卧床榻。舌淡胖润，脉沉滑软。此因外感余邪未尽，复伤于生冷，胃肠积滞。拟订五积散加附子：麻黄 10g，桂枝尖 15g，干姜 10g，白芷 10g，生半夏 20g，陈皮 10g，茯苓 30g，苍术 15g，厚朴 10g，川芎 10g，白芍 10g，枳壳 10g，桔梗 5g，附子 15g，生麦芽 30g，炙甘草 15g，姜枣为引。5 剂，按常规方法煎药，每次服 50mL，以此体现小儿剂量，日 3 次。

服药 2 天，发热已退，呕吐亦止，可以进食，精神转佳，可以活动。继续调理至痊。（张存悌治案）

■ 惊风案　张某次子，生甫一岁，住会理县鹿厂街。患惊风证，病颇危笃，3 日来抽搐不已。余诊视之，指纹青黑透达三关，面唇青暗，闭目沉迷不省，时而手足拘挛抽掣。乳食不进，夜间发热，大便泄泻绿色稀粪。脉沉细而弱，舌苔白滑。询及病由，患儿始因受寒感冒起病，初有发热咳嗽、大便溏泻。某医以清热解表药 2 剂，服后白昼身热见退，夜晚又复发热，咳、泻未止。继又拟消食清热药 2 剂，服后病不减，忽而风动抽搐。该医以为肝经风热，又以平肝祛风镇惊药 2 剂，病情反趋沉重而成是状，时病已十余日。病势已危重，若辞不治，实非我医者应尽之责，力主逐寒荡惊汤挽救之：上肉桂 6g（研末，泡水兑入），公丁香 3g，炮姜 10g，白胡椒 3g（捣），灶心土 130g（烧红淬水，澄清后以水煎药）。

上方喂服 2 次，稍顷呕吐涎痰 1 小盏，风状略减，抽搐较轻，两眼已睁，目珠已能转动寻视。再喂 1 次，又吐涎痰盏许，风状已定，抽搐不再发作，咳嗽亦平，夜晚已不再发热。患儿父母见病已恢复，甚为欣慰，但见其子体质羸弱，认为宜培补脾胃，自拟理中地黄汤 1 剂喂服，孰料移时风动抽搐又起。余往视之，询问缘由，方知患儿虽有转机，然寒痰邪阴尚未逐尽，滋补过早，固必增邪，且有碍于阴邪外祛，寒痰内阻遂致慢风复作。病家始知误施补剂亦有弊端。余仍以逐寒荡惊汤并加附片 15g（先煎），服后又吐涎痰盏许，畅泻酱黑色稀便 2 次，抽搐平息，且能吮乳，并闻啼声。照原方去胡椒、公丁香，加砂仁 6g，甘草 6g，附片增至 30g（先煎），煎汤频频喂服。2 剂尽，诸症痊愈。（吴佩衡治案）

原按：良由小儿气血未充，脏腑娇嫩，不耐克伐。风寒初起，只需轻宣透表，其病当愈。乃误以清热之剂，又复以消食、平肝、祛风等法，元阳受损，正不胜邪，遂致寒痰内壅而成三阴虚寒之慢惊风证。

■ 痛经案　张某，女，38 岁。2006 年 8 月 31 日首诊。痛经自初潮开始，经来第一天或第二天开始腹痛、量大、夹有瘀块；大便似干，畏冷；舌淡胖润，脉滑尺沉。此属血瘀寒痛，以夹有瘀块为特点。法当活血祛瘀，温经止痛。王清任少腹逐瘀汤主之：元胡 15g，没药 10g，当归 30g，川芎 15g，赤芍 15g，蒲黄 10g，五灵脂 10g，干姜 20g，肉桂 10g，小茴香 10g，桂枝 10g，细辛 5g，炙甘草 10g，附子 10g，茯苓 30g。

每于月经开始头一天服用，日 1 剂，连服 7 剂，水煎服。服 3 个周期已愈。（张存悌治案）

张按：此案系少腹逐瘀汤加附子，前者理气活血，后者温经止痛。打个比方，附子就像扑克里的"百搭"，调料中的味精，可以随机加入应证之方以提高疗效。

■ 痢疾案　吴某，女，41 岁。患痢 12 日不愈，曾输液 4 日，服白头翁汤 3 剂，芍药汤 5 剂不效。反增呕逆噤口，脘痛呕酸，脉沉紧，苔白厚腻。追问病史，知患者半月前曾患重感冒，恶寒无汗，周身关节、肌肉酸疼，呕逆头眩。明是寒湿外袭，湿浊中阻，而医者误作伏暑投银翘汤大剂，俟后变痢，又迭进清热解毒治痢套方，终致卧床不起。此证标本俱寒，误投寒凉，损伤正气，致外邪深陷入里，败症已成。姑用逆挽法扶正托透，投人参败毒散，**更加附子、干姜振衰颓之肾阳**，日夜连服 2 剂，3 小时 1 次。服第 1 次，头部见微汗；服第 2 次，遍身见润汗。深陷入

里之邪，得以外透，其症遂愈。（李可治案）

张按：痢疾过用苦寒攻下，致表邪内陷而成的误治坏病，用逆流挽舟也有卓效。投以人参败毒散，更加附子、干姜振奋肾阳，此亦锦上添花也。

3. 在凉药中加附子

对于阴虚、阳证，理当清热养阴，但素质阳虚，或见有阳虚表现，犹可加入附子，体现体病同治，抑或加之以行反佐之道。

徐小圃先生治走马牙疳腐烂出血，口气秽恶，并兼小便清长，乃胃火炽盛而肾阳不足，于寒药中加一味附子，一剂即效。（《徐小圃医案医论集》）

陈耀堂先生谓："治低热、虚热，患者形寒怯冷，虚汗倦怠，用一般退热药无效者，每以附子加白薇、银柴胡、生牡蛎、浮小麦及生姜、大枣，投之辄能应手奏效。"

注意，这与温清法还是有区别的，温清法是温法与清法对等，而本法则是在大队凉药中加一味附子。

■ 胆囊炎胆石症案 任某，男，47岁。右胁胀痛月余，加重1周，住北京某医院，应邀赴诊。B超示：胆囊结石"满罐"，最大者超过1cm。胆总管狭窄。大便曾经色白，身目黄染。昨天做了"内引流"术，身黄减轻，仍巩黄、尿黄，24小时未大

便。胁痛明显，竟至三夜未能安睡，心烦乏力，坐卧不安。口黏
而干，畏冷，不渴，有汗。检验：谷丙转氨酶 700U/L，白细胞
10.7×10⁹/L。舌胖润，苔薄腻，脉沉滑似数。诊为湿热瘀滞，阳
气已亏。处大柴胡汤加茵陈、附子等：柴胡 15g，大黄 10g，黄
芩 10g，枳实 15g，白芍 15g，姜半夏 25g，郁金 30g，姜黄 25g，
茵陈 25g，附子 30g，川楝子 10g，延胡索 15g，生姜 10g，大枣
10g。7 剂。为求方便迅捷，取用免煎中药颗粒。

电话告诉：服药 1 天，胁痛即已大减，腹泻 4 次，颇觉舒
服。7 剂服毕，胁痛解除，黄疸消退，白细胞降至正常，精神明
显好转，唯胃脘不适，便溏。此肝旺乘脾，取加味异功散调理：
红参 10g，茯苓 30g，茵陈 20g，白术 30g，姜黄 20g，郁金 20g，
柴胡 15g，附子 30g，牡蛎 30g，生麦芽 30g，炙甘草 15g，生姜
10g，大枣 15g。7 剂。

服药后已趋正常，出院调养。（张存悌治案）

原按：此亦锦上添花式应用附子一例。据症选用大柴胡汤，
因见不渴、有汗、舌胖润等阳虚之症而加附子。据报道，国医大
师张珍玉在反复发作的胆囊炎、胆石症患者中，发现阳虚症状如
神萎、怕冷、便溏者，每于柴胡汤中加入附子、干姜等品，效果
奇佳。本案即为例证。

■ 高血压案　张某，女，34 岁。头晕失眠、口干烦躁已 2

年，血压波动于（150～180）/（100～110）mmHg。舌赤而干，苔薄白，脉象弦滑。脉证合参，此乃肝肾阴虚、肝阳上亢，治以育阴潜阳：白芍 30g，牡蛎 30g，石决明 30g，大生地 25g，麦冬 13g，菊花 15g，茵陈 15g，泽泻 20g，桑寄生 30g。水煎服。

3 剂后效果不显，乃于原方中加入附子 5g，服 1 剂即感头目清爽，夜能入眠。再按原方连服 10 剂，诸症大减，血压降至 140/90mmHg。追访 1 年，症状及血压虽有时反复，但血压波动范围很小，症状轻微。（王德光治案）

张按：阴虚阳亢之证，治当滋阴潜阳。但王氏认为，附子适当伍入滋阴潜阳剂中以反佐之，不会发生伤阴耗津之弊，反更能使阴柔之剂尽快回生阴津，起到"阳生阴长"的作用，比单用滋阴潜阳之剂更易收功。本例先予育阴潜阳法 3 剂，效果不显；因于原方加入附子 5g，服 1 剂即感头目清爽，夜能入眠，立见显效。正反对比，很能说明问题。此法为本病治疗开辟一个新的思路。

■ 干燥综合征案 一女教师 62 岁，患"干燥综合征"8 年，先用激素疗法无效。口干无津，饮水愈多，干渴愈甚，终致舌干不能转动，不仅无唾液，亦无涕泪，阴道干涩，大便干结如羊粪球。舌光红如去膜猪腰子，唇干裂，口舌疮频发。曾服省内及洛阳名医中药数百剂，大率皆养阴增液之类，或辛凉甘润，或养胃阴、存津液，历年遍用不效。诊脉沉细微弱，面色萎黄无华，四肢不温，双膝以下尤冷。遂以大剂参附汤直温命火，以蒸动下焦气化之根，令阳生阴长；附子通阳致津液，使水升火降；佐以大剂引火汤大滋真阴以抱阳，小量油桂，米丸吞服，引火归原。10剂后，诸症均退，舌上生出薄白苔，津液满口。（李可治案）

张按：此案干燥综合征8年，从"服省内名医中药数百剂，大率皆养阴增液之类，历年遍用不效"来看，已提示辨证有误。李氏受前贤曹炳章"舌红非常并非火"之论的启发，认为"凡见舌色鲜红或嫩红，皆因气血虚寒，阳浮于上，类同面赤如妆之假热，误用清热泻火则危，临证极需留意"，投以引火汤大滋真阴，并以大剂参附直温命火，通阳致津液，方是用药重点。

■ 三叉神经痛案　唐某，男，57岁，四川人。患三叉神经痛2年。2年前6月第一次发作，渐次加重。几乎每天都发，以清晨6点钟前后多发，余时亦发。呈触电或针刺或刀割样疼痛，烧灼感，发作时面色发赤，以右侧鼻腔、眼角外侧、上牙为甚，连及面颊上额，咀嚼或刷牙或以手触摸时均可诱发。突发而痛，持续约10秒而止；多方治疗乏效，以往饮酒颇多。舌淡胖润，脉弦数右寸弱。此系肝肾阴亏，雷火上冲。处以引火汤加味：熟地60g，天冬30g，麦冬30g，巴戟天30g，五味子10g，茯苓30g，泽泻30g，白芍60g，炙甘草10g，附子15g，白芷15g，肉桂 10g，蜈蚣 2 条，全蝎 10g，砂仁 10g。

4 剂后疼痛有减轻，前方加细辛 15g，续服 15 剂，彻底缓解。（张存悌治案）

张按：此症判为肾阴不足，虚火上燔有 3 点依据：清晨 6 点钟前后多发，是为阴虚之热逢于阳气方盛之际，热必加重而症发；发作时面色发赤；有大量饮酒史。唯舌淡胖润提示阳气亦虚，湿气偏盛。故于引火汤内加附子以温阳，泽泻以利湿，白芷、细辛止痛，另合芍药甘草汤、止痉散（蜈蚣、全蝎）缓急通络而止痛。

引火汤加味治疗三叉神经痛经验学自李可先生，不敢掠美。本案 4 个月后曾复发，仍照上方再服。

■ 皮肤划痕症案　王萍，34 岁，营业员。患本病 7 年。由产后风寒入络所致，久治不愈，今年入夏痒甚，夜不成寐。面部见风则肿，肌肤顽麻不仁。带多清稀如注。腰困如折，起立则眩晕。舌淡润，脉弱。乌蛇荣皮汤去生地、丹皮、紫草、白鲜皮；加生芪 30g，白术 20g，防风 10g，麻黄、附子、细辛各 10g，脱敏灵（苏叶、浮萍、蝉衣、地龙）40g，肾四味 120g，3 剂。痊愈。（李可治案）

张按：李可研制乌蛇荣皮汤，称可通治各种皮肤科顽症，对此需要分辨一下。考本方究竟滋阴养血药居多，阳药几乎缺失，因此只适合阳热性皮肤病，用治寒湿性皮肤病，毕竟不太对劲，作者曾经有过教训。曾对某患者顽固性湿疹处以本方，结果无效。查某患者湿疹呈虚寒之象，难怪无效矣。李氏也说过，"脾胃虚寒者，酌加反佐药"。如本案即是。

二、标本兼顾式

虽说"治之但扶其真元"，但郑钦安亦照顾标症、兼症，在扶元的基础上加入治疗标症、兼症之药，标本兼顾。试看郑钦安论痰证之治："平素多病多痰，法宜扶阳为先，祛痰为末，如姜附汤、姜桂茯半汤、真武汤之类，皆可施之。"（《医法圆通·卷二》）这里扶阳治本为先，祛痰系治标为末。

论治两手膀背痛，因中气不足而致者："法宜温中行气为主，如建中汤倍桂、附，补中益气汤加羌、附。"（《医法圆通·卷一》）其中桂枝、羌活即为治疗"膀背痛"标症而投。又如元气外浮牙痛，法宜回阳，方用白通汤、四逆汤："若兼头项、腰、背痛，恶寒，于四逆汤内稍加麻、桂、细辛亦可。"（《医理真传·卷二》）麻、桂、细辛即为照顾表寒兼症。

论"带下有三十六疾……细思阳证十居五六，即湿热下注是也；阴证十居六七，即下元无火是也……法宜大补元阳，收纳肾气，如潜阳丹加故纸、益智"（《医法圆通·卷二》），潜阳丹治本，加故纸、益智仁固涩治标。

事实上，标本兼顾从来就是中医治病的一个基本法则，即使仲景亦有标本兼顾理路，典型如真武汤方后注："若咳者，加五味子半升，细辛一两，干姜一两。"姜、辛、五味即为"咳者"兼症而设。

通脉四逆汤后加减法："面赤色者，加葱九茎；腹中痛者，去葱，加芍药二两；呕者，加生姜二两；咽痛者，去芍药，加桔梗一两；利止脉不出者，去桔梗，加人参一两。"各种加味药，即为标症、兼症而设。

理所当然，标本兼顾适合于标症、兼症突出之际，同时也要与"治之但扶其真元"原则作区别，而这需要长久的历练与考量。

▲ 吴佩衡善用四逆汤加减

吴佩衡说："此方能治数十种至数百种病，因病加减，应用无穷。但只能治一切虚寒病、寒湿病及一切慢性病。**照病加减其他引经佐使之药，因病加减，辨证论治，灵活掌握……加减配合其他药甚多，不能尽述，但简单说明几味常用之药而已。**"显现因病加减、灵活掌握之道。其"配合其他药甚多"，均为针对标症、兼症而设：食少，加砂仁 6～10g 或白豆蔻 3～6g；眠少，可加炒枣仁 12g，炙远志 9～10g、茯神 15g；头昏加天麻 12g；头疼日久，加羌活 9g，细辛 3g；胃痛，加肉桂 9g，丁香 6g，吴茱萸 6～9g；血崩及失血证，加黑荆芥 6g，侧柏叶 9g；小便少，加茯苓 16g；夜尿多，加益智仁 12g，补骨脂 9g；咳嗽痰多清稀者，加细辛 6g，炙麻绒 9g，陈皮 9g，法半夏 12g；腰常酸痛，加桂枝 24g，细辛 9g，炙麻黄根 24g，狗脊 12g，杜仲 12g；关节痛，加桂枝尖 24g，细辛 6g，伸筋草 9g，红毛五加 9g，石枫丹 12g，薏苡仁 15g，苍术 12g，羌活 9g，独活 12g，牛膝 9g，木瓜 6g；如目痛日久或头常昏疼，可加羌活、细辛或麻黄 6～9g。如无其他症状者，仍常服四逆汤，勿服其他药为妙。(《吴附子——吴佩衡》)

以上为学者领会针对标症、兼症用药提供了范例。

另外，看看吴佩衡先生几首自制方：四逆二陈麻辛汤、四逆五苓散、四逆苓桂丁椒汤、四逆合瓜蒌薤白汤、四逆当归补血汤，以及卢崇汉扶阳安髓止痛汤、温通化瘀止痛汤等，均显示了标本兼顾法。有一句话叫"经方头，时方尾"，意思是经方起头为基础，时方收尾治标症，经方与时方同用。一个纯粹的经方家似乎不屑于这种混搭用法，但是这确实有其存在的道理，如作者下例治案。

■ 刘某，女，48 岁。患带状疱疹 2 天，发布于左胁三五片，色红成簇，灼热疼痛。无汗，余无异常，舌淡胖润，苔薄白，脉滑数而软，右关沉。按阳虚夹风议治，以麻辛附子汤加味试治：麻黄10g，细辛10g，附子25g，瓜蒌30g，红花10g，连翘20g，甘草10g。7剂。

后其邻居来看湿疹，言及刘某服药5天即愈。麻辛附子汤是经方，瓜蒌、红花、甘草系验方瓜蒌红花散，专治带状疱疹，正是"经方头，时方尾"。

为了提高治疗标症、兼症的效果，医家应该留意、掌握专长治疗标症的特效药，例如茵陈之于黄疸、葛根之于颈椎病……尤其是痛症、血症、二便不利等某些急症、标症应该掌握。正如徐灵胎说："凡药性有专长，此在可解不可解之间，虽圣人亦必试验而后知之。如菟丝子之主面䵟，亦其一端也。以其辛散耶？则辛散之药甚多；以其滑泻耶？则滑泻之药亦甚多。何以他药皆不能去，而菟丝能之？"

▲ 标本兼顾式例证

■ 崩漏案　内兄梁瑞阶，世医儿科巨擘也。妻马氏患漏下，日投芎归俱未获效。痰喘咳逆，手足面目微肿，畏寒作呕，无胃（没有食欲），四肢沉重，不能自支，脉细滑。予曰："此阳虚水寒用事，阳虚阴必走，故漏下。"用大剂真武汤，照古法加姜辛味，以温寒镇水止咳，再加吴萸以治呕，**石脂、蕲艾以固血**，一日二服。再用白术二两，生姜一两浓煎代茶，十余日痊愈。（易巨苏

治案）

原按：或曰"病在漏下，有形之血当用有形之药以补之，地黄芎归胶芍在所必需，何以先生舍而不用"？予曰："人身一小天地，天统地，阳包阴，此症气不统血，即阳不包阴之义也。且又见恶寒、咳喘、呕肿诸阴症，再用滋阴之药，阴云四布，水势滔天而死。唯温其阳气塞其漏，俾阳气充足得以磨化水谷，中焦取汁奉心，化赤成血，此即补火致水之义，道理最精，今人不讲久矣。"

■ 尿血案 南海洲村李香泉，壬辰六月，其妻患小便不利，每小便后若有物阻塞，刺痛异常，腰痛，目眩。同村老医主用猪苓、木通、滑石等利水之药，痛愈甚，且增出小便血一症。又变利水为凉血，如生地、桃仁、红花、牛膝等，出入加减，连服数日。向之目眩者，转而为昏不知人，便血者转而吐血矣。来省延予往诊。

予曰："膀胱为水腑，肾为水脏，均主小便。但腰属肾部，腰痛小便不利宜责之肾，不宜责之膀胱。前医用利水药过多，伤其肾气，故增出诸种险症。"以大剂附子理中汤加**蕲艾、炮姜、石脂、五味子**，日三服，吐血便血皆止。再以真武汤加龙骨、牡蛎，小便如常，不复痛楚，眩晕亦止。计附子已一斤余矣。

癸巳七月，其母患伤寒少阳病，往来寒热，心胸满，喜呕，不能转侧，大便不通，口苦渴。又延予诊，以小柴胡一剂，大柴胡一剂，病已减去八九。适予有事出省，病复发，予再往诊，病已由少阳传阳明，潮热，腹满痛，汗出，微有谵语。初服小承气汤一剂，不差，再服大承气一剂而愈。村中人均以为神奇，因年老者用硝黄，年少者用姜附也。（易巨荪治案）

张按：此案扶阳治本用附子理中汤，止血治标用蕲艾、炮姜、石脂、五味子，选药精当。

■ **便血案**　新会谭国平，李受天孝廉表亲也。庚寅七月，患便血。每天便则血出如注，面色舌色皆白。精神疲倦，脉微，无胃。断为气不统血，以理中汤加蕲艾、石脂，嘱其守服。

唯求效太急，旋即更医。某医用血门通套之药，以黑止红，多用炭药，又夹入凉品，血即止。医家、病家栩栩然，以为得计也。曾不旋踵，头痛如刺，大暑天时着棉衣仍见冷，手足振动，日不能食，夜不能卧。胸中痞塞，若有石在其中，呻吟之声闻于邻近。复延前医，束手无策，嘱其办后事矣。

李受天老友念其戚谊，且属贫苦，强予为他调治。予与受天昆仲交好，不可推却。甫入病者之门，即嘱其以生姜磨糊煮熟烫头。随即拟白通汤、吴萸汤以救之，是日循服二汤，头痛乃减。再以理中汤加**炮姜**、**蕲艾**、鹿茸十余服收功。（易巨荪治案）

原按：此头痛为有阴无阳，如日沉海底，治之稍缓即死。张隐庵前辈论之最详。

■ **肠阻呕吐案** 常熟江某之母舅，年五十余岁，患呕吐症。初则食厚味始吐，越十余年，经治数十医，不但无效而反加剧。甚至每日所食之物，必至晚间吐出方可就寝，否则懊恼不得眠。江某引至沪某医院，用 X 光照之，谓大肠上口有疙瘩一枚，必须割去可愈，病人不从而罢。是晚宿于同益公号内，主人沈益甫力荐余。病人谓苏省名医皆已诊过，愈治愈甚，故不信中医。况医院谓若欲病愈，必须割去疙瘩，岂有中药能使消去者乎？唯有听死而已，决不再服中药。

沈益甫至余前详述病情，余曰："此为痰饮症，经予治愈者已属不少。"沈益甫即照予言述之，始允就诊。诊其脉右关尺沉弦，是痰饮无疑，即用控涎丹五分与附桂八味丸四钱并服之，是夜即不吐而安寐。次日诊其脉，弦象已去其大半。即遵《内经》"大毒治病，十去其六"之义，控涎丹不可再投矣。即用苓桂术甘汤加半夏、生姜汁服十剂，并服附桂八味丸二斤，使其命门火足，既可生土，又可化膀胱之气，则土健运而饮邪无容留之处。且膀胱之气化一足，则水气俱从小便而去，有何饮邪之患哉？从此十余年百药无效之沉疴，竟然药到病除，永不复发。（王雨三治案）

原按：药之对病，其奏效有如是之神速，岂不奇哉！而医院谓肠上有疙瘩，其可信乎？况瘦如枯柴，元气耗极之老人，何堪再受此重大痛苦，岂非荒谬之尤者耶！

张按：此症大肠上口肿瘤，西医谓若欲病愈，必须割去疙瘩，岂有中药能使消去者乎？唯有听死而已。王雨三却"经余治愈者，已属不少"，中医不比西医差。本案用附桂八味丸扶阳治本，用控涎丹峻攻治标。

■ 慢性肠粘连案　黄某，男，52岁，农民。患者去年因"胃穿孔"而行手术治疗，之后反复出现肠梗阻。每次梗阻，常规打吊针、禁食、减压等病情缓解。自感体质越来越差，肠梗阻次数越来越频繁，最多1个月之内梗阻3次，转治于中医。现症见胃胀满，隐隐作痛，喜温喜按，畏寒肢冷，疲乏无力，神懒困倦，不敢进食，少进一点不适食物，就引起胃脘胀痛，甚者发生肠梗阻。舌淡苔白滑，脉弦细无力。证属脾胃阳虚，中焦气滞。治宜温阳行气，方用六磨汤合四逆汤加减：沉香10g（后下），木香10g，枳实10g，乌药10g，槟榔10g，大黄10g，附子30g（先煎2小时），干姜30g，炙甘草10g，山药30g，红参10g，白术60g。3剂，水煎服，每天1剂。

服药1剂之后，腹胀显著减轻，大便正常，改为2天服1剂，服完之后，病减大半。原方有效，上方减去大黄，再服5剂，隔天服1剂。服药之后，未再发生梗阻，正常饮食，腹胀消失，大便每天1次。再服5剂，隔天服1剂。

后以附子理中丸巩固治疗。(傅文录治案)

原按:粘连性肠梗阻是外科最常见的一种手术并发症,随着患者多次复发肠梗阻,体质每况愈下,进入恶性循环之中。这与手术创伤及反复应用抗生素,患者体况消耗过大相关。今患者呈现一派阳虚阴盛、寒湿积滞之证。故此,依据"六腑以通为用"及标本兼治的原则,方用六磨汤行气通下、消胀通便,是为治标;同时用四逆汤扶阳温中,改善患者体质,则为治本。病情稳定之后,间隔服用药物,巩固疗效,防止反复,也是重要措施。

■ 胃胀案 胡某,女,33岁。素体脾肾阳虚,现胃胀难忍,呃逆上气,不思食,畏寒。面时烘热,发红。舌淡,脉沉细弱。此阴盛格阳之证,由胃寒太盛致使肾阳亏虚而格阳于外。此种病例时常可见,予通脉四逆汤治之,辅以**橘枳姜汤**利咽:附片70g(先煎),干姜100g,炮姜20g,炙甘草20g,吴萸20g,陈皮30g,枳实5g,生姜30g,葱头5个,白芷20g。2剂。

药后胃胀消失,戴阳证明显好转,继续调之。(曾辅民治案)

张按:此案在阳虚同时,兼见气逆而呃之症,故在四逆汤温阳基础上,再加理气降逆之橘枳姜汤,兼证不同,佐药有别。

■ 阴斑呕哕案 吴季履兄,庚午七月间得伤寒,初不知其病状,至半月后始延余治。诊其脉弦而紧,哕声越邻,舌苔灰黑,胸发紫斑，结硬而痛，脐旁动气，大便利水。询其何以至此，答云：初医说是伤寒，不效；又医说中暑，进香薷饮二剂，遂变至此。仍欲用化斑汤，未敢煎也。余曰：此阴斑也。因冷极于内，逼其阳于外，法在不治。幸神气未昏，手足未厥，初剂用四逆汤加**茯苓、半夏、吴萸，温里以治哕**，次日加人参以培阳。六剂斑散利止，唯呕哕胸结不开，仍用前剂，不加增减，半月后胸开痛止。方用白术理中，计用参斤许，附子斤许，两月方起床。贻害至今，遇病必须姜附。（郑素圃治案）

张按："斑为阳明热毒"，皮肤发斑强调病在肺胃，治以清热凉血，一般医家多从之。郑钦安则分为内证发斑和外证发斑，亦即阴斑、阳斑两纲，关键是"粗工不识，一见斑点，不察此中虚实，照三阳法治之，为害不浅"（《医法圆通·卷二》）。这一点，敬云樵在眉批中指明："斑发于阳，因外感而致，其证为阳，能治者多；唯斑发于阴，因内伤而致，其证为阴，能识者少。钦安指出两法，重在人所难识一面。"本例即是阴斑，初剂用四逆汤温阳治本，加茯苓、半夏、吴萸，温里治哕为标症而设。

■ **头痛案** 高某，女，36岁。反复头痛十余年，与经期呈相关性，但平时亦犯，精神紧张时多发。疼痛偏于两侧，头沉，连及太阳穴和目眶，上眼皮亦发沉。足凉，渴喜热饮，时有胃痛（十二指肠球部溃疡5年）。舌淡赤胖润，脉缓弦。辨为脾肾阳气不足，湿气偏盛，上犯清阳之处。治以扶阳利湿，附子理中汤加味：附子15g，炮姜15g，党参15g，苍术15g，砂仁15g，石决明30g，川芎15g，茯苓30g，炙甘草15g，生姜10片。

3剂后头痛消失，迄未复发。（张存悌治案）

原按：此案除主症头痛外，见有足凉、渴喜热饮、胃痛等症，皆显阳气不足之象，因而径予附子理中汤，"治之但扶其真元"，十余年头痛竟然3剂取效，确显扶元治病的威力。石决明、川芎为治头痛标药。

■ 结核性脑膜炎案　李某，1岁零3个月。患结核性脑膜炎住某医院儿科，因病情危重，入院时即下病危通知，邀李氏会诊。

泄泻月余不止，日2～4次，色绿黄，蛋花状。1周来高热，体温39℃以上，出冷汗，口鼻气冷，沉睡露睛，双目凹陷，瞳左大右小，手足瘈疭，微咳作呕，时吐清涎，呕时爪甲面目俱青，颈项强直，四肢厥冷。舌质淡苔薄白，脉虚数，指纹青紫，射至气关以上。此脾肾阳虚，阴寒至极，元气无根，孤阳外越，脾虚则风木乘之，发为痉厥。法当温补脾肾，回阳救逆，佐以息风定痉。方用：川附片15g（开水先煎透），小白附子9g（开水先煎1小时），吉林红参6g（另煎兑服），白术9g，化橘红4.5g，法半夏6g，朱茯神12g，磁石15g，明天麻9g，全蝎4枚，甘草

4.5g，生姜汁 1 小酒杯（分次兑服）。

连服 3 剂，体温降至 37.8℃，指纹退至气关以下，色转淡红，舌质淡，苔薄白润，脉虚细，咳呕泻均减。仍沉睡，咽中痰声，手足瘛疭。病有转机，守前方加减续治：川附片 15g（开水先煎透），小白附子 9g（开水先煎 1 小时），干姜 6g，吉林红参 6g（另煎兑服），化橘红 6g，京半夏 6g，制南星 3g，石菖蒲 4.5g，炙远志 6g，郁金 4.5g，甘草 3g，八宝盐蛇散 1 瓶（分次调入药汤服）。

连服 3 剂，脉静身凉，饮食略进，咳呕泻均止。唯身体羸弱，神志呆钝，惊惕，口唇手足颤动，有时头摇。此正元未复，余风未净，清窍不利之故。方用：明天麻、石菖蒲、炙远志、上琥珀各 15g，碾为末，每日 6g。用猪脊髓 30g，蒸熟和药粉 3 次服，服完痉厥一直未作。（李继昌治案）

张按：此案用六君子汤加附子同时，另加小白附子、天麻、全蝎以息风定痉；石菖蒲、远志、郁金以醒脑开窍；制南星化痰。均属对症治标，唯四逆汤乃是扶阳治本。

■ **眩晕不寐案**　温先生，45 岁。患心脏病年余，屡医罔效。某日突然昏倒，1959 年夏延诊。是时常眩晕，心惊跳，头扯痛，腹胀，胸闷，难寐，睡后远处之轻微声音亦常令惊醒。脉来不调，两尺无力。此心肾两亏也，盖心主神，乃神之中枢；肾藏精，为精之府库。劳神者必伤其心，劳精者必损其肾。日即处理店务不辍，夕复从事酬酢不绝，日耗其精神而不节，其不至于心肾两亏者几希！头为诸阳之会，肾阴不足养肝而阳亢，是以晕眩频作，扯痛不休也；心力即弱，神失控制，惊悸便至；心肾不交，失眠随之。乃投以四逆汤壮心回阳，**加天麻、远志、枣仁止眩安寝**，3帖后眩止心宁，再服真武30余帖而愈。（谭述渠治案）

张按：本案失眠乃由心肾两亏引起，用四逆汤壮心回阳，另加天麻、远志、枣仁止眩安寝，药精效捷，确是高手。

■ **失眠案**　裴某，女，66岁。失眠20年，肌肉多硬块，酸痛发沉，无汗，畏冷，身痒，便烂，尿黄，足凉，纳可。舌淡胖润有痕，左浮滑寸旺，右滑数寸弱。由肌肉酸痛、足凉畏冷来看，当系寒邪滞表，素体阳虚。先予太少两解，麻黄附子细辛汤主之：麻黄10g，细辛10g，附子25g，桂枝30g，茯神40g，枣仁60g，龙齿45g，磁石45g，肉桂10g，黑芥穗15g，生半夏25g，砂仁20g，炮姜25g，麦芽30g，红参10g，炙甘草30g。7剂。

复诊：汗出，身体舒服，足凉减轻，守方调理。3个月后，告睡眠已正常。（张存悌治案）

原按：此案虽以失眠求治，但一切局部病变皆由整体失调衍生。今患者身体肌肉酸痛，瘙痒，明是表寒；舌淡胖润有痕，足凉，畏冷，提示阳虚。合而观之，是阳虚夹表。这个整体失调的局面若不先予调整，局部症状难以驱除。因此，选用麻黄附子细辛汤为基础，太少两解。服药后果然汗出，身体舒服，整体失调得以改善。再合用安神之品如茯神、枣仁、龙齿等治标，20 年失眠之顽症，服药 3 个月后睡眠能正常，已属不易。

■ 感冒痰多案　王某，女，51 岁。恶寒，流涕，咳嗽痰多，神倦欲寐。当日气温 31℃，尚穿两件衣服加背心，脉沉细微弱，舌淡痕显。已病 1 周，经输液抗炎治疗，热虽退，仍恶寒，咳剧，痰多，胸闷，身痛不减。此太少合病，**予以太少两解，加豁痰之剂**：麻黄 15g，附子 100g（先煎），北细辛 15g，干姜 30g，五味子 15g，苍术 30g，炙甘草 30g。3 剂。

药后恶寒、倦怠欲寐消失，咳嗽明显好转，唯痰多，神气未复，咳声不扬，痰减，舌淡，脉仍沉细。用温化之法治之：生姜 60g（去皮），附子 70g（先煎），法半夏 20g，茯苓 20g，干姜 15g，五味子 15g，北细辛 15g。3 剂。

药后神复，气爽，痰已极少，偶感咽痒而咳，尚背冷腰酸，予以半夏散合薏苡附子散治之（曾辅民治案）。

张按：此例感冒属太少合病，主用麻黄附子细辛汤。因尚有痰湿壅盛兼症，故另加豁痰之剂：干姜、半夏、五味子、茯苓温化痰饮，亦属仲景定例。

■ 阳痿案　韩某，男，32 岁。性功能减退已 5 年，手足发凉，犯困，汗出较多，乏力，纳可，舌淡胖润，脉左滑软，右弦滑略浮寸弱。辨为肾阳亏损，湿气偏盛。治以补肾壮阳，拟真武汤加味：附子 30g，茯苓 30g，白术 30g，白芍 20g，桂枝 20g，**仙茅 30g，淫羊藿 30g，阳起石 30g，韭菜子 20g**，肉桂 10g，炙甘草 10g，生姜 10 片，大枣 10 个。7 剂。

复诊：性功能明显增强，精神增旺，告称各方面都见效。因系外地人，要求再开 20 剂，以求多服一段时间。遂于前方减去白芍、桂枝、肉桂，加入枸杞子 30g，细辛 5g，携药而归。（张存悌治案）

原按：本案以真武汤扶阳治本，以仙茅、淫羊藿、阳起石、韭菜籽壮阳治标，标本兼顾。

■ 泄泻案　浏阳李某之母，年六十，先因感冒风寒，杂治不愈，已而大便泄泻，日十余行，腹胀痛。医者不察，概以行气消胀之品图治，益剧。

延余过诊，脉之微缓，舌苔白，口中和，饮食不美，困顿不能行。其子甚忧其不起。余曰：此中气下陷，可保无虞。为疏补中益气汤，方中当归用土炒，外加补骨脂、益智仁，三剂而瘥。（萧琢如治案）

张按：本案用补中益气汤治中气下陷之本，加补骨脂、益智仁温固治泄泻之标。

■ **小儿多动症案** 某小儿，眼扯嘴歪，二三分钟扯一次，面容青白而暗，手足冰凉，鼻孔煽动。予附子理中丸，温开水化服，其后延至五六分钟一次，十来分钟一次。再后，一小时抽掣二三次，逐渐减轻，手足稍温。改以附子理中汤加砂仁、半夏、琥珀治之，连服8剂痊愈。此后用本方治愈慢惊风患儿数十人。（唐步祺治案）

张按：本案小儿惊风，郑钦安认为："因内伤而致者，或饮食伤中，或大吐后，或大泻后，或久病后，可偶受外邪，发散太过，或偶停滞，消导克伐太过，积之既久，元气日微，虚极而生抽掣，诸书称慢脾风者是也。其人定见面白唇青，饮食减少，人困无神，口冷气微，或溏泻日三五次，或下半日微热，微汗，抽掣时生。此是元气虚极，神无定主，支持失权，由内而出之候。只有扶元一法，如附子理中加砂、半，回阳饮加砂、半。昧者不知此理，一见抽掣，便称惊风。若妄以祛风之品施之，是速其亡也。"唐氏本案即遵郑氏之理，而用郑氏之方，加琥珀是为治标。

■ **牛皮癣案** 王某，女，32岁。2015年6月14日初诊。患牛皮癣多年，10年前吃海鲜过敏后出现皮肤红痒，后逐渐发展，用药治疗后消失。3个月前全身皮损增厚粗糙，连成大片，简直"体无完肤"，色红起屑，无汗，纳寐尚可，腹凉，二便正常，舌胖润滑，脉沉弱。素体阳虚，风寒久伏，麻黄附子细辛汤加味治之：麻黄15g，细辛10g，附子45g，黑芥穗15g，防风10g，乌蛇30g，徐长卿30g，蝉衣10g，土茯苓30g，砂仁15g，炮姜30g，炙甘草30g，川牛膝25g，姜枣引。15剂，水煎服，每日1剂。

6月29日二诊：皮损略见缩减，余无改善。调方：麻黄20g，细辛10g，附子60g，芥穗炭15g，防风10g，乌蛇30g，徐长卿30g，蝉衣10g，土茯苓30g，砂仁15g，炮姜30g，炙甘草30g，川牛膝25g，白芷10g，狼毒5g，白鲜皮30g，生姜20g，大枣10枚。15剂，水煎服，每日1剂。

7月15日：前胸后背皮损明显缩减、变薄，已可见到斑驳的正常皮肤，四肢仍无明显改善。调方：麻黄增至30g，土茯苓增至45g，白鲜皮增至40g，生姜增至30g，加桂枝30g。15剂。

7月30日：全身皮损明显好转，已能见正常皮肤。去狼毒，附子增至75g，白鲜皮增至60g，加当归15g。30剂。

8月30日：皮损大部分消失，仍无汗。调方：麻黄40g，细辛10g，附子90g，黑芥穗15g，防风10g，乌蛇30g，徐长卿30g，蝉衣10g，土茯苓30g，砂仁15g，炮姜30g，炙甘草30g，川牛膝25g，白鲜皮25g，桃仁15g，红花10g，生姜30g，大枣

10枚。

随症调方至2016年6月，将汤药做成蜜丸口服，至今未发。（张存悌治案）

张按：牛皮癣属顽固性皮肤病，"外科不治癣，治癣丢了脸"，习惯上多从风燥、湿热、血虚等治疗，疗效不确。今从全身着眼，认定素体阳虚，风寒久伏，以麻黄附子细辛汤加味治之。麻黄、附子逐渐加量，终于愈此痼疾。其中黑芥穗、乌蛇、蝉衣、白鲜皮等乃为标症而投。

■ **牛皮癣案**　曹某，男，34岁。全身大面积皮肤泛红，粗糙增厚，脱屑，瘙痒，汗少，怕凉。舌淡胖润，脉沉。处方：麻黄10g，细辛10g，附子30g，乌蛇40g，荆芥炭15g，防风10g，徐长卿30g，皂角刺15g，茯苓30g，炙甘草30g，姜枣为引。7剂，水煎服。

服上方后，无明显改善，加狼毒3g，7剂。

服药后皮损减轻，瘙痒减轻，仍无汗，上方去狼毒续服半个月后，复诊时皮损明显好转，活动后略有汗出，已无脱屑，上方又续服半月，诸症消失。（张存悌治案）

张按：患者皮损伴见畏寒、少汗，故投麻辛附子汤解太阳表邪，温少阴之阳，调整全身状态；另加皮肤病专药如乌蛇、徐长卿、芥穗炭等治标，合为标本兼顾，顽疾得愈。

三、温清温下合用式

所谓温清合用式，即温阳法与清热法合用，用于寒热兼见的复杂病证。温阳以治寒，清凉以治热，温清合用共奏温阳清热之功。由于温下法原则上亦属于温清合用法，故在本节合并讨论。《伤寒论》中附子泻心汤主治"心下痞，而复恶寒汗出者"，《金匮要略》中薏苡附子败酱散治疗肠痈，均为以温阳与清热药合用之例。之所以如此"寒热互用，是因其错杂，而用药亦错杂也"（《医理真传·卷一》）。

祝味菊先生赏用本法："附子、石膏同用，一以扶阳，一以制炎……此复方之妙也。""羚羊治脑，附子强心，阳气虚而有脑症状者最宜。"姜春华认为，许多慢性疑难杂病，特别是许多慢性炎症用常法清热解毒不效，原因即在于久病体虚而湿热火毒病邪不解。他从乌梅丸、薏苡附子败酱散诸方中得到启发，打破常规，温清并用，补泻兼施，体病同治。如他治白塞病，用附子配党参、黄芪、甘草、淫羊藿、黄连、黄芩、丹皮、蒲公英、半枝莲而效，即其范例。

张琪先生温清并用治疗尿路感染，以薏苡附子败酱散加白花蛇舌草30g，甘草15g；也用来移治慢性前列腺炎，均提供了宝贵经验。

本法主要有两种方式：其一，扶阳方与寒凉方同用；其二，用方即寒热同用，如薏苡附子败酱散、附子泻心汤等。

1. 理中汤合承气汤

■ 腹痛案　邓某，夜半迎诊，谓其子腹痛，腹泻，日夜无度，食不能入口已两星期。近地诸医皆束手，奄奄待毙，请朱氏星夜临诊。脉六部沉细而数，但按之有力，冷汗淋漓如雨，四肢逆冷如冰，声音低小，腹痛剧烈，按之更甚，泻后痛减。病由元宵日食粉团后，遂至痛泻交加。朱氏沉思良久，非导滞推荡不可；而其脉之沉细，四肢逆冷，汗出如雨，非补中扶阳莫能奏效。遂以见症论治，拟用附子理中汤合大承气汤治之：人参 6g，野白术 15g，干姜 9g，附子 18，大黄 15g，厚朴 9g，枳实 6g，芒硝 9g，炙甘草 9g。

晨饭后服完 1 剂，大便连泻 2 次，痛遂减少，汗亦旋止；继用附子理中汤加香砂少许，诸症霍然。（朱卓夫治案）

原按：腹痛拒按，泻后痛减，按脉有力，显然食积之象；然六脉沉细，冷汗如雨，四肢逆冷，声音低小，又是一派阳虚之征。如何处置？难怪朱氏沉思良久。有是证用是药，既现复合证候，自当用复合之剂，故以附子理中汤合大承气汤治之，病竟霍然。

■ 腹痛案　长沙刘君之少君，年甫五岁，平日喜食糖点，久而成积，初之不觉，已而间作腹痛，所下之粪杂有白脓，犹谓偶然小恙，未曾医治。继乃渐剧，日常数次。

诊之，脉弦缓，舌苔淡白。因其赋禀薄弱，不敢径施下剂，乃变通用理中汤加大黄服之。不应，遂以理中合小承气二帖，下黑粪甚多而愈。(萧琢如治案)

张按：郑钦安谈到阴阳两纲时，提到实证如饮食、气滞、血瘀、痰湿等。"各部肿与痛而不喜手按者，或发热，或不发热，恶寒喜热，舌黄，便赤，脉息有神，乃为气血壅滞，皆有余之候，宜活血、行气、清凉之品"，当按实证处理，不可一律扶阳，否则犯"实者实之"之戒。

前贤曾谓："善用将军药（大黄），为医家第一能事。"(《经历杂论》) 令我十分在意大黄的应用，既会用附子，又会用大黄，方是医林高手。

■ 泄泻案 张某，男，60岁。患者系黑龙江省一个表弟，电话求治。泄泻已经半年，日四五次，甚则如稀水，畏冷，汗多，疲乏，口酸。嘱用附子理中汤加味 7 剂未效，知其有异，电话里反复询问，知其尚感明显腹痛。揣摩腹痛或有积滞作祟，似属虚寒夹滞，改予附子理中汤合小承气汤攻补兼施。

拟方如下：附子60g（先煎 1 小时），炮姜20g，红参10g，五灵脂10g，细辛5g，肉桂10g，茯苓30g，枳实10g，川朴

10g，炙甘草15g，大黄10g（单包，后下），生姜10g，大枣10个。3剂。

按法煎之，腹痛已止，且大便已成形。唯感腹胀，食后明显。前方调整，去掉大黄，另加干姜15g，生麦芽30g，再服。（张存悌治案）

原按：本案即受上面萧琢如治案启发，仿照而效。古人说"读医不如读案"，信然。

2. 理中汤合大黄附子汤

■ 胆囊炎案　李某，女，24岁。右上腹反复疼痛2天，伴恶心欲呕。巩膜无黄染，右上腹压痛（＋），墨菲征（－），B超检查肝、胆、脾、胰、泌尿系及子宫附件无异常。外科考虑急性胆囊炎，拟收住院观察治疗，患者转中医治疗。

刻诊：痛苦病容，右上腹疼痛而腰背不能伸直，面色苍白，畏寒肢冷，纳呆，大便已三日未解。苔白厚微腻，舌面罩黄，脉弦紧。证系寒邪内阻，阳气被遏，气机壅滞。当以温里散寒，理气止痛，佐以通腑为治。用理中汤合大黄附子汤加味：炮姜15g，党参10g，制附子30g（先煎），桂枝30g，吴茱萸15g，姜半夏20g，白芍30g，山楂30g，生大黄10g，炙甘草10g，生姜20g，大枣5枚。3剂，每日1剂，水煎服。

二诊：当日服1剂，即痛定便通；3剂服完，诸症全消，已

无所苦，宛如平人。为慎重起见，疏桂附理中加山楂、麦谷芽及苍白术 3 剂以善后。（余天泰治案）

原按：本例腹痛西医诊断不甚明确，诊断不明则治之茫然，故患者弃西选中。寒为阴邪，既易伤耗阳气，亦易壅遏阳气，气机壅滞不通，不通则痛。根据症状、舌脉辨析，确认系寒邪内阻阳气被遏，气机壅滞。其苔见罩黄，此非热象，乃寒极似热，腹气不通之故。临证紧扣寒邪之主要矛盾，重用温里散寒，阳气伸展振奋，气机顺畅，通则不痛矣。可见在急症方面，中医有其长处而大显身手。

3. 理中汤合四逆散

■ *脾虚抑郁证案*　黄翁静丞，古稀之年，向称清健。讵料客秋以家庭之故抑郁不适，循至肌肉黄瘦，精神萎靡，杂治无效，病反增，迎余往治。诊脉沉迟无力，舌白润滑。身不热，口不渴，饮食无味，面色萎黄暗淡，胸膈痞闷，时有噫气，大便溏薄。此病起于忧郁，忧思则伤脾，气郁则伤肝，肝旺乘土，土弱则影响运化，气血失滋，身体遂弱而呈萎黄之象矣。治之之法，以平肝补脾为宜，处以理中汤、四逆散合剂：党参五钱，白术四钱，干姜、甘草各二钱，柴胡、枳壳、赤芍各三钱，加山药四钱，香附二钱，暂服 10 剂。

再诊，精神转佳，胸痞噫气均减。既已切中病机，守服原

方，营养兼进。一月后心畅气舒，肌腴神旺，矍铄胜于往昔，遂停药。(赵守真治案)

张按：本证气郁伤肝，肝旺乘脾，脾弱影响运化，身体遂弱。补脾处予理中汤，舒肝处以四逆散，补脾舒肝合于一方，别开生面。

4. 温脾汤

■ **腹痛案**　书店徒某，因冒风远行患寒疾，医治少瘳。一日变脐腹绞痛，呼号震屋瓦，手摩米熨，不为少减。冷汗不止，手足痹软，大小便俱不通畅。舌苔厚白而暗，脉之沉紧，即呼主人告之曰："此寒积也，非寻常药饵所能治，今虽有妙方，恐不见信，若令他医见之，必妄加罪名，奈何？"主人曰："但求先生主一方，无论何药即当照服，亦断不令他医阅也。"

余曰："吾非如走江湖一流人，无端张大其辞以骇病家，且或借以希图重谢，不过以药方为世俗所罕见，庸陋医士必诧为杂乱无章，病家不察，疑信参半，必不敢如法守服，或减轻分量，仅与少许则药不敌病，自然无效。届时群疑众谤，因之蜂起，肺腑非能言之物，谁与辩白？今主人既表示决心，可命纸笔立方。"即疏温脾汤与之，令其连服二帖。阅二日，病者踵门谢道，并求善后方，与理中加附子而痊。(萧琢如治案)

张按：本案脐腹绞痛，呼号震瓦，大小便俱不通畅，是为寒积所致，温脾汤乃的对之方，本方亦是附子大黄同用。

■ 痛经案　福建闽侯陈君洁如之内政，每月事将行时，必腹中痛，大便下白脓。诊之，脉弦迟。曰：此内有积寒，当以温药下之，疏方用温脾汤。后陈君云：时期已过即愈，前方尚未进服。余心知其疑畏也，笑而额之。

嗣于数月后又延诊，云旧病曾请某医举方，屡治未效。余曰：方犹前也，毋庸疑阻。嘱以一剂不应，必连二剂或三剂。不料其内政仍心怀疑畏，每日止进一杯。越二日，又延诊。余曰：药虽对症，日服一杯，药不敌病，乌能有效？自后务必连服数杯，药乃接续有力，以大便下尽黑粪或白脓为度。始照法服之，下黑粪甚多而愈。以后月事如常，旧恙不复作矣。（萧琢如治案）

张按：痛经而见腹痛很正常，但是大便下白脓则不正常，萧氏断为内有积寒，当以温药下之，果然"下黑粪甚多而愈"。

■ 胁痛案　黄某，男，60岁，农民。1971年3月17日就诊。素有右胁痛病史，3月份开始出现胃纳呆，身疼痛，大便干结。现症见下午突然出现右胁下剧痛，牵及右肩背，大汗淋漓，面色苍白，呻吟不已，大便3天未排，家人抬来就诊。舌苔厚腻有津、质青尖红，脉沉紧。证属里寒积滞夹热，治宜温脾祛寒通滞，方用温脾汤加减。药用：附片45g（先煎），干姜15g，党参

30g，大黄 8g，黄芩 8g，莱菔子 15g，木香 10g，元胡 15g，川楝子 15g，甘草 3g。

复诊：服上方后，即排出硬结黑色大便，疼痛逐渐缓解。后以四逆散合参苓白术散而收功。（彭泉治案，《著名中医学家吴佩衡诞辰一百周年纪念专集》）

原按：素有胁痛病史，突然发作，呈一派阴寒之象。大便闭结，为其病情能否缓解之关键。方选温脾汤化裁，温下寒闭，加以通下活血清热之品，以助温通之品发挥作用，同时又可防止温阳助热。一剂而寒闭通，便结下，症状迅速解除。后期则以疏肝健脾调养。

■ **便秘案**　张某，男，32 岁。便秘年余。初起大便难解，二三日一行，干结不爽。头昏食少，脘腹痞闷不适，时常嗳气上逆。医者以为阴虚肠燥，胃腑有热，治以清热苦寒、滋润通下之剂。每服 1 剂，大便通泻 1 次，其后又复秘结如故，脘腹痞闷终不见减。如此往复数月之久，愈见便秘，甚者六七日一行。口苦咽干，纳呆食减，体瘦面黄，精神倦怠。脉沉迟而弱，舌苔厚腻，色黄少津，口气微臭，思饮不多。如此并非肠胃燥热之证，乃是气虚便秘。长期服用苦寒通下之品，脾肾之阳受戕，脾气虚弱，无力运化，肾气不足，难以化气生津，气机壅滞，胃肠传化失司，遂成便秘。当以温下之法，务使枢机运转，腑气自能通达。方用温脾汤加味：附片45g，干姜12g，大黄9g（后下），党参15g，厚朴9g，杏仁9g（捣），甘草6g。

煎服1次，腹中肠鸣，气窜胸胁，自觉欲转矢气而不得。再服2次，则矢气频作，便意迫肛，旋即解出大便许多，黑硬结如栗，其臭无比，顿觉腹中舒缓，如释重负，呕哕已不再作。连服2剂后，大便隔日可解，口苦咽干已愈，食思转佳，腹中痞胀消去；厚腻黄苔已退，呈现薄白润苔，脉仍沉缓。遂照原方加肉桂9g增其温化运转之力。连服4剂后，大便通调如常，精神、饮食明显好转，面色呈润泽。（吴佩衡治案）

张按：此案便秘年余，干结不爽，口苦咽干，似乎燥热之象，难怪"医者以为阴虚肠燥，胃腑有热，治以清热苦寒、滋润通下之剂"。然而每服1剂，虽然便泻，其后又复秘结如故，"如此往复数月之久，愈见便秘"，可知辨治有误。吴氏从思饮不多、精神倦怠、脉沉迟而弱着眼，认为长期服用苦寒，脾肾之阳受戕，无力运化，传化失司，遂成便秘，"乃是气虚之便秘"。当以温下之法，使枢机运转，腑气通达，方用温脾汤，连服4剂，大便通调如常，确显功力。另加厚朴降气，杏仁润导，皆为的当之药。

5. 大黄附子汤

　■ 便秘案　李某，女，54岁。大便秘结，伴口干口苦，烦躁失眠，神疲乏力1年余，加重3个月。舌红有裂纹，苔薄黄，脉沉迟。FPG9.8mmol/L，HPG15.6mmol/L。

患者患高脂血症、脂肪肝、胆石症多年。1993年因口渴多饮、神疲乏力，查FPG11.8mmol/L，诊为2型糖尿病，用二甲双胍等治疗，血糖控制尚可。1996年来，出现大便秘结伴烦躁失眠，口干口苦，神疲乏力，并逐渐加重。初期用生大黄或番泻叶泡服有效，近3个月来虽加大用量，加服牛黄解毒片，但致使腹痛作泻，停药则便秘如故。拟大黄附子汤去细辛：附子100g（另包，先煎），生大黄10g。2剂。

当晚服药1次，第二天早上大便畅泻1次，量特多；下午又泻1次，量少。其后大便一日1次，成条。FPG7.5mmol/L。（李旋珠治案）

原按：一诊时大便秘结，伴口干口苦、舌红有裂、苔薄黄等一派阴虚内热之象，但其脉不数反迟，联系其长期服用生大黄、番泻叶等药苦寒泻下，阳气必然受损。虚火上升，则口干口苦；寒实内结则便秘。故重用附子温阳散寒，辅以少量大黄泻下通便。药后诸症若失，感悟《本草汇言》"诸真阳不足，虚火上升，咽喉不利，饮食不入，服寒药愈甚者，附子乃命门主药，能入其窟穴而招之，引火归原，则浮游之火自熄矣"之说，诚可信也。

大黄附子汤的临床运用要点：

适应证：阴结或各种疾病的某一阶段伴有阴结者。无论任何疾病，只有原发或继发阴结便秘时，才考虑运用大黄附子汤。常用剂量：生大黄10g，附子10～30g，细辛6～10g。

煎服法：附子用10g或10g以下时，宜诸药齐下，冷水煎，煮沸后20分钟左右即可；附子用10g以上时，宜先煎附子2～3小时，再下其他药物煎10～20分钟即可。温服，视第一次服药后的大便情况，每日服2～3次，或将大黄减为3～6g。

不良反应：服第1剂时，多数患者大便次数较多，个别患者可达7～8次/日，并感轻微腹痛；继而大便次数减少，乃至正常。

■ **便秘案** 谢某，男，71岁。2003年4月26日初诊。习惯性便秘多年，大便4～5日1次，每次必用果导片或牛黄解毒片、银翘解毒片，大便溏而不爽。双下肢反复浮肿，肌肉刺痛，皮肤瘙痒，满口牙齿松动，口腔灼热、微痛，口淡1年余。舌暗红，苔黄白相兼而燥，脉沉而结。拟大黄附子汤加味：大黄、附子、细辛各10g，生白术60g，益母草60g。3剂。

服上方后大便每日1次，自谓多年没有像这样正常过，浮肿也明显消退。现以牙齿松动、灼热、微痛为苦，舌暗红，苔薄黄，脉弦有力。拟小柴胡汤加白术60g，益母草30g，怀牛膝、牛蒡子、桔梗、僵蚕、露蜂房各10g。3剂。

三诊：大便未解6天，下肢和面部浮肿3天，血压升高1

天，舌脉同前。昨日服牛黄解毒片 7 片，银翘解毒散 2 包，得大便 1 次，量少不畅。自服中药以来，血压一直正常，今日上午上升至 160/90mmHg。拟一诊方 3 剂。

此后守大黄附子汤加减，先后 7 诊，至 6 月 27 日，诸症若失，BP130/80mmHg，FPG6.3mmol/L。（李旋珠治案）

原按：一诊时，患者大便秘结及牙齿松动、灼热、微痛等症，颇似阳结。但患者口淡而不渴，再根据其长期服用寒凉药，必然阳气受损，故以大黄附子汤温阳通便，加大剂量白术缓下通便，益母草利水退肿、祛瘀生新。二诊本应效不更方，却惑于牙齿松动、灼热、微痛等浮游之火，改用小柴胡汤加味，致使诸症反复。三诊吸取正反两方面的经验教训，守服大黄附子汤加减获效。

■ 肠梗阻案　某女，35 岁。昨日下午气候炎热，食冰棒 1 根并饮凉开水一大口缸。约 1 小时后即腹部胀痛，晚间加重，绞痛难忍。自服保济丸无效，满床翻滚，伴恶心、呕吐。次晨急送某医院，诊断为粘连性肠梗阻。经胃肠减压、解痉止痛等治疗，症状无明显缓解而收住院，因有小孩无人照管，不愿住院而请顾氏诊治。

刻诊：患者躺在沙发上，手捂下腹，下肢弯蜷，大声呼痛，面色苍白。按之腹部鼓胀，绞痛以脐周为甚，按之痛增，大汗淋漓。脉沉伏而迟，关尺尤弱，舌青而晦，苔白腻。诊为寒湿相搏，腑气不通。当温里散寒，行气通结。以吴茱萸汤加减治之：吴茱萸 6g，生姜 30g，肉桂 12g，台乌药 15g，香附 12g，枳壳 10g，甘草 6g。

服 1 剂后，腹痛稍缓，其他症状未减，腹部仍鼓胀，绞痛时作，畏寒，手足冷，未大便。脉仍沉迟，舌淡晦、苔白腻。此属里寒而中阳虚不达四末，至肠道气机枢转不利。当温中驱寒，行气通腑。以大黄附子汤加味：附子 60g（先煎 3 小时），酒制大黄 10g（泡水兑入），吴茱萸 6g，肉桂 12g，台乌药 15g，枳实 10g，木香 8g（后下），生姜 30g。

煎好后顿服，约半小时后腹痛缓解，矢气连连，解出大量硬结团块样大便，腹胀渐除。继以四逆汤合理中汤加减 2 剂，诸症悉除，3 日后康复上班。（顾树华治案）

张按：患者平素胃肠功能较弱，食冰饮冷而中宫受损，寒重湿盛。初诊仅温里散寒，行气通结，扶阳及通结之力皆嫌不足。二诊果断以大黄附子汤加味，加大驱寒通腑之力，药峻量重，一剂而效，颇显吴门风格。

■ **乳蛾案** 某年初夕，先生与诸友、门生正进年夜饭。忽然抬来一人，高热咽痛，咽中乳蛾焮肿且白腐而烂，口不能言，已三四日未进饮食，病情严重，服药均不见效。先生诊脉之后，即

处大剂大黄附子汤与之。次日泻下十余次，热减痹开且进饮食，足见其方之神效。（范文甫治案）

原按：乳蛾起病急骤，畏寒壮热，咽喉肿痛，甚则溃烂。一般治法多用清热解毒，滋阴凉血。先生认为，本病不尽属火，而以寒包火者居多，创用大黄附子汤治疗，并自诩为"家方"：生大黄9g，淡附子3g（先煎），细辛0.9g，玄明粉9g，姜半夏9g，生甘草3g。"举凡乳蛾，其舌苔白，舌质微红，及有其他寒包火征象者，皆可用之。""寒邪外束，非辛温不散，清凉之剂安可祛之？而阳明郁热，非硝、黄不泻，仅解毒之品难以荡涤。若用家方，常一服而热解，二服而肿痛皆愈矣。"

■ **化脓性扁桃腺炎案**　陈某，男，26岁。咽痛5天，咽干、咽痛伴红肿。西医诊断为化脓性扁桃腺炎，经治疗乏效。二便正常，舌淡白边齿痕，白润苔，脉细数。处方：附子70g（先煎），细辛15g，生大黄5g（开水泡5分钟，兑入药汁），薏苡仁30g，赤芍10g，乳香8g（去油）。3剂。

大便变稀溏后停用生大黄。服药1剂痛止，便稀；3剂后病愈。（曾辅民治案）

张按：此例急性扁桃腺炎似属实热之证，但患者舌淡白、边有齿痕、脉细数，曾氏判为阳虚寒结局部化热，处以薏苡附子散，扶阳散结缓急；合用大黄附子汤，含温下之意。

6. 薏苡附子败酱散

■ *肠痈案*　张某，男，23岁。由饮食不节而诱发腹痛，发热呕吐，继则腹痛转入右下腹，经西医诊断为急性化脓性阑尾炎。先后用抗生素等药物治疗，疼痛持续不解，发热呕吐。建议手术治疗，但因家属不愿而求诊于周氏。

症见面色青黑，神采困惫，右少腹持续疼痛、阵发性加剧，畏寒发热；剧痛时四肢冰冷，右少腹有明显压痛、反跳痛及肌紧张，包块如掌大。舌黄有津，脉滑数。此属寒湿热郁结，治宜温阳祛湿清热：薏苡仁90g，炮附子30g（先煎），败酱草30g，浓煎频服。

服后疼痛大减，呕吐止，4剂后体温正常，但余留右少腹下包块不消。继以上方服20余剂，包块消失而愈。（周连三治案）

张按：周氏谓："肠痈是内痈，气血为毒邪壅塞不通所致。若气血畅通，痛无由生，而气血的运行依凭着阳气的鼓动。今阳郁湿盛，气血不能畅流，是其主要病机之一。"周氏并不全用温阳，强调辨证施治，据临床所见，初以发热、呕吐、腹痛为主，而其疼痛阵发，脚蜷屈时呈肢厥，舌多白腻，有津不渴。若转为慢性则多呈寒湿之象，他提出热可清、寒可温、湿宜燥的治疗原则，据证凭脉，灵活施治，多能取效。

肠痈之病血象多高，周氏谓："疾病的发展过程并非固定不变，今血象虽高而呈寒象，就应温阳散寒。仲景立温阳之法，热药治之收效。"总结 60 余年经验，用仲景薏苡附子败酱散治疗急慢性肠痈，辨其有寒湿证者屡见速效，附子用量在 30～45g，薏苡仁 90g，败酱草 30g。若腹痛甚，加白芍 30g，大剂频服，药少性猛，功专力宏。曾诊治数百例患者，每收捷效。

■ 慢性阑尾炎案　周某，男，37 岁。2018 年 11 月 3 日诊。阵发性腹痛两个月，呈窜痛，右下腹为甚。发作时欲排便，得便后痛减。不易出汗，畏寒，纳可，不乏力。既往 20 年有慢性阑尾炎病史。荨麻疹数年，遇冷则发。舌淡胖有痕，脉左沉滑尺弱，右滑软尺弱。此为腹内有痈脓，兼见太少两感局面，予薏苡附子败酱散合麻黄细辛附子汤加味：薏苡仁 50g，附子 30g，败酱草 20g，干姜 15g，大黄 10g，麻黄 10g，细辛 10g，生姜 10g，大枣 20g，炙甘草 15g。服药 10 剂。

2019 年 1 月 15 日复诊：感觉良好，腹痛等诸症皆减，荨麻疹未发，汗多。前方去麻黄、细辛，加桂尖 25g，白芍 25g。再服 10 剂后，腹痛消失，大便规律。（张存悌治案）

张按：慢性阑尾炎自当投以薏苡附子败酱散；荨麻疹遇冷则发，系营卫失和，故合麻黄细辛附子汤；腹痛欲便，便后痛减提示肠胃积滞，因加大黄。全方融开表通里、温中扶阳于一炉，所谓"杂合之病，须用杂合之药治之"（清代何梦谣语）。

■ 疖疮案　刘某，男，30岁，农民。2007年3月1日就诊。患者每年春季都会有全身疮疡发生，已有数年，今年复发已有月余。曾用中西药物治疗不能根除，此伏彼起。5年前曾求治本人治愈，现再次就治。症见前胸后背布满疮疡，大小不等，新旧不一，红肿热痛，头皮及项背也有多处大小疮疡。畏寒肢冷，双下肢尤甚。舌质淡体胖大，边有齿痕，脉沉细无力。证属阳虚外越，化毒生疮。治宜温阳解毒，方用薏苡附子败酱散合神效托里散加减：附子20g（先煎），生苡仁30g，败酱草30g，生黄芪30g，当归20g，炙甘草10g，银花30g，白芷10g，淫羊藿30g。3剂，水煎服，每天1剂。

服药后，疮疡红肿热痛减轻大半，未再复发新疮，原方再进6剂。药后全身疮疡已经消失，患者要求再服以防复发，又进6剂。1月后，因他事顺便告知，病未复发。（傅文录治案）

张按：察患者全身状况，一派阳虚寒凉之象。阳虚阴盛，逼阳外越，化热生毒长疮，此乃为假火，阴疮是也。故而扶阳抑阴治本，解毒消肿治标。阳气得补，下潜归肾，正气得复，阳热毒邪得以清解化消，看似矛盾，实则各行其道，相互为用。方用薏苡附子败酱散加白芷、淫羊藿以扶阳解毒消疮，神效托里散托毒生肌，二方合用，正气得补，浮阳下潜，热毒得化，故而病愈未再复发。对于一些慢性疮疡施以温阳解毒之法是行之有效的，本例即为证明。

■ 痤疮案1　郑某，男，20岁。面部痤疮，前额密布，面颊也多，大者如豆，硬而痛，洗脸则有脓血挤出，病已2年，手冷。舌淡痕显，脉沉细。处方：附子35g（先煎），薏苡仁30g，败酱草20g，皂角刺10g，白鲜皮30g，乌蛇20g，川乌30g（先煎），炮姜20g，徐长卿30g，黑豆30g，甲珠5g（冲），生黄芪30g。5剂。

药后好转，痘形减一半，形已不高突，精神好转，手仍冷，汗多肤现湿润，偶有新痘疮，舌脉同前，守方出入：附子35g（先煎），薏苡仁30g，川乌30g（先煎），乌蛇20g，败酱草20g，白鲜皮20g，皂角刺10g，冬瓜仁30g，徐长卿20g，生黄芪30g，黑豆30g，枳壳10g，生姜30g，白豆蔻20g，白芷20g。5剂。

药后痤疮好转变少，高突变低三分之一，色变淡，痘形已瘪扁；精神、食欲好转。仍肢冷有汗，肤湿润，加大温药之量观之。（曾辅民治案）

■ 痤疮案2　任某，女，19岁，大学生。上初中时即面生痤疮，多年经治，开始有点儿效，但过不几天效果就不行了。遍服中西药物加外敷，均无显效，甚为苦恼。现症见痤疮满脸，大小不一，此起彼伏，部分已有脓液形成，脚手湿冷，冬天更甚，喜食生冷食物，舌淡苔白滑，脉沉细略滑。证属寒湿阴盛，湿郁化热。治宜温阳解毒，方用薏苡附子败酱散加味：附子 20g（先煎 1 小时），败酱草 30g，薏苡仁 30g，白芷 10g。3 剂，水煎服，每天 1 剂。

服药之后，感觉很好，痤疮有好转趋势，且胃口觉得很好，手脚湿冷略改善。方药对症，再服 6 剂。

三诊：原有痤疮明显减轻，皮肤变化明显，化脓的痤疮均脓液自行排出，仔细观察面部痤疮已不明显。原方再服 6 剂。上方共服 1 月有余，面部痤疮基本消失，面部皮肤已光滑白润。随访半年有余，远期效果也较为满意。（傅文录治案）

张按：用药简练，疗效迅捷。

7. 茵陈四逆薏苡附子败酱散

■ **慢性肝炎案**　魏某，男，25 岁。患"肝炎"已半年余，右胁疼痛，双目白睛发黄，色晦暗，面色亦黄而带青色；大便时溏，小便短少，其色如茶；右胁肋下触之有硬块作痛。脉缓弱，舌苔白而厚腻，舌质边夹青色。此系里寒内盛，土湿木郁，肝木不得温升所致。法当温化寒湿，舒肝达木。拟茵陈四逆汤加味：附子 60g，干姜 30g，佛手 10g，败酱草 10g，薏苡仁 20g，川椒 3g（炒去汗），上肉桂 5g（研末，泡水兑入），茵陈 10g，甘草 5g。

3 剂后，脉象沉弱而带弦长，厚腻舌苔已退其半，舌已转红，小便色转清、较前长，胁下疼痛大有缓减。继上方加减主之：附子 100g，干姜 80g，青皮 10g，北细辛 10g，茵陈 15g，桂枝 30g，茯苓 30g，上肉桂 6g（研末，泡水兑入），甘草 6g，川椒 6g（炒去汗）。

4 剂后，胁痛、肝大已减去十之六七，脉转和缓，舌质红活，苔薄白而润，面、目黄色退净，小便清长，饮食如常。继服下方 8 剂，即告痊愈：附子 100g，干姜 40g，元胡 10g，茯苓 36g，广木香 5g，上肉桂 10g（研末，泡水兑入），北细辛 10g，甘草 10g。（吴佩衡治案）

张按：本例黄疸、胁痛，因其寒湿内盛，故予大剂四逆汤为主，合以薏苡附子败酱散。针对木郁，选用了川椒、青皮、北细辛、上肉桂、茵陈等味，剂量不大，主次分明。

■ 肝硬化腹水案　李某，男。1958 年 6 月 7 日初诊。患病已四月，住某医院诊为肝硬化，腹水鼓胀，病势垂危。眼睛发黄，小便日二三次、量少呈咖啡色，面黄黯，右胁下作痛厉害，微咳痰少，腰微痛。脉弦滑按之无力，左尺较沉弱，右尺几无；舌青紫，苔厚腻带黑色。此系肾虚阳弱，肝寒脾湿而致阴黄疸症，以四逆汤合薏苡附子败酱散加减：附子 100g，筠姜 40g，败酱草 20g，薏苡仁 30g，茵陈 20g，花椒 10g（炒黄），上肉桂 10g（研末，泡水兑入），茯苓 50g，法半夏 15g，生草 10g。4 剂。

二诊：腹水已消十之二三，眼睛仍黄，眼眶青色。脉沉滑，左脉较弱，舌质转红润，仍以上方加减：附子150g，筠姜50g，佛手10g，败酱15g，吴茱萸10g，茯苓40g，上肉桂10g（研末，泡水兑入），猪苓20g，泽泻10g，茵陈10g，生草8g。4剂。

三诊：腹水消去十之七八，胁痛已大减，大便正常，小便清长，脉沉缓，面色、唇舌均转红润，以温寒除湿之剂主之：附子150g，筠姜50g，白术20g，元胡8g，北细辛8g，猪苓15g，花椒10g，广木香4g，生草8g。6剂。

四诊：病退八九，唯病久体弱，继以扶阳温肝除湿之剂连进8剂，大病悉退。

处方：附子150g，筠姜40g，砂仁10g，上肉桂10g（研末，泡水兑入），白术20g，青皮8g，生草10g。（吴佩衡治案）

张按：吴佩衡用五苓散通常只取3味，诸案大致如此。本案初诊用肉桂、茯苓，二诊用茯苓、猪苓、泽泻，三诊用白术、猪苓，似有意在变换选用。唯有附子在加量。

8. 乌梅丸

■ **结肠炎案**　胡某，男，39岁。脐周疼痛2周，灼热感，易于饥饿。素往便溏，晨起泄泻，时有肠鸣，口臭不渴，身热有汗。肠镜提示：直肠黏膜堆积，慢性结肠炎。舌淡赤稍胖润、有齿痕，脉弦浮寸弱。此证寒多热少，似属厥阴腹痛，试拟乌梅丸出入：

附子10g，乌梅15g，细辛5g，川椒7.5g，炮姜15g，黄柏10g，黄连10g，桂枝15g，白参10g，当归15g，茯苓30g，黄芪30g，白芍15g，砂仁10g，甘草10g，大枣10个，生姜10片。

6剂后，脐周疼痛、灼热感均减，便溏由每天4次减至1次，易饿感亦减轻。前方加薏苡仁30g，补骨脂15g，继续调理，渐至痊愈。（张存悌治案）

张按：此症一派阴寒之中，夹有口臭、易饥、脐腹灼热感，判为寒热夹杂，寒多热少，故投以乌梅丸。且仲景有明训，乌梅丸"亦主久利"，本案有素往便溏即"久利"之症，方证对应，应手而效。

■ 腹痛案　王某，女，58岁。15年前做胆囊切除术，近2年腹部绞痛频发，严重时每天都发作，稍食油腻则加重。口苦口干，时有口臭，素来便溏，日2次，时感心慌，烘热汗出，眠差。舌淡赤胖润，苔略黄，脉滑软，左寸浮，右寸弱。综观各症，似乎虚寒之象，唯口苦口干显示阳热之兆，考虑有胆囊切除史，试从厥阴寒热错杂着眼，选乌梅丸出入：乌梅15g，附子25g，细辛10g，川椒10g，干姜20g，黄柏10g，黄连10g，党参30g，当归20g，茯神30g，白芍30g，砂仁15g，山楂20g，龙骨30g，牡蛎30g，炙甘草30g。

7剂后腹痛未作，便溏减轻，口苦口干亦减，不愿再服药，

随访，腹痛迄未复发。（张存悌治案）

张按：乌梅丸药物组成系七分阳药，三分阴药，寒热并投，适于寒热错杂，寒多热少之腹痛。即如此案综合观之虚寒之象明显，但夹口苦、口干、口臭之症，为阳热之兆，因投以乌梅丸，寒热并投，竟收良效。

■ **肠梗阻案**　杨某，男，42岁。3天前于晚饭后外出开会，因受凉而致阵发性脐周疼痛，呕吐不止，以"不完全肠梗阻"收住院，经胃肠减压、补液等措施，病无好转，邀中医会诊。症见脐周发作性绞痛、拒按，饥不欲食，食则呕吐，口干苦，大便稀、不畅、量少，四肢厥冷，舌尖红，苔根部白腻，脉沉细。证属厥阴上热下寒，肝胃失和，气机逆乱。治宜清上温下，调和肝胃，缓急止痛。方用乌梅汤加味：附片60g（先煎），乌梅10g，肉桂10g，干姜10g，旋覆花10g，蜀椒6g，黄连5g，黄柏10g，细辛3g，当归15g，党参12g。

二诊：服药1剂后，脐周疼痛减轻，其他变化不大，病见机转，续服上方2剂。

三诊：脐周阵痛未作，呕止，能进少许食物，神疲肢软，便溏，舌淡红，苔薄白腻，脉细。证属脾气受损，健运失权，四肢失禀。治宜益气健脾，方用香砂六君子汤加味调理。纳谷香，便成形，痊愈出院。（梁树珍治案，《著名中医学家吴佩衡诞辰一百

周年纪念专集》)

原按：患者外出受凉，形成上热下寒证。肝气横逆犯胃，寒水之气结于下焦，阳气不能温通而阵发脐周疼痛、呕吐、厥冷，用附片、干姜、肉桂、细辛温散下焦寒结；黄连、黄柏清上热；乌梅、当归缓急和血止痛。下温上清，阴阳和调，为肠梗阻的治疗探索了一条新径。

■ 痢疾案　江某，男，39岁。1977年8月下旬，在田间劳动忽感全身难受，四肢发凉，头冒冷汗，腹痛肠鸣；旋即昼夜腹泻，下利频繁，夹脓带血。9月2日急来求诊。每日下利十余次，便稀带黏冻状，色黄赤，伴有腹痛、里急后重。兼见干呕，心烦，口渴，肢冷。舌质暗淡，尖部稍红，苔黄腻而厚。此为寒热错杂证"肠澼"，病在厥阴，法宜祛邪扶正、寒热并用，以乌梅丸主之：乌梅30g，辽细辛6g，干姜30g，黄连12g，当归10g，制附子60g（久煎），川椒6g，桂枝10g，党参12g，黄柏10g。

上方连进两剂痊愈。（范中林治案）

张按：本例上热下寒之证十分明显。厥阴为风木之气，偏盛则风邪上窜。今患者干呕，心烦，恶心，舌尖较红，是为上热；肢体厥冷，小腹冷痛，下利清稀、间夹乌白冷冻，乃为下寒。归根到底，其病机在于阴阳之气不能贯通，上为阳，阳自阳而为热；下属阴，阴自阴而为寒。故以乌梅丸移治之。

乌梅丸"又主久利"。本例并非久利，为何投此方？一般而论，厥阴之证，非厥即利。久利多属寒热错杂之病，则宜寒温并用之法。本例虽非久利，因证属厥阴，寒热互见，乌梅丸恰为寒热温补并用、辛酸甘苦兼备之方，正与本例对证，故移用原方而获效。

■ 泄泻案　郑某，女，35岁。慢性泄泻2年。便泻稀溏，甚则如水，日10多次，晨起必泄三四次。每因食凉加重，时发腹痛，多方治疗罔效。伴畏寒，纳少，白带多。舌淡，苔白润，脉缓滑无力。便检有少许脓球。辨为脾肾阳虚，寒湿过盛。治拟温补脾肾，渗湿止泻。方用四神丸合理中丸加减。守方治疗月余，便次减少，仍时有反复，疗效不令人满意。因思明是一派寒湿之象，温补何以少效？复细询得知，尚有心烦口渴、尿少色黄之症，此寒湿之中夹有郁热，仲景之乌梅丸寒温并用，"又主久利"，正合一用。

遂处方：乌梅、干姜各10g，细辛、肉桂各5g，黄柏10g，黄连10g，太子参30g，附子15g，肉豆蔻15g，苍术15g，车前子30g。

4剂后，仅晨泄一二次，白带显减，纳增。药已中的，续服4剂，便已成形，便次正常，余症若失。以参苓白术散善后，随访至今未复发。（张存悌治案）

■ 阑尾炎案 江某之第九子，13岁，住昆明市。1938年8月患病甚危，右少腹凝结一块，其痛甚剧，形容消瘦，唇舌焦燥，痛甚烦乱，须臾复止，止而复烦。曾请四位名西医诊视，均决断为盲肠炎之危症，力主开刀，但不能保险，且云肠内已有脓，肠将溃烂。既延余诊视，即以中医理论，判断病源为厥阴证，肝气凝结，蛔虫内扰，以仲景之乌梅丸方，1剂立效，略加减，4剂而痊，且免刀术之险。（吴佩衡治案）

张按：归纳吴氏应用乌梅丸，主要指征有三个：脘腹灼痛，呕吐酸苦，胸腹痞块胀痛。

■ 遗精案 李某之子，年二十余，形容枯槁，瘦骨柴立。问其何病？答云："我漏！"余曰："何所谓漏？"伊指下部曰："此处漏。"余问："是遗精乎？起于何时？"曰："数月矣。"问："每月遗几次？"曰："四十余次。"余曰："无怪形容枯槁，有如是也！"唯是双目红筋缠绕，舌焦唇红，喉痛，上腭烂，口烂，一派虚火上炎之象。余订以乌梅丸料。有人曰："此方时医见之必不赞成。"适其父归，闻而取药泼诸地。次日复邀诊。余曰："不服我药，何再诊为？"伊始告曰："昨日之不服乌梅剂者，因已服羚羊、犀角、芩连之大凉药也。先生断我症为虚火，则愈食凉药而愈漏也，恳请先生救我。"余以前方加减，连服二十余剂。上部

之虚火以渐而降，全身之精血以渐而生。（黎庇留治案）

原按：凡一切锁精补气补血之品，从未犯过笔端。然累月遗精之孱弱，竟收效于兼旬之内，此用乌梅丸之变化也。且此方乍视之，似与遗精无涉，而不知其窍妙，在于直穷肝肾之源！

张按：遗精之症，能以乌梅丸治之而愈，似属创举。而且，"凡一切锁精补气补血之品，从未犯过笔端，然累月遗精之孱弱，竟收效于兼旬之内"，确显黎氏才高识妙，功底不凡。确实，"此方乍视之，似与遗精无涉，而不知其窍妙，在于直穷肝肾之源！"治此阴火遗精，确实巧妙，聊备一格。

9. 附子泻心汤

■ **上热下寒案** 宁乡学生某，肄业长群中学，得外感数月，屡变不愈。延诊时，自云胸满，上身热而汗出，腰以下恶风，时夏历六月，以被围绕。取视前所服方，皆时俗清利搔不着痒之品。舌苔淡黄，脉弦，与附子泻心汤。旁有教员某骇问曰：附子与大黄同用，出自先生心裁，抑乃古方乎？余曰：此乃上热下寒症，时医不能知之，余遵张仲景古方治之，不必疑阻，保无他虞。阅二日复诊，云药完二剂，疾如失矣。为疏善后方而归。（萧琢如治案）

张按：此案上热下寒，与附子泻心汤二剂而效，诊治俱佳。

■ **吐血案**　郑某，男，36岁。因操劳过度，忽然口吐鲜血，吐血后畏寒，胸中痞闷，足胫冷，面色赤，脉浮芤。显系心火上炎，形成上热自热，下寒自寒现象，现吐血未止。急则治标，以釜底抽薪法。但病者尚有畏寒感觉，虑及阳虚，遂决定先以附子泻心汤，三黄泻心火以使热下行，附子固护阳气。处方：大黄9g，黄芩6g，黄连9g，附子6g。

次日复诊，血止，胸痞解除，但全身发热，心悸，脉转弦细，此乃大出血之虚热。拟清余热、交心肾法，与黄连阿胶汤2剂后，热退，脉弦沉细，心悸未除，精神疲倦。嗣以归脾汤去木香、龙眼肉，加胶饴60g，服2剂而愈。（俞长荣治案，《伤寒论汇要分析》）

张按：本案口吐鲜血，胸中痞闷、面色赤为心火上炎之热，而畏寒、足胫冷为肾阳虚之下寒，整体属于上热下寒证。治疗分为三步，先以附子温肾阳以固护阳气治下寒，三黄泻心火治上热，上热退、心火消而血自止；血止后，与黄连阿胶汤清余热、交心肾；热退后，以归脾汤补益心脾。整个治疗药随证变，体现了辨证论治的动态观。

10. 八味地黄汤合人参白虎汤

■ **上盛下虚案**　周继富，商人。禀赋羸弱，喜肥甘，耽酒色，握筹持算，劳心经营。偶感风寒，发生咳嗽，短气动悸，心烦不眠，久治依然。遂致口渴尿多，肌肉不得精液之养，日形消瘦。虽屡更医，皆未究其病源，仍以温肾为事，病情转剧，其内兄恳往治之。

伊蜷卧斗室中，见余至，起而执手相泣曰："吾病数月，服药百剂，病且益增，渴喜冷不辍，小便清长，每小时七八次，尿愈多，渴愈加，夜烦不能卧，腰至踝尤感清冷，常喜厚被温复，口虽能食，何故清瘦若是？望先生有以治之。"按脉细微而数，舌红苔厚腻，声低息短，大便二日一行。统观全症，因知其热渴引饮，当属上焦郁热；纵欲竭精，则不免阴亏于下而阳浮于上，以致肺欠宣发，高原之水不能敷布，乃建瓴下注也，故饮多尿多，所谓"阳强无制，阴不为守也"。至其下肢清冷，则不仅肾阴亏而肾阳亦衰，已成上盛下虚之局。本证乃肾阳衰于下、心火炎于上的虚实错综之候，宗寒者温之、热者凉之、虚者补之治法化裁为用。用**八味地黄汤滋阴益阳，人参白虎汤生津泻火**：附子一钱半，肉桂八分（磨冲），生熟地各六钱，山茱萸四钱，山药五钱，茯苓、泽泻、丹皮各一钱，石膏八钱，知母二钱，甘草、粳米各三钱，西洋参三钱（另蒸兑）。

连服三剂，尿、渴均减而肢冷如故，仍于原方加附子为四钱，肉桂为二钱，大温下元；减石膏为五钱，去知母不用。又六剂，口不渴，尿已少，下肢亦转温，是上焦之热已清，下焦之阳亦回。前方宜加变易，改进八味地黄汤加玄参、麦门冬，一以温补肾阳，一以滋养肺阴，调理一月健复。

诸亲友庆其勿药有喜，各以肥美相遗，不禁于口，因又食少乏味，胸腹饱胀，嗳腐吞酸，所谓食复也。用平胃散（山药易苍术）加神曲、麦芽、楂肉、内金之属，数日寻愈。（赵守真治案）

原按：此病上盛下虚，寒热错杂，故附子与石膏并用，针对证情，覆杯即效，一有偏胜，鲜不偾事者，吾人辨证可不慎诸。

张按：此病多饮多尿，明显消瘦，似有阴亏消渴之证。然下肢清冷则示肾阳亦衰，寒热错杂，"宗寒者温之、热者凉之、虚者补之之治法化裁为用"，故温清并用，相机调整寒温药物比例，调理一月健复。

四、阴阳并重式

所谓阴阳并重式，是指将阴血与阳气并列重视，补阴药与扶阳药熔于一炉，治疗阴阳两虚病证。代表方为金匮肾气丸，扶阳名家如杨乘六、王雨三、吴天士、郑重光等擅用本方，称之为八味地黄汤，用治虚阳上浮、外越以及诸虚劳损各证，颇有独到之处。对于虚阳上浮而又脉躁证燥之证，"要攻阴寒，则不可不用热药；然脉躁证燥，则热药又不可用于上焦，是当用八味地黄汤，从阴以敛阳，即从阴以驱阴"，由是倡用本方。"治虚人喉干，八味丸为圣药。"（吴天士语）

金匮肾气丸以熟地滋阴，附子壮阳，阴阳并补，共同用为君药；复以山茱萸助熟地滋阴，桂枝（今多用肉桂）助附子温阳，共同用为臣药；另用山药、茯苓健脾而利水，泽泻、丹皮利湿而泻火，补中有泻，补而不滞，共同用为佐药。诸药合用，阴中求阳，阴阳并补而以补阳为宗，鼓舞肾气，故名为肾气丸。

提示：金匮肾气丸为补肾祖方，主治肾虚阳气不足、水液代谢失调之证。临床以腰膝酸软，小便不利或水肿，腰以下常感发凉，阳痿早泄，舌淡胖润，脉沉微尺部尤弱等为辨证要点。

分析表明，本方用于虚阳上浮，包括戴阳、头面五官阴火，症如头面肿大、咽喉肿痛、耳鸣等投用时机较多，比例较大。此外，也常用于虚阳外越、虚阳下泄等证。再有，就是用于水肿、消渴、糖尿病。通常可能伴有肾虚症状：腰膝酸软，精疲力倦，小便不利或水肿，腰以下发凉，阳痿早泄等。舌象大多淡胖或暗淡，苔白润有齿痕而滑或舌灰黑滑而胖；虚阳外越时，可见舌上生刺甚至缩如荔枝。脉象大多微弱，沉微，细弱，迟缓；或浮大无伦，或洪数无伦，按之无力，沉按则细；或寸浮，尺脉沉微；或尺不应指或两尺已脱。

临床主要用于：①**水肿**为肾虚阳气不足，水液代谢失调之证。症见小便不利或水肿，间有手足发凉，面色黧黑，腰膝酸软，足软无力，精疲力倦，阳痿早泄，小便频数。②**虚阳上浮／戴阳**见面赤，面色游红，唇裂焦紫干燥，烦躁口渴，口干，口舌生疮，两目赤色，咽喉肿痛，头面肿大如斗，色紫赤，耳鸣，起粟粒如麻疹状等。③**虚阳外越**见汗出不止，大热不退，人事昏乱，不寐，畏热等。④**虚阳下泄**见前后阴热肿痛痒，赤白淋漓不止，小溲短热。肾开窍于二阴，肾阳不潜，浮游之火蔓延上下，故见此症。⑤**消渴／糖尿病**见多饮多尿，饮一溲二；口渴之极，喜饮冷水；面色晦黯，四肢乏力，体日羸弱，精神日衰，面浮足肿，腰酸，夜寐不安等。

■ 水肿案　周某，年约三十，患水肿已半年，医药遍试，日剧。延诊时，头面、四肢、腰腹、胸背皆肿如瓜形，僵卧床席，不能转侧，皮肤胀痛异常，即被褥亦不能胜受。气喘，小便不利，脉沉而微。

诊毕就室，呼主人曰：古人言水肿死证，见一即危，如缺盆平、掌无纹、脐突、足底平皆是，今皆兼之。况皮肤痛不可支，有立刻破裂之势，须防外溃，喘满又恐内脱，虽有妙方必无幸矣，即辞不举方。

主人及病者皆曰："疾不可疗，命也，但愿得尊方入口，死亦甘休。"余闻而怜之，即疏济生肾气丸而去。越数日，来告曰："药完二剂，小溲如泉，肿消大半矣。可否再服？"嘱其更进二剂，病如失。嗣以六君、八味丸汤并进而瘥。甚矣，病机之难以常理测也。（萧琢如治案）

张按：本案水肿危象毕现，"古人言水肿死证，见一即危"，今皆兼之，难怪萧氏辞不举方。然以济生肾气丸投药 4 剂，其病如失，竟收捷效，"病机之难以常理测也"。这方面前贤早有榜样："先生之临险证也，明知其难治，犹必殚精竭虑，为之立方而后安。曰：毋有方而不用，宁不效而受谤。又曰：必求其生而不可得，则死者与我皆无遗憾也。"（《经方实验录》）范文甫亦说："勿以病小而玩忽，毋因病重而退缩，务求吾心之所安，于理不错，自然于人有济。"

八味地黄丸即金匮肾气丸，此方再加牛膝、车前子为济生肾气丸。

■ **水肿案** 安某，男，50 岁，工人。慢性肾衰病史 1 年，因头晕、乏力、恶心、呕吐 1 个月，检见尿素 13.8mmol/L，肌酐 106μmol/L，尿蛋白（++），以慢性肾小球肾炎、慢性肾功能衰竭尿毒症期收住院。

刻诊：神疲乏力，畏寒，全身重度浮肿，恶心、呕吐，皮肤瘙痒，腹胀、纳差，腰酸痛，大便干，需卧床，生活不能自理。面色萎黄，舌淡胖大有齿痕，苔白厚腻，脉沉，腹部膨隆，腹水征（++），颜面及四肢浮肿。

据证属脾肾气虚夹湿，予补肾健脾利水渗湿法，处方以桂附参芪地黄汤加减。服药 4 剂后，恶心、呕吐消失，尿量增多，浮肿减轻，食欲增进。续以此方进退调理，住院3月余，浮肿、腹水消退，精神转佳，体力增进，腰酸痛及皮肤瘙痒明显减轻，生活能够自理，舌淡苔薄白，脉沉细。查尿素由13.8mmol/L降至5.4mmol/L，肌酐由106μmol/L降至52μmol/L，好转出院。（方药中治案）

张按：桂附参芪地黄汤，即金匮肾气丸加人参、黄芪。

■ **虚阳上浮案**　孙某，患病月余，目赤唇裂，喉痛舌刺，吐血盈碗，症势颇危。前医用清火解毒之味，盖闻其人好服丹石，以为药毒迅发故也，迭饮不效，来延余诊。余切其脉浮举似洪，沉按则细，知是命火外灾，无所归宿所致。用引火归原法，桂附八味丸加人参、牛膝为方，投剂辄应，数服而愈。

此乃真寒似热之症也，与阴盛格阳、阴极似阳治法相同；与阳气有余，药用寒凉者迥别。个中辨法，全以脉为凭。薛慎斋曰：人知数为热，而不知沉细中见数为寒甚。真阴寒症，脉常有七八至者，但按之无力而数耳，是寒热真假之辨也。且内伤与外感治法亦异，外感宜散，可用姜附汤；内伤宜补，须用桂附八味法。《仙经》曰：两肾一般无二样，中间一点是阳精。其象横则为坎，竖则为水，中间一点真阳，乃生身生命之原。不知闭藏，日加削伐，以致龙雷不守，厥而上炎，非补水中之火不可。六味，补水也；桂附八味，补水中之火也。真阳得补，返归其原，

热自收矣。使误假为真，恣用寒剂，祸如反掌，不可不慎。（陈匊生治案）

■ **戴阳案** 上柏朱湘波母，病热症。痰盛喘急，烦躁口渴，喉中如烟火上攻，两唇焦裂，足心如烙，小便频数。西塘董子安拟用十全大补煎送八味丸。湘波以时方盛暑，又是火症，不敢服，乃招予商之。

切其脉洪大而数无伦，按之虚软，面色游红，舌上生刺，且敛缩如荔枝。予曰："此肾虚火不归经，脉从而病反者也，当舍时舍症从脉以治之。"方用八味饮合生脉散，倍加参、地附子。湘波见予方论与子安合，乃出子安所拟方示予，予曰："天热症热而用辛热，非有灼见不敢出此，何以疑惧为也？"乃取药浓煎探冷与饮，前症悉退。（杨乘六治案）

张按：此案似乎一派热盛之象。烦躁口渴，喉中如烟火上攻，两唇焦裂，足心如烙，舌上生刺，且敛缩如荔枝，且又逢盛暑之际，确实易辨为热盛阴伤之证。然而杨氏凭"脉洪大而数无伦，按之虚软"，认定"肾虚火不归经"，当指阴阳俱虚。因此，阴阳并补，方用八味饮合生脉散，浓煎探冷与饮，前症悉退，疗效明确。如此"舍时舍症从脉以治之"，非有学识者难以为之。

■ **戴阳案** 武某，57 岁。1979 年 12 月 23 日，忽患口、舌、

唇部生疮，其症颇奇，颇急。10时发病，11时即满口满舌痛如火灼。仓促之间，向老友某求治，某曰："口舌生疮，小事一桩，心脾积热，不必惊慌。"未及诊脉问病，提笔即疏导赤散与凉膈散合方与服。其方甚轻，生地、连翘均10g，其余皆3～5g。患者于11时30分进头煎，药毕覆杯，立觉火从脐下直冲头面，双唇肿大如桃，舌亦肿痛更甚，且心烦懊侬，莫可名状。约12时半，其子邀诊。

见患者面赤如醉，舌肿塞口，诉症不清。出示所服之方，其妻代诉服后变证。按脉洪大无伦，重按则反如游丝，120次/分；视其舌则边缘齿痕累累，有白色溃疡布满边尖，唇肿外翻，迸裂出血；问其二便，则大便干，小便未注意，口中亦无臭味。询其致病之由，其妻云："年终总结，连续熬夜三晚后得病。"问其渴否？患者摇头。此症颇费踌躇，望闻问切皆不得要领。细玩见症，亦难推翻前医论断，《内经》明示："诸痛痒疮，皆属于心。"且暴病多实，此病暴急有疔毒之势，是否病重药轻，杯水车薪？犹疑之间，忽见患者扬手掷足，烦躁不可名状。进门时，仓促之间见其面赤如醉，细视之则鲜艳光亮，如演员之涂油彩状。恍然悟及此与戴阳证之"面赤如妆"同义，唯戴阳证多见于外感临危之际，此则由内伤而来。摸其下肢，果见足膝冰冷。必此公下元久亏，恰值当日冬至阳生，阴不抱阳，龙火上奔无制。前医误作实火，妄用苦寒直折，致光焰烛天，不可收拾。急以大剂附桂八味冲服肉桂，以救药误而和阴阳：附子 30g，熟地 30g，生山药 30g，山茱萸 30g，茯苓 12g，泽泻 12g，五味子 10g，肉桂 1.5g（冲），水煎冷服。

服药 1 次，一刻钟后安然入睡。2 小时许醒来，肿痛皆消，已无丝毫痕迹。次日复诊，口中仍觉麻辣，舌光红无苔，乃阴分受损见证。火不归原，本不当用大剂量附子破阴回阳之品，而前因药误，又不得不用。险证虽退，阴损未复，乃予大剂引火汤，两服痊愈。事后追忆，此证确险之又险，虽侥幸治愈，早已汗流浃背。（李可治案）

张按：分析这例真假寒热之证，注意到发病于冬至节令前后，对阴阳的辨认具有重要意义。

■ 戴阳案 丙申三月中，吴长人家染疫症，其父死于是，其叔死于是，其弟妇亦死于是，一家之中至长人而将四矣。其症身大热，口大渴，唇皮焦裂，两目赤色，两颧娇红，语言谬妄，神思昏沉，手冷过肘，足冷过膝。其舌黑滑而胖，其脉洪大而空。

诊毕，伊邻丁勤宸问曰："此病尚有可救否？"予曰："病非无可救，但非参附不救耳。"勤宸曰："昨医欲用白虎，今日乃用参附，一炭一冰，何其大相悬绝乎？"予曰："此证与白虎证相似而实相反，乃真假之所由分，即生死之所由判，辨之不可不晰也。盖此症外虽热而内则寒，其名曰格阳。格阳者，阴盛于内而阳格于外也。上虽热而下则寒，又名曰戴阳证。戴阳证者，阴盛于下而阳戴于上也。所以其身虽壮热如烙，而不离覆盖；其口虽大渴引饮，而不耐寒凉；其面色虽红，却娇嫩而游移不定；其舌苔虽黑，却浮胖而滋润不枯。如果属白虎，则更不当有四肢厥冷而上过乎肘、下过乎膝，六脉洪大而浮取无伦，沉取无根者也。昨幸不用白虎耳，一用白虎立毙矣。"遂以大剂八味饮加人参，浓煎数碗，探冷与饮，诸症乃退。继以理中加附子、六君加归芍，各数剂调理而愈。（杨乘六治案）

张按：此案戴阳亦具诸多假热之象，杨氏剖析："此证与白虎证相似而实相反，乃真假之所由分，即生死之所由判，辨之不可不晰也。""其身虽壮热如烙，而不离覆盖；其口虽大渴引饮，而不耐寒凉；其面色虽红，却娇嫩而游移不定；其舌苔虽黑，却浮胖而滋润不枯。如果属白虎，则更不当有四肢厥冷而上过乎肘、下过乎膝，六脉洪大而浮取无伦，沉取无根者也。"对比辨析，十分精当。

■ **虚阳贯顶案**　己卯七月，一族叔字维贞，发热数日矣。初用防风、柴胡等药二三剂，病不减，且加头顶痛，其痛如破，而其痛处又如有炭火在头上燔炙，奇痛奇热，将用清降药矣。余为诊之，两寸浮数无伦，按之无根，两尺沉微，举之无力，两手尖冷如冰，脚下亦极冷，时出大汗。余曰："此寒中少阴，因升散而使虚阳贯顶，以故极痛极热，切不可用凉药。"

余用八味地黄汤，内用大生地八钱，附子三钱，肉桂一钱半，山茱萸二钱，丹皮八分，茯苓一钱半，泽泻八分，山药一钱；加人参七钱，龟甲二钱，牛膝一钱，童便半盏。服一剂，痛减十之八，热全却矣。再服一剂，痛全止，反畏寒。诊其脉，两寸脉平，两尺脉起，两关脉微弦。余曰："此又将作疟状也。"是夜，果发寒又发热，汗出甚多。遂改用人参三钱，白术二钱，陈皮八分，炙甘草三分，肉桂二钱，附子一钱半，炮姜一钱，茯苓八分，当归一钱。服数剂，寒尽退，单发热，又加熟地、山茱萸；服数剂，热全退，汗渐止；再服数剂而痊愈。（吴天士治案）

原按：此等证最易错误，若不详审明确，未有不以凉药杀之者。

■ **头面肿大案** 家云逸之仆，名来旺，卧病六七日，头面肿大如斗，紫赤色，起粟粒如麻疹状，口目俱不能开。咸以为风热上涌，又以为大头瘟，服清散五六剂，绝不效。渐口唇胀紧，粥汤俱不能进口，其主乃托余为视之。

两寸脉浮而不数，两尺脉沉而濡。余曰："此寒中少阴也，连日小便必少，大便必溏。"问之果然。用八味地黄汤，略兼用麻黄附子细辛汤，为定方用：大生地四钱，附子一钱，山茱萸、山药、茯苓、丹皮各一钱，泽泻一钱半，加麻黄五分，细辛三分。

服一剂色退淡，略消三之一。再剂消去一半，能进粥食矣。再除去麻黄、细辛，服四剂而痊愈。（吴天士治案）

■ **头面肿大案** 茜泾南门外朱松泉之妻，年三十左右忽患头顶心突起如覆碗状。自以为外证，请外科医生治之，用寒凉之退毒药外敷内服，反头面肿胀如斗，眼目紧闭，咽喉窒塞，喘急舌痛。予切其脉，两尺已脱，即用大剂金匮肾气汤加磁石、薄荷服之。一剂，肿势即退其大半，咽喉通而气急顿平。又服二剂而诸恙若失。（王雨三治案）

原按：此症奇险异常，危在顷刻间矣。按其病在上而用温补下元之药，似乎漠不相关。况此系急症，人皆曰急则治其标，而予则用极王道之温补药以治其本，服之果奏效如神。人皆不能信之，以为王道无近功也。要知此症由于元海无根，龙雷已上升至极颠。医不知为龙雷之火，而用寒凉药以泼之，必愈泼愈炽致变端莫测，危象频形。予用此导龙入海之法，为此症独一无二之治法，故能起死回生。谓为王道无近功，其可信乎？

■ **咽喉肿痛案** 茜泾朱勤堂，年四十左右，患咽喉肿痛。医用凉表致闭塞不通，虽日开数刀而肿势反剧，呼吸几绝。予诊其脉沉微，两尺欲绝，即用附子末频吹患处，立时开通一线。再用大剂桂附八味汤频服，服之两剂，即痛止肿消。（王雨三治案）

原按：此症由于元海无根，龙雷之火随经而上冲咽门，除导龙入海外，别无治法。如用寒凉发表，反速其死也。予以导龙入海法而治愈同样之喉症已不少矣。凡喉症都由感受风寒，脉浮弦者是寒束于表之证，必须用温散，如荆防、蚕薄、甘橘、羌苏等。脉浮虚者，应用桂枝汤加生芪，只用一剂即愈。若寒凉遏抑，致使寒邪内陷者，是所大忌，医者宜戒之。

张按：本案咽喉肿痛，"其脉沉微，两尺欲绝"，判为肾虚，因选附桂八味汤。频服者，治咽喉等上焦之疾不厌频而少，古人倡导此法。

■ 口咸案　邻居老妪，60岁。2000年1月于楼道中相遇，告称：自觉口咸，从牙根及舌尖溢涎发咸，感到"咸得像喝了海水一样"，曾求治于西医，称不知道是什么病，"不会治"。病因不明，病已1个月。仓促之间，无暇按脉，只看了舌头，**乃胖润之舌**，教服金匮肾气丸。不久又相遇于楼道，告称服药5丸，口咸即愈，问："这药怎么这么灵？"（张存悌治案）

张按：西医认识疾病，可以精确到遗传因子的DNA水平，但若让他讲本案口咸是什么病，恐怕未必说出个子丑寅卯来，自然也不会治了。中医则可以很轻松地说明白，五味中咸为肾之本味，口咸乃是肾虚本味上泛表现，只要补肾就可以轻松治愈。补肾有阴阳二途，余看其舌乃胖润之象，判为阳虚有据。

■ **耳鸣案**　嘉定竹桥乡董徐友贤之妾，年三十左右。素患耳鸣头昏等症，时医用辛散药，甚至耳中似开炮，头脑如雷震，一日昏晕数次。

招予诊时，适在盛夏，见其面赤身热，神昏不语。切其脉浮散无根，知其真水亏极，龙雷之火上冒至颠，亟用附桂八味汤加杞子、巴戟，即饬佣至药肆中撮之。讵料开药肆者亦为医，与其佣人云：此方非治病之药，乃大热大补之剂。吾开药肆及行医数十年，从未见闻此大热大补药治此发热病者。况际此盛夏，而用此大滋腻、大辛热之重量药，即无病之人服之，尚恐腻滞而碍胃，不热者犹恐肠胃如焚，况病人发热甚厉而久不进食者乎？

佣人回述其故，家人因亦疑之，并以药肆之言述于予前。予曰：药肆中所见者，皆庸流俗子之方，固无怪也。此病亦被庸医误治而致此，不服此药，命将不保。予非喜用此大热大补之药，实出于活人之热忱，不得不用此以挽救之耳。因有此症，然后可服此药。此药服后，不特可保其热退病痊，抑且胃口亦必投其所好，尚何滋腻碍胃之有哉？如其不对，吾任其咎。由是方敢将药服之。一剂即热退神清，五剂而诸恙若失。（王雨三治案）

■ **虚阳外越案**　一管家，为医人治坏，嘱为诊之。见其人汗出不止，大热不退，人事昏乱，谵语不休，数夜不合眼。诊其脉浮而无力，按之如丝。余曰："此又发散之害也。经云：误发少阴汗，必亡阳。今乃亡阳之证，必由前医不能辨其为少阴病而误发散，故令有此。"索其前方视之，果是麻黄、防风、紫苏之类，日服不断。因叹曰："向谓地方愈大之处愈无良医，其信然耶！"急予八味地黄汤一剂，内用熟地五钱，山茱萸二钱，附子、肉桂各二钱，山药二钱，茯苓八分，除泽泻不用，加参、芪各三钱，五味子三分。服之，是夜便闭眼熟睡，五鼓热退，仍微汗。次日，照前方又予一剂，汗全敛，人事清。然后改作理中汤，服半个月而痊愈。（吴天士治案）

■ **不寐案** 汪翁，己未年患病，昼夜不寐者已月余矣。诊其脉虚大而数，重按豁然，日唯食清粥两三盂而已。时当仲秋下旬，衣单纱犹畏热之至，令仆挥扇方可伏枕，否则起行不能着席矣。先医用药，秘不令知，但云日服人参而已。

审其病，始于愤怒兼恐而致病，余即就病因合病状而议治焉：盖暴怒伤阴则肝气逆，恐伤肾则气下，肾水不升，心阳不降，肾肝两病，魂不归肝，气不归肾。真阳外越，脉虚大而不敛。天令虽凉而犹畏热，似与阴盛格阳同病，又非真武、四逆所能治也。经曰：阴者阳之守也，阳者阴之卫。病始于暴怒伤阴，阴不守阳，孤阳飞越，寒之不寒是无水也。用从阴引阳法，以八味地黄汤，倍用桂附加人参，四剂病知，八剂得寐半夜，十

日后即熟寐矣。（郑素圃治案）

张按：分析此证，"病始于暴怒伤阴，阴不守阳，孤阳飞越，寒之不寒是无水也"。但是，"脉虚大而不敛，天令虽凉而犹畏热"，则系真阳外越之象。由是辨为阴阳两虚，此乃关键。以从阴引阳法，投八味地黄汤治之，阴阳兼顾。方证相符，未用一味安眠套药，愈此昼夜不寐月余之症。

■ 消渴　癸亥年五月，邻也兄之弟媳，年三十余。常微发热，胸膈胀闷，不进饮食，口渴之极，喜饮冷水。迎余诊之，脉沉缓无力。余曰："虚极，当用参。"其家惊骇云："如此有火，喜吃冷水，如何用得人参？"余曰："岂但用参，还要用附子。"彼不信，邻里群相劝之云，必须往见名医，不可儿戏。病人乃脱簪质资，往见名医。药用花粉、黑参、麦门冬、丹皮、地骨皮、贝母、百合、鳖甲、香附、旋覆花，服二剂，燥渴愈甚，腹益胀满，并薄粥亦咽不下，更加倦卧，不能坐立。

复来迎余，谓其家曰："须俟邻也兄归，相商用药，庶几有济，否则尔家必不信用。"病者曰："事急矣，不能待也，听用何药，自当遵信，前番误听人言，悔无及矣。"余用八味地黄汤去肉桂，只用附子八分，用生地三钱，加人参一钱，白术一钱，黄芪一钱五分。预告之曰："但服一剂，可不思吃冷水；服二剂，口不作渴；服四剂，不但食粥亦可吃饭矣。"连服四剂，果一一如

余所言。仍服十余剂而调复如初。(吴天士治案)

原按：一日赴席，有人问及此证如何反用此种药，可谓奇矣。余曰："无奇也。昔贤云：治虚人喉干，八味丸为圣药。盖譬之釜底加薪，则釜中津气上腾，理固然也。今人但不读书，不博求义理，又不能审脉，临证罔辨。是以一见口渴，便云是火，而以寒凉清之，清之不愈，则重清之，致胃气受伤，元气侵削而不可救。诚可哀也。"

张按：吴氏学养深厚，析理透彻，辨阳虚口渴，喻为"釜底加薪，则釜中津气上腾"，口渴自解。今人不读书，"一见口渴，便云是火，而以寒凉清之，清之不愈，则重清之，致胃气受伤，元气侵削而不可救。诚可哀也"，实警世之语。去肉桂者，似嫌其燥也。

■ **糖尿病案** 王某，女，55岁。糖尿病多年，尿化验：蛋白（+++），尿糖（+）。虽是夏季，仍用头巾包裹头部，遇风则头痛。面色晦黯，腰痛耳鸣，四肢乏力，夜间口干而渴饮，多饮多尿，饮一溲二，夜寐不安。舌淡胖润，苔白，脉细弱。证属肾阳不足，气阴两虚。治宜温肾壮阳，固肾涩精。方用金匮肾气丸加减：附子50g（先煎），肉桂10g，熟地黄10g，山茱萸10g，山药30g，益智仁10g，桑螵蛸6g，黄芪30g，麦门冬15g，泽泻10g，沙苑子15g。

复诊：服药 2 剂，夜尿减少为 1～2 次；服 10 余剂，尿量基本正常，化验尿蛋白（＋）；连服上方 15 剂，尿蛋白、尿糖均阴性。(刘云珠医案，《著名中医学家吴佩衡诞辰一百周年纪念专集》)

原按：《金匮要略·消渴小便不利淋病脉证并治》有"消渴，小便反多，以饮一斗，小便一斗，肾气丸主之"。患者肾阳虚不能化气行水，故小便多；阳虚不能化津，津不上承，故口干渴；头痛、恶寒皆属阳虚之证。故用大剂附子温肾壮阳，佐以肉桂共补命门之火。张景岳曰："善补阳者，必于阴中求阳，阳得阴助而生化无穷。"阴阳双补，肾阳振奋，气化复常，诸症皆减，药到收功。

■ **糖尿病案** 陈女士，47 岁，1957 年春由澳大利亚来港疗病。患糖尿病已有四五年，每食糖后检测则有，停食则无。切脉细微，尺寸均弱。间有心跳、气喘、头痛、难寐、腰背酸楚诸病。

夫人体凭五行之气而运化，阴阳之和而互卫，阳盛足以消阴，阴盛亦可以消阳。若阴邪偏盛，阳不帅阴而水不化气，便成下消。能增其阳气以抵消偏盛之阴邪，水能气化则溲便自清，糖分亦随而消失。故仿金匮肾气法，以桂附八味投之。又因其有心跳、气喘、头痛、难寐、腰背酸楚等杂病，乃佐以高丽参、黄

芪、龙齿、远志、枣仁、杜仲等酌情增减，共服 30 余剂，尿糖消失，诸杂病亦随之而愈。（谭述渠治案）

张按：谭述渠先生认为，"仲景肾气丸一方，世认为治下消之圣方"。谭先生原籍广东新会，三世名医至先生而益著，20 世纪中叶悬壶香港，名望甚隆，曾任九龙中医师公会理事长。"少从粤名中医陈伯坛先生及其犹子仿舟先生游，见其治虚寒病所用附子一药，轻者三四两，重者竟达十两外"，遂传承其学，重视阳气，擅用附子，以治高血压、心脏病、中风病等虚寒证，驰誉于国际。因其所用真武、四逆汤等，附子每剂常用至六两、八两，而有陈氏遗风，港九人士多以"附子先生""谭大剂"称之。

■ 糖尿病案　甄某，男，56 岁，求治于吉隆坡。患糖尿病已五六载，数年来遍治无效。切脉浮迟，尺不应指。面色黧黑，枯槁无光，腰酸足软，食欲不振，皮肤瘙痒，干涩灰白，精疲力倦，两目无神，睡不安宁，气不相接，腰围瘦减，双足日肿。乃以金匮肾气丸投之。3 剂后精神较好，食欲稍振，梦寐已酣。复以黄芪、党参、巴戟天、枸杞等或调其气，或益其阳，酌情增减，炮附子增至六两。10 剂后精神大振，已能持续 8 小时工作。黧黑之面色渐脱，干涩之皮肤渐润。再 10 剂，除糖尿尚有少许外，一切难病悉除，容光焕发，体重日增，判若两人。

嘱其每周服药 2 剂，并用八片附子炖肉以调辅，一月后减为每周1剂，肉类如常炖食。至是则腰围日增，裳见其狭；足肿渐消，履觉其宽也。一别二月，再见则两颊丰益，神采胜常人。（谭述渠治案）

　　张按：案中所称"八片附子"系名医陈伯坛先生遵古法炮制附子，选用四川产附子，先将附子以姜汤洗净，每个用泥封煨，后切为八片；再用姜汤浸过焙干，拔去毒性，多用无碍。至于倡导附子炖肉以调辅，自有其意义，读者当分析判处。

第四章

阴阳为纲，判分万病

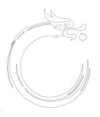

《内经》云："善诊者，察色按脉，先别阴阳。"张景岳说："凡诊病施治，必须先审阴阳，乃为医道之纲领。阴阳无谬，治焉有差？医道虽繁，而可以一言蔽之者，曰阴阳而已。"（《景岳全书·阴阳篇》）

郑钦安遵守经旨："沉潜于斯二十余载，始知人身阴阳合一之道。""思之日久，偶悟得天地一阴阳耳，分之为亿万阴阳，合之为一阴阳。于是以病参究，一病有一病之虚实，一病有一病之阴阳，知此始明仲景之六经还是一经，人身之五气还是一气，三焦还是一焦，万病总是在阴阳之中。"（《医法圆通·郑序》）

"万病不出阴阳""一病有一病之阴阳""万病总是在阴阳之中""功夫全在阴阳上打算"。突出阴阳作为总纲的地位，这是郑氏临床辨证最基本的学术思想，这一观点他称之为"阴阳至理"。由此，临床上"认证只分阴阳……病有千端，漫云易为窥测，苟能识得阴阳二字，而万变万化之机，亦可由此而推也……总之，病情变化，非一二端能尽，其实万变万化，不越阴阳二法。若欲逐经、逐脏、逐腑论之，旨多反晦，诚不若少之为愈也"（《医法圆通·卷一》）。

套用一句《内经》的话说，就是"谨熟阴阳，无与众谋"。通俗地说，就是辨证要抓大方向，阴阳二分法执简驭繁。敬云樵注云："认证只分阴阳，活人直在反掌，高而不高，使人有门可入。"（《医法圆通·卷二》）吴佩衡说："识别阴阳为治病之定法，守约之功或在乎是。"

在高等中医药院校教材中，各科病证均以分型辨证为主，其毛病在于分散。"然分类以治之，未始不当，但方愈多而旨愈乱，若不再行推醒，拈出旨归，将来后学无从下手。"（《医法圆通·卷二》）分型辨证也置"谨熟阴阳，无与众谋"经旨及景岳、陈修园等名贤之论于不顾。例如头痛一症，《内科学》分为外感、肝阳、血虚、气虚、痰浊、肾虚、瘀血等多个证型，"名目愈多，旨归即晦"，令人难以掌握，"今为之总其大纲，括以阴阳二字为主，余不足录"（《医法圆通·卷二》）。

■ **头痛案**　厉某，男，49岁。头痛反复发作已20年。每年春秋两季多发，本次发作已半月。每次发作先觉头面发热，随之头痛，以颠顶为重，头沉势如带箍，颈部酸痛，嗜困，"迷迷糊糊"，口和，无恶寒。舌淡胖润，略有齿痕，脉滑无力。曾在多家大医院诊治，按血管神经性疼痛用药，反复发作不能根治，且苦于西药副作用太大而来求治。分析此案，长期头痛，并无表证，当属内伤引致。患者"嗜困，迷迷糊糊，口和"，结合舌脉，一派阴象，其头痛发作前先觉头面发热，乃系阴盛逼阳上浮，属阳虚之阴火，不可视为阳热。因辨为阳虚头痛，以潜阳封髓丹加吴茱萸、葛根治之：附子20g，砂仁15g，龟甲10g，炙甘草15g，吴茱萸10g，黄柏10g，葛根15g，生姜10片。

　　3剂后各症显减，再5剂诸症悉除。随访5年，迄未复发。（张存悌治案）

　　张按：这是接受火神派后实践的第一个案例，至今印象深刻。该患系老病号，多次头痛发作，余用活血祛风、虫蚁通络之剂，亦能控制，唯不能"除根"。自忖未离套方套药，苦于无手段"除根"。适值学习阴阳辨诀，遂从阴证着眼，不在头痛名目上寻枝叶，只在阳虚上求根本，开手即收佳效，益发坚定了学习火神派的信念。

　　"万病不出阴阳。"过去学医，总是费尽力气寻求治病效方，收集了许许多多的名医验方、偏方，结果"方愈多而旨愈乱"，实际应用起来扑朔迷离，疗效差强人意，而且那么些方剂委实也记不过来，难免顾此失彼。现在"功夫全在阴阳上打算"，阳证用清，阴证用温，主要用方不过几十个，所谓以三阴方治三阴证，虽失不远。由于方向对头，疗效虽然不敢说郑钦安那样"百发百中"，但确实较前有大幅度提高。

▲ 郑钦安如何以阴阳为纲，判分万病

　　比如眩晕："眩晕一症，有上实下虚者，有上虚下实者，有清阳不升者，有浊阴上干者，有夹虚风者，有夹虚火者，有脏腑偏盛而致者，种种不一。**括其旨归，总不出阴阳二字**……其人面白无神，饮食减少，二便自利，困倦欲卧，喜热畏冷……**脉浮无力**

而空，诸如此类，都属阳虚……察其人精神不衰，舌黄喜冷，饮食易消，二便短少……脉实有力而长，诸如此类，都属阴虚火旺上干所作。"(《医理真传·卷三》)

"反胃是一个逆字，虽十二经皆能致逆，不出阴阳二法。"

"吐血一症，其要有三：有阳虚者，有阴虚者，有因外邪阻滞者……凡阳虚吐血之人，言语无神，脉息无神，面色无神，气衰力竭，困倦喜卧，不思饮食，咳多清痰……阴虚吐血之人，言语有神，面色有神，脉息有神，吐虽多，不觉其病，咳多胶黏之痰。"(《医法圆通·卷二》)

"外科者，疮科谓也。凡疮之生，无论发于何部，统以阴阳两字判之为准。""阴证其疮皮色如常，漫肿微疼，疮溃多半清水……初起无论现在何部，或以桂枝汤加香附、麦芽、附子；阳证其疮红肿痛甚，寒热往来，人多烦躁……此等疮最易治，皆由邪火伏于其中……初起无论发于何部，或以桂枝汤倍白芍，加香附、麦芽、栀子治之。"(《医法圆通·卷二》)

妇科**"带分五色，不出阴阳，照阴阳辨法治之"**。

"舌肿、舌痛、重舌、舌强、舌麻、舌木、舌缩"诸症，**"按舌证虽有数端，不外阴阳二法。**如肿痛与重者，气之有余也。气有余，便是火，必有火形可征。如缩与强，麻木者，气之不足也。气不足，便是寒，定有阴寒情形可验……近来市习，一见舌痛，皆云舌乃心之苗，皆火为病也，即以冰硼散吹之，黄连解毒服之。有余立瘥，不足则殆"。

"目症有云七十二症，有云三百六十种，名目愈多，旨归即晦。**今为之总其大纲，括以阴阳两字为主，余不足录**。阳证两目红肿羞明，眵翳障雾，赤脉贯睛，目泪痛甚，小便短，大便结，喜冷饮是也；阴证两目微红，而不羞明，即红丝缕缕，翳雾障生而不觉痛甚，二便如常，喜饮热汤者是也。"（《医法圆通·卷一》）

"痔疮一证，诸书分别牡痔、牝痔、气痔、血痔、酒痔、脉痔、内痔、外痔。又俗称翻花痔、鸡冠痔、营花痔、蜂窠痔、鼠奶痔、牛奶痔，种种不一。予谓形象虽异，其源则同，**不必细分，总在阳火、阴火判之而已**。"（《医法圆通·卷二》）

总而言之，"认证只分阴阳""功夫全在阴阳上打算"。

▲ 察究内外虚实

《医宗金鉴》云："漫言变化千般状，不外阴阳表里间。"这个概括与郑钦安理念是一致的，运用阴阳两纲时要注意两点。

第一种　除外表证

有表证时当先顾表，郑氏反复强调"审无表证"，方可再辨阴阳，所谓："内外两法，切勿混淆。"（《医法圆通·卷一》）

■ 长期低热案　郭某，女，24 岁。近 3 年来，常间歇性低热。1976 年 3 月，感冒发热，曾服用感冒冲剂、四环素等药。其后经常自觉畏寒发热，常患扁桃体炎和关节痛。体温一般在 37.4～38℃。自 1978 年初以后，每日皆发热两次，体温在 37.5℃上下。

初诊：今晨自觉畏寒发热，体温 37.4℃，畏寒发热，身无汗，两膝关节疼痛，面色正常，唇淡红，舌质淡红而润、微紫暗，苔黄夹白较腻，脉浮紧。此病之初，原为外感风寒之邪，虽迁延三载，仍属太阳伤寒表实，麻黄证具，故不拘其日，仍当发其汗。麻黄汤主之：麻黄 10g，桂枝 6g，甘草 18g，杏仁 15g，2 剂。

二诊：服药后，身觉微汗出，恶寒减，舌紫暗渐退，苔白滑根部微黄，脉细微缓。尚有轻微发热，病仍在太阳。但现身汗出，脉微缓，营卫失和之象。法宜通阳解表，调和营卫。以桂枝汤加味主之：桂枝 10g，白芍 10g，炙甘草 6g，生姜 60g，大枣 10 枚，白薇 12g。3 剂。

三诊：服 3 剂后热退。两日来未再低热，试体温 36.7℃。微觉头昏，梦多，舌脉均转正常。再少进调和营卫之剂，巩固疗效。（范中林治案）

张按：本例辨证准确，抓住太阳病恶寒发热这一表证特征，使用麻黄汤和桂枝汤，把持解表祛邪这一关键，3 年缠绵之疾竟迎刃而解。其关键在于确认表证这一环节。

第二种 除外实证

"凡遇一症，务将阴阳、虚实辨清，用药方不错误。"(《医理真传·卷四》)"有余之候""仍当推荡"，如饮食、气滞、血瘀、痰湿等，当按实证处理，不可一例扶阳，免犯"实者实之"之戒。"各部肿与痛而不喜手按者，或发热，或不发热，恶寒喜热，舌黄、便赤，脉息有神，乃为气血壅滞，皆有余之候，宜活血、行气、清凉之品。"(《医理真传·卷四》)

■ 中风案 商人穆某，体素肥胖，夏有友人招饮，酒后出饭肆，卒然昏噤，口不能言，四肢不能运动，胸腹满闭，命在旦夕。其契友南方人，颇知医，以为瘫也，用续命汤治之，数日无效。乃延余视之，诊其六脉缓大，唯右关坚欲搏指。问其症，则不食、不便、不言数日矣。时指其腹，作反侧之状。余曰："瘫则瘫矣，然邪风中府，非续命汤所能疗，必先用三化汤下之，然后可疗，盖有余症也。"南医意不谓然，曰："下之亦恐不动。"余曰："下之不动，当不业此。"因立进三化汤，一饭之际，病者欲起，肠中辘辘，大解秽物数次，腹小而气定，声亦出矣。唯舌根謇涩，语不甚可辨。因问南医曰："何如？"南医鼠窜而去。因命再服两剂，神气益清。用龟尿点其舌，言亦渐出。(《醉花窗医案》)

第五章

阴阳辨诀，用药金针

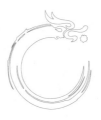

一、阴阳辨诀的内涵

既然"认证只分阴阳""功夫全在阴阳上打算"，那么分辨阴阳就是临床头等大事。"医学一途，不难于用药，而难于识症。亦不难于识症，而难于识阴阳。"（《医理真传·自序》）"识阴阳"是诊病最重要的课题。为此，应该制定判别阴阳的标准，郑钦安称之为"阴阳实据"。

"阴阳实据"在哪儿呢？"三阴与三阳，病形各殊。三阳不足之症，所现纯是阴色，为其阳不足而阴有余也；三阴不足之症，所现全是阳色，为其阴不足而阳有余也。此辨认阴虚、阳虚之切法也。"（《医理真传·卷三》）这是区分阴阳的纲领。简单说来，阴证所现"纯是阴色"，又称为"寒形""阴象"；阳证所现"全是阳色"，又称为"火形""热象"。为此，郑钦安总结了"辨认阴虚、阳虚要诀"，亦即"阴阳辨诀"，作为辨认阴证、阳证的纲领。

哪些是判断阳虚证的"阴色""阴象"呢？郑钦安在《医理真传》"辨认一切阳虚症法"中指出："阳虚病，其人必面色唇口青白无神，目瞑蜷卧，声低息短，少气懒言，身重畏寒，口吐清水，饮食无味，舌青滑或黑润青白色、浅黄润滑色，满口津液，不思水饮，即饮亦喜热汤，二便自利，脉浮空，细微无力，自汗肢冷，爪甲青，腹痛囊缩。种种病形，皆是阳虚的真面目，用药即当扶阳抑阴。"应该指出，郑氏所谓阳虚，既指虚寒，也包括实寒。

哪些是判断阴虚证的"热象""火形"呢？他在"辨认一切阴虚症法"时说："凡阴虚之人，阳气自然必盛。外虽现一切阴象，近似阳虚症，俱当以此法辨之，万无一失。阴虚病，其人必面目唇口红色，精神不倦，张目不眠，声音响亮，口臭气粗，身轻恶热，二便不利，口渴饮冷，舌苔干黄或黑黄、全无津液，芒刺满口，烦躁谵语，或潮热盗汗，干咳多痰，饮水不休，六脉长大有力。种种病形，皆是阴虚的真面目，用药即当益阴以破阳。"两相对比，"阴色""阴象"与"热象""火形"，确如郑氏所说，"阴阳二症，判若眉列"。同样郑氏所谓阴虚，既指虚热，也包括实热。

为简明起见，综合郑氏论述，按"舌脉、神色、口气、二便"为纲，将其归纳如下。

阳虚：舌——舌青滑，或黑润青白色，浅黄润滑，强调舌润滑不燥；脉——脉浮空或细微无力；神——目瞑蜷卧，无神，声低息短，少气懒言；色——面色唇口青白，爪甲青；口气——必口吐清水，饮食无味，满口津液，不思水饮，即饮亦喜热汤；二便——二便必自利。

阴虚：舌——舌苔干黄或黑黄，全无津液，芒刺满口；脉——脉息有神，六脉长大有力；神——其人烦躁，精神不倦，张目不眠，声音响亮；色——面目唇口红色；口气——口臭气粗，口渴饮冷，饮水不休；二便——尿黄便秘，二便不利。

简明扼要而切实用。

张按：中医很重视主观感受，比如口渴，进一步要弄清是渴喜热饮还是冷饮，前者属寒、少阴，后者属热、阳明，二者性质天壤之别。

■ **假热真寒案** 王镇，清时华亭县名医，擅治伤寒。时有北郊汤某，盛暑之际壮热九昼夜，势甚危殆。诸医争以黄连、石膏投之，发热愈甚。乃延王镇诊治。王问病者："**思饮否？**"曰："**思饮甚。**"问："**思饮水乎，饮汤乎？**"曰："**思热汤甚。**"遂主以干姜、附子定方，一剂热退，不数日瘥。盖此证乃假热真寒也。（《松江府志》）

张按：此案辨证眼目有两点：一以黄连、石膏等凉药投之，"发热愈甚"，可知并非实热之证；二虽然渴饮，但"思热汤甚"，表明有内寒存在。据此可断为假热真寒之证。

▲ 阴阳辨诀独特之处

这个阴阳辨诀与医书所论似乎没有什么不同，仔细揣摩，它有几个特点。

其一，以舌为重。历代医家医案少有舌象记载，即使仲景也不例外。郑钦安则把舌诊放在第一重要的位置，这是一种创见。舌淡与否反映的是机体是否有热，苔润与否反映的是津液是否耗损，这在辨证时至为关键。作者一天看几十个患者，其中八成以上的舌象都是舌淡胖润，七成以上的人有齿痕，凭此一点差不多就可以判定其阳虚湿盛，投以附子根据就在于此。反过来，成年累月也看不到一例舌红有热象的患者。可以说，舌象是辨认阴阳最直观、最可靠的指标，不像脉诊还有"心中了了，指下难明"的问题。李可先生曾对弟子谈过，对于阳虚病证，舌象拿准了，放胆用附子，绝对没问题。卢崇汉认为："一旦舌有齿痕，更能够判定它是水湿壅滞的一个铁的指征。"

另外，舌见紫象一般多主血瘀，这是传统之论，实际上舌紫更主寒盛，紫色越深主寒越重，火神派很少加用活血化瘀之药。此外，指甲半月痕虽有参考意义，孙秉严先生很推崇，但是并不绝对可靠。

■ **伏气湿病案**　奉化某患，秋后，伏暑晚发，大热大渴，脉沉而闭，久治无效，奄奄一息，邀余诊视。余查前医所处方药，皆是白虎、安宫牛黄之类。余曰："舌淡白如此，真阳欲脱，快服此方，或有可得生，迟则无及矣！"

处方：厚附子9g，炒蜀漆9g，龙骨9g，茯苓9g，生姜6g。

服药一剂，见效。再招余往诊，余又处以原方，令其再服。

原方连服3剂，病霍然而愈。余盖独取其舌色也。(《先师范文虎先生临床经验简介》)

■ **虚阳外越案**　潘中建季弟，回南一路劳顿，感寒发热，时作微寒，杂用散风发表药数剂，热势渐炽。改用清火养阴药又数剂，热势转甚。比到家，则舌苔已由白而黄，由黄而焦，干厚燥裂，黑如炭色。神思昏沉、手足振掉，撮空自汗，危症猬集矣。同好周庶胆、王龙谿皆郡中名手也，见其热势炽甚，以为寒之不寒是无水也，投以六味饮不应；见其舌黑如炭，燥裂焦干，又以为攻伐太过，胃阴干枯也，投以左归饮又不应。

中建乃邀予相商，予诊其脉，左关尺细而紧，右寸关大而缓，**舌体浮而胖**。谓中建曰："此症乃阳虚火衰症，即此舌亦非阴亏火旺舌也。盖缘阴盛于内，而复益之以阴，重阴内逼，逼其虚阳于皮肤喉舌之间，故其热益炽而振掉昏沉，其苔益厚而焦干燥裂耳。若果是阴亏而火旺，则未有六味、左归滋阴猛进而舌反加黑，苔反加厚，身反加热者也。夫舌亦有似实而实虚者，审之贵清；苔亦有似阳而实阴者，验之宜晰。今以其舌之干燥而责以阴亏，苔之焦黑而责以火旺，就常而论，谁不云是据理而断，谁得曰非？殊不知阴亏而干燥者，其舌必坚敛；火旺而焦黑者，其舌必苍老。万无干燥焦黑属阴虚火旺而舌见胖嫩者也。"

中建大服予论，乃拟养荣汤，用人参15g，加附子10g，一剂熟睡竟夜。翌早则舌上干燥焦黑之厚苔尽脱，而变为嫩红滑润矣。仍用原方减人参 6g，附子 1.5g，连服 4 剂，回阳作汗而诸症悉除。(《潜邨医案》)

张按：此证"舌苔已由白而黄，由黄而焦，干厚燥裂"，谁不云是阴亏火旺？杨氏判为"阳虚火衰"的最重要依据是"舌体浮而胖""万无干燥焦黑属阴虚火旺而舌见胖嫩者也"。此乃张景岳所谓"独处藏奸"也。

■ 霍乱案　某年，武汉流行霍乱，有夏姓夫妇二人均受染易。同一天发病，症状都是大吐大泻，汗出，四肢厥逆，六脉俱无，腹痛转筋，症状相似，似乎病情相同。但冉氏细心诊查，发现一个是苔白、津满，不多饮水，喜热，吐泻之物不很臭。另一个则是苔黄、津少，大渴，饮冷不休，吐泻之物甚臭。因而考虑为一人偏寒，一人偏热。前者用四逆汤温补，后者用甘露饮清热。3 剂后，夫妇吐泻均止，四肢转温，六脉皆出，二人均获痊愈。(《冉雪峰医案》)

张按：《内经》云"五疫之至，皆相染易，无问大小，病状相似"。这是说像霍乱之类的"五疫"之病，互相传染，病状都是相似的，但治疗却不一定用相同方药，原因就在于有阴阳之异。如本案夫妇同患霍乱，同时染易，"症状相似，似乎病情相同"，但冉雪峰据舌象、口渴与否察出"一人偏寒，一人偏热"，据此分别用药，均获良效，体现阴阳辨诀的应用。

其二，重视神色。"上工守神"，凡"所现脉息、声音、面色、饮食、起居，一切无神"者，皆为阴证。(《医理真传·卷四》)如在辨治"谵语"一症时，就是以无神为准，"不问发热、汗出、谵语、口渴、饮冷，但见无神，便以大剂回阳饮治之，百治百生"。显然，符合"上工守神"之旨。

■ **慢惊风案** 汤儿5岁。禀赋不足，体弱多病。恣意食肉啖饼，次日腹胀呕泻。医作伤食治，进以消补兼用之太安丸（即保和丸加白术），腹泻转剧，呕亦未止，乃父视为药误。易医以证属虚，处温脾健胃之六君子汤，呕泻立止，认为有效，续进数剂，腹胀如鼓，痛不可忍。后医又认为实证，不顾患儿体质，贸然以大承气汤攻之，胀痛虽已而腹泻不止矣。遂见神疲气短，汗出肢厥，手足不时抽搦，缓而无力，显示种种危象。其家迎治，视儿面色清惨，息微目合，关纹隐微难见，抽搐乏力；启视其目，神光尚好，此乃关键之处，许其可治。即处人参四逆汤以救垂绝之阴阳，急煎频灌，四时尽2剂。夜半阳回，肢温搐停，汗收泻止，有时呻吟。次晨复诊，关纹清淡可见，神清能言，不能坐立，此由攻伐太过，元气斫伤，只应益气补脾，徐图恢复。师理中汤之意而易其分量：党参15g，白术12g，干姜3g，炙甘草

6g，加黄芪 9g，补骨脂 9g，日服一剂。历时半月，未易方而复
常。（赵守真治案）

张按：患儿腹泻不止，神疲气短，息微目合，已见阳脱之
势，然"启视其目，神光尚好，此乃关键之处，许其可治"，强
调神气在辨证中的重要性，符合"上工守神"经旨。

■ **慢惊风厥脱案**　王儿，3 岁，病吐泻，初不以为意，病亟
始求医，治不如法，半日间病转剧，吐如涌，泻如注，旋又搐
搦，继则肢厥神昏，气如悬丝，认为不治，弃于地，待气绝葬
之。时吾师出诊经其门，邻人不忍而代邀诊。见儿僵卧地上，肢
厥如冰，关纹不见，以手掐人中不呻，又掐合谷亦不呻，呼吸若
有若无，抚心有微热，重手按其腹，**儿目忽启，神光莹晶**，切足
三部脉亦不显。窃思该儿病虽沉笃，而神光未散，尚存一线生
机，有可为力之处。先以艾火灸气海、关元、天枢、阳强及两足
三里诸穴，并儿脐满填食盐，切生姜薄片，戳细孔无数，置盐
上，再放艾团烧之，以做急救处理。急处人参四逆汤。

党参 18g，生附 12g，干姜 9g，炙甘草 6g。急火浓煎，陆续
灌下，尚能咽，两时内服完 2 煎，无转变；接进 2 剂，四时许，
身肢转温，目能启视，不吐不泻，气虚不能言。病庆再生，已无
顾虑，接服黄芪理中汤 3 剂调理即愈。（《治验回忆录》）

张按：此赵守真业师蔡仁山先生之验案，其症九死一生，救

急先以艾灸气海、关元等穴；随后以人参四逆汤，四个时辰连进4剂。救人之际，剂量不得不重，3岁小儿而用生附子48g，非此无以救生，足见胆识。

此案在气如悬丝之际，见患儿目光尚"神光莹晶"，而判为"神光未散，尚存一线生机，有可为力之处"而奋力抢救，起死回生，足见"神光"在危急关头辨证的重要性。

其三，以脉为重。经云："切而知之谓之巧。""水火寒热之证，每多相似难辨，但以脉辨之则可据。""凡有一症，即有一症之寒热虚实……症之重者，大寒偏似热，大热偏似寒，大虚偏似实，大实偏似虚。若仅就其似者而药之，杀人在反掌间。此症之不可不辨也。于何辨之？即于脉辨之。""从来症之疑似难决者，于脉决之。"（吴天士语）

■ **假热真寒案**　徐国祯，伤寒六七日，身热目赤，索水到前置而不饮，异常大躁，将门牖洞启，身卧地上，辗转不快，更求入井。一医洶洶急以承气与服。**余诊其脉，洪大无伦，重按无力。**余曰："阳欲暴脱，外显假热，内有真寒，以姜附投之，尚恐不能胜回阳之任，况敢以纯阴之药重劫其阳乎？观其得水不欲咽，情已大露，岂水尚不能咽，而反可咽大黄、芒硝乎？天气燠热，必有大雨，此证顷刻一身大汗，不可救矣。且既认大热为阳证，则下之必成结胸，更可虑也。唯用姜附，可谓补中有发，并可以散邪退热，一举两得，至稳至当之法，何可致疑？吾在此久坐，如有差误，吾任其咎。"于是以附子、干姜各五钱，人参三钱，甘草二钱，煎成冷服。服后寒战嘎齿有声，以重棉和头覆之，缩手不肯与诊，阳微之状始著，再与前药一剂，微汗热退而安。(《寓意草》)

张按：这是清代名医喻嘉言的一个著名案例，若从身热目赤、大躁卧地、更求入井等躁热之象来看，似属阳热实证，无怪乎"一医汹汹急以承气与服"了。细审详辨，着眼于脉洪大无伦，重按无力，确定是由于阴盛于里，格阳于外的缘故，确切地说，这是虚阳外越所致阴火。

■ **暑热案**　嘉定县陈某夫人，年四十余，在夏秋之交，患身热如灼，夜间尤甚。诸医用清凉解暑之品，热势更甚，且时时昏晕。由农民银行分行长潘指行深信余而介绍之。

予诊其脉，浮散无根。即用右归丸作汤以温益下元。服之2剂，其热即退。用右归丸以补其肾中之水火，即王太仆谓，壮水之主，以制阳光；亦即李士材所谓欲收拾其散失之元阳，必须用辛热同类之物，据其窟宅而招之，自然望帜而归原矣。即此意也。(王雨三治案)

原按：盖脉现浮散无根者，是下元虚寒，真阳逃亡于外之候也。其真阳之所以逃亡者，由于真水不足，水不济火，故火在上而成火水未济之象也。其真水一虚，则阴失其主，故至夜间热尤甚也。

张按：《景岳全书·寒热真假篇》中言："凡假热之脉，必沉细迟弱，或虽浮大紧数而无力无神。此乃热在皮肤，寒在脏腑，所谓恶热非热，实阴证也。"

■ **发热案**　乙丑夏日，本县父母靳公一管家病大发寒热，迎余至署。见其人魄汗淋漓，诊其**脉浮数虚大，按之绝无**。其时正将服药，余问："此药从何来？"云是城中专治伤寒者。余问："据此专治伤寒医人认是何病？"答云："彼认是疟疾。"余曰："危矣！危矣！彼认是疟，必用小柴胡汤，内必有黄芩，若服此一剂，神仙不能救矣。"索方视之，果是小柴胡汤。急令将药倾去，另为立方。用附子、肉桂、炮姜各二钱，白术一钱半，陈皮、半夏各八分，茯苓、泽泻各一钱，人参四钱。靳公见方惊骇，问："如此大热天，奈何用此大热药？"余答曰："治病只论证，不论天气。若云大热天气，不当用大热药，则大热天气便不当害大寒病。此乃中阴、中寒之证，即俗所谓阴证伤寒也。不用热药，便不可救，不用大剂热药亦不能救。"力为剖析，始信服。服后大热遂退，二便俱利，汗少安神，始信心无疑。（吴天士治案）

张按：此案发热，以脉浮数虚大，按之绝无，判为"中阴、中寒之证"。

▲ 脉病不合，舍脉从病

有一点提请注意，当脉病不合时，郑钦安主张认证为要，舍脉从病。在"辨认脉法"中指出："气有余，所现浮、洪、长、大、实、数、紧之类（**倘病现阴色不合脉，舍脉从病**）；气不足，所现沉、迟、细、微、虚、短、涩之类（**倘病现阳色不合脉，舍脉从病**）。"（《医理真传·卷四》）这是郑氏独到之处，与诸多专门恃脉为凭，唯脉是从者不同。作者临床中遇到"病现阴色"，而脉见"浮、洪、长、大、实、数、紧之类"阳脉，通常均"舍脉从病"，判为阴证，用附子类热药，未见失误。晚年郑钦安在所著《伤寒恒论》中，辨认阴阳时甚至都不提脉诊了。

■ 谭某之妻，有病患少阳证，不足为奇，而奇在垂帘诊脉，不欲露面，亦新嫁娘之常情。唯诊其六脉全无，若以脉论，非大虚而何？然予不计也。只据其发热、胸满、口干苦，即与小柴胡加减。一剂，则已退热。将谓其平素脉固如是乎？夫人之体质各有不同，脉亦有不能一概而论者。（黎庇留治案）

按：此即"病现阳色不合（阴）脉，舍脉从病"之例。

■ 黄翁令尊患温病发热而渴，虽不恶寒，心中振振，热厥上冒。邀余一诊，按其脉微而虚，不似热病，但外象昭然，难逃法眼。盖患者年近六旬，中气素虚，温脉不显，苟非心细如发，未有不为病脉所蒙者。今见患者心烦不卧，汗出如雨，知其热入少阴，阴不维阳。汗者心之液，肾阴不藏，心阳不守，故心烦汗出也。治法宜令坎离靖和，栀子豉汤主之。栀子吐心阳，香豉纳肾阴，阴平阳秘，精神乃治矣。

服汤一剂，大汗已敛，心神略宁，唯口渴便秘，热度尚盛，知其津液未还，又须养阴，拟炙甘草汤加花粉、白芍，连服数帖，诸恙悉退。(《程祖培先生医学遗著》)

张按：本案以脉而论，"脉微而虚，不似热病"；但"外象昭然"，显示的是发热而渴，心烦不卧，汗出如雨，属于"热入少阴"，以栀子豉汤治之而效，此乃舍脉从症，"不为病脉所蒙者"。乃师陈伯坛所说"体会阴阳动静，勿斤斤于脉象较量"，确是的论。

▲ 独处藏奸辨阴证

张景岳辨证有"独处藏奸"之说："虚中夹实，虽通体皆现虚象，一二处独见实症，则实症反为吃紧；实中夹虚，虽通体皆现实象，一二处独见虚症，则虚症反为吃紧。景岳所谓独处藏奸是也。"(《通俗伤寒论》)这为虚实夹杂局面的判断提供了一条思路。通俗地说，就是少数一二处症状与多数症状相反时，可能反映的是病情本质。同样，十分寒症之中，独见一处热症，则此独见之异，可能反映的是热证；反之亦然，十分热症之中，独见一处寒症，则此独见之异，可能反映的是寒证。

本节旨在通过若干案例探讨哪些"独见"之症，即所谓独处藏奸之处。在通体皆现热症之际，凭借一二处独见之阴症，判断为阴证，其所现热症乃是假热，阴火，从而为临床指明方向。归纳起来，仍旧是凭借舌脉这两点以及口渴嗜凉还是嗜热而断。

■ **汗证案**　吴天士治绍文族婶，素有汗证，此次汗出如沐，发上皆淋漓如坠水状，人事昏沉，坐卧不安，心无主宰，汗出不辍，**满舌黑苔**。因用人参四钱，黄芪三钱，附子、肉桂各一钱，干姜七分，枣仁一钱，当归、熟地各二钱，五味子三分……服后即鼾睡，至三鼓方醒，醒时汗遂敛，舌黑退去一小半。又服复渣，直睡到晓。舌黑退十之七，汗敛十之八。

中有一日，惑于俗见，云附桂不可多服，只用二分，次早舌上即现黑色，胸腹不舒。忙照数服下，舌黑又退，腹舒进食，始信附桂必用之药，即少用尚不可，况可以不用乎？况可以不用附桂而反用寒凉之药乎？病者愈后，随又受孕，迄今称感不忘。（吴天士治案）

张按：人多谓舌黑有火，吴氏论云："盖舌黑有二种，有火极似水而黑者，乃热证也；有水来克火而黑者，乃寒证也。"此案

"火证舌黑，则当口唇焦紫破裂，舌粗有芒刺。今口唇白，毫无血色，舌虽黑却无芒刺，又不干燥，其为阴寒之象无疑"。

■ 腹胀案　司农汪柳亭，年近六旬。仲春病腹胀兼作痛，饮食不能进，服群医药十余剂不一应，且增甚。遣人招予，诊之六脉洪大滑盛，重按益加有力，如年壮气实之人。面色则㿠白而带萎黄，舌色则青黄而兼胖滑。诊毕，予索前医所拟方遍阅之，则皆香附、厚朴、乌药、木香、山楂、神曲、陈皮、半夏、藿香、延胡、枳壳、桔梗、莱菔子、大腹皮等一派消导宽快之属。因谓柳亭曰："若但据脉症则诸方殊得当也。第面色白上加黄，且㿠而萎，**舌色黄里见青且胖而滑**，则症之胀痛与脉之洪盛可知皆非实候，所以陈皮、枳壳、木香、乌药等剂，日夜吞咽而腹痛依然，腹胀如故也。不知此由心机太重，心境不舒，思虑郁怒，亏损肝脾，以致肝脾两经气血两虚而脏寒生满且作痛耳。"乃拟养荣汤倍人参加附子一方与之，一剂而痛胀随灭，再剂而痛胀全除。继用补中益气加白芍调理而饮食如旧。(《潜邨医案》)

原按：友人问："形盛脉大，焉知其症属虚寒乎？"予曰："凡物之理，实则坚，虚则浮，热则燥，寒则湿。今舌色青上加黄而胖，则为肝脾之虚无疑，而胀非实胀，痛非实痛可知矣；胖而兼嫩且滑，则为肝脾之寒无疑，而胀为寒胀，痛为寒痛可知矣。引而伸之，诸脏皆可类推。予兹三十年来，所夹以破群医莫破之疑，治各种难活之候而幸无或误者，所恃有此法也。使不有此法，则何以阴阳虚实见之悉得其真，补泻寒温投之则神其应哉？"

■ **假热案** 归安张某，世业医，因疲于临证，染时疫。微寒壮热，头痛昏沉。服发散药数剂，目直耳聋，病势增盛，口渴便闭，寝食俱废。改用泻火清胃解毒等剂，热势尤炽，油汗如珠，谵语撮空，恶候悉具。其大郎丹如求救于予。

趋而视之，**其脉洪大躁疾而空，其舌干燥焦黄而胖**。诊毕，丹如问曰："有救否？"予见伊亲族在座者皆同道，因答曰："病本有可救，但有一着难救耳。"丹如又问："何故？"予曰："壮热谵语，口渴便秘，据其症则阳明火旺症也；躁疾无伦，洪大有力，据其脉则阳明火旺脉也；干燥无津，焦黄有裂，据其舌则阳明火旺舌也。夫合脉、症、舌三者，既皆属阳明火旺矣，则是拟其方白虎承气方也。而顾欲以参芪术草投之，桂附炮姜进之，则唯病家不识药性，不懂医理者或肯冒昧吞之，此其所以难救耳。"丹如曰："诸药不应，束手无计矣。果有可救则攻补寒暄唯所命也，先生其勿以掣肘为虑。"予乃写养荣汤，用参、附各三钱与之，曰："服此后当得睡，睡则诸脉俱静，诸症俱退而舌变嫩红滑润矣。"翌日复诊，果如所言。仍用原方减去参附一半，守服数剂而愈。(《潜邨医案》)

　　张按：此案虚寒逼阳外越导致诸般假热之象，杨氏认定假热关键，主要凭借舌、脉："岂有重按全无脉者而尚得谓之实证？满舌俱胖壮者而尚得谓之实火哉？"用人参养荣汤加附子，翌日即获显效，数剂而愈，手眼过人。

　　■ **发热案**　戊寅七月，一族弟初病发热，用表药二剂，热不退。更医用麦冬、花粉，更加寒战、呕吐，面色手指俱黑，始畏而请余视。**两手脉俱伏，舌纯黑**。余大惊曰："此中寒阴证也。"急予理中汤一剂，用人参三钱，附子三钱，肉桂一钱五分，炮姜一钱，白术二钱，茯苓、泽泻各一钱，陈皮八分，半夏一钱，吴萸五分。服一剂，热退，冷汗出，脉稍现。是日仍大寒战，后复发热，其家皆云疟疾。余语其家曰："此病似疟疾，却不是疟疾，切不可作疟治，误治致死。此阴寒之极，故发寒战，谓之发厥，厥后回阳，故复发热。若不复发热，则是纯阴无阳，不复能生矣。昨剂药力虽重，奈病势更重，药犹不能敌病，今如昨药，一日须服二剂。"于是每日共用附子六钱，人参八钱，姜、桂各四钱，余悉同前方加一倍，连服五日，寒战退尽，始单发热；再减去一剂，每日只服一剂，又服七日而热尽退，再服半月而复元。（吴天士治案）

　　■ **暑热案**　吴球治一人，暑月远行，渴饮泉水，至晚以单席

阴地上睡，顷间发寒热，吐泻不得，身痛如刀刮，医曰："此中暑
也。"进黄连香薷饮及六和汤，随服随厥。吴诊其脉，**细紧而伏**，
曰："此中寒也。"众皆笑曰："六月中寒，有是事乎？"吴曰："人
肥白，素畏热，好服黄连及益元散等凉剂，况途中饮水既多，又
单席卧地，寒邪深入，当以附子理中汤，大服乃济，用之果效。"
(《古今医案按·卷一》)

　　张按：辨证论治疾病，固应因时制宜，更宜把握审因论治。
本例虽病发暑月，但因远行，渴饮泉水，单席卧地，至寒中太
阴，损伤中阳，气机逆乱，故吐泻不得、寒热身痛。误投苦寒清
凉，中阳更伤，冰伏于内，致随服随厥。寒伤中阳为病变之本，
据脉细紧而伏，投理中汤以温补中阳，加附子补命门之火以去寒
湿，药证相符，用之果安。

　　■ **假火案**　长兴朱讷亭继母，病热症。胸口痞闷，眼赤羞
明，遍身疮肿，大便燥结，小水痛涩，闻声则惕然而惊。医者咸
作火治，所用方药皆解毒清火导赤，服至十余剂火势益甚，以至
饮食不进，昼夜不寐，病势转剧。

　　延予诊视，**其脉浮分鼓指，沉则缓大，两关尤洪软而迟，乃
知其外症悉属假火也**。因语讷翁曰："据所见症本皆属火，揆所用
药本多对症，但正治而不应，则非从治不可也。"乃以参附养荣汤
予之。时议论纷纭，谓药与症反，恐不可服。予曰："芩连、桂附，

两者冰炭，一或误投，死生立判，若见之不的，岂容轻试耶？"
讷翁遂取药立煎与饮，下咽后即得卧，卧至五鼓大叫饿甚。自寅
及巳，连进稀粥三次，大便润而小水长，闻响不惊，诸症悉退。
仍用原方去附子，守服十余剂而眼赤疮肿悉愈。（杨乘六治案）

　　原按：盖此症本为忧虑所伤，以致三阴亏损；又为寒凉所
迫，以致虚火游行。所以冲于上则两目赤涩，流于下则二便艰
难，乘于外则遍身疮肿，塞于中则胸膈痞闷。盖其标虽似实热，
而其本则甚虚寒。若果是实热，则何以闻响则惊，且可以寒凉频
进而火势反甚耶？

　　■ 发狂谵语案　吴南皋兄家人，年二十余，五月间得伤寒。
初系他医所治，至八九日忽发狂谵语，躁欲坠楼，其妻拉住，挥
拳击妇，致妇胎堕，数人不能制。用醋炭熏鼻，方能握手诊脉。
脉则散大无伦，面赤戴阳。此误服凉药，亡阳谵语，瞬息即脱。
众药陈几，有用白虎汤者、承气汤者、柴胡凉膈者。病家云：因
服香薷凉药，大汗至此，故不敢再煎，求余决之。余辞不治，主
人力嘱，遂以真武汤本方易干姜，用生附子三钱，令其煎成冷
饮。服后片时，即登床就枕，略睡片刻，醒则再剂，加人参一
钱，熟睡两时，即热退神清，询其前事，皆云不知。继用理中汤
六七日而愈。其妇因击堕胎而反殒。（郑素圃治案）

　　张按：此案阴躁发狂，"挥拳击妇，致妇胎堕，数人不能

制""其妇因击堕胎而反殒",可见发狂躁动之程度,极易误认为阳狂之发。郑氏以脉散大无伦、面赤戴阳,而辨为亡阳欲脱之证,确是高手。

■ **发狂谵语案**　嘉定秦某之子,年十三四,感受阴暑症,医用白虎汤治之,顿然神昏不省,谵语发狂,将门帐衣衫尽行扯碎,与茶饮,将茶壶嘴咬去。

予诊之,见其身热面赤,扬手掷足,且不识人,**其脉浮散且数。知系阴寒证误服大寒凉药,是速其真阳之亡也**。仲景云:亡阳者必惊狂,起卧不安者即其症也。以误治而速其真阳之亡,则心火代君之位,君无所主则十二官危。其所受之苦楚,如摧肝裂胆,剜去心肺一般,故现至忿至怒之状态,亦即表示阳气欲脱离躯壳之征象也。此症危险已极,非用大热大补以厚土埋阳、树帜招阳之法,断无挽救之术。

即用附子理中汤加入补血宁神、收敛阳气之品:别直参、于术各一两,炮姜、制附子、半夏、炙甘草各三钱,杞子、归身、龙骨、牡蛎各六钱,茯苓、茯神各四钱。

嘱其冰冷服之,一剂而身热退,神志清。转方将参术姜附各减半,又二剂而瘳。(王雨三治案)

原按:如经时医续治,必遭枉死。此子适招予诊而获痊可,亦云幸矣。

■ **阴躁案**　禹三弟，初起间日一发寒热，酷似疟疾，日服疟疾药，以为有名之病，不足介怀。至第九日，只觉烦躁异常，并不发寒热之时，总只坐立不定，始请余视。**诊其脉浮大而数，重按全无，余心知是阴躁也**，微语之曰："此阴寒证也。"因立理中汤一方，知其人不信是阴病，必不肯用附子，方上只写干姜、肉桂，药中暗投附子。讵意自行择去。又着人问云："今日已服截疟药矣，此药留至明日服何如？"余思已服截疟药，不知又是何等药，且又不肯信心，将来服药必无功，此药力尚轻，又择去附子，已无效矣。又加截疟药在腹，服之不安，反谓此药为害，因答曰："听明日服也罢，竟不服也罢，此病我不敢经手。"次日四鼓，余乘凉往万安街，黎明来请，余已去远矣。

是时服药便吐，乃请余先生予八味地黄汤，重加参，服下稍定。再接连多服，或可挽回。未几而接名医之子、名医之徒齐到。余下午归来，闻之叹曰："此人今晚必死矣。"人问何故？余曰："此二公原好用寒凉，凡病皆云是火，此证亦必以为火而投以寒凉，故知死数至矣。"少顷，探问之，果两人皆云火病，一用竹叶三十片，一用竹叶三十五片，余皆山栀、花粉之类，其家明白者，皆阻勿服。其内人云："二医皆同，必然不差，试服一剂，看何如？"才服得一盅，顷刻大发寒战，上灯时便气绝矣。浑身青黑，始知确是阴证。（吴天士治案）

张按：此症"烦躁异常""总只坐立不定"，像似阳热之症，但是"诊其脉浮大而数，重按全无"，凭此而"心知是阴躁也"。名医之子、徒"两人皆云火病"，投用凉药，误人性命。

■ **发热案** 翰林叶公迎余为其弟诊视。其人二十五六岁，问其得病之原，云自某日下午吃饭稍冷，是夜即发热，次日服发散药一剂，热不退。次日遂改用黄芩、黄连，共服四剂矣，热仍不退，亦未大便。今早忽尔若癫若痫，人事不清，不卜何故？余诊其脉却洪大，按之又觉有力。视其舌色，鲜红洁净并无苔。余甚疑之，暗自沉吟，据脉颇似热证，若是热证，服芩、连当有效矣，如何反剧？若是阴证，脉不当有力，舌当有灰白苔，今舌红、脉有力，又不似阴证。见病人伸一指，向床头边冰水碗中，略沾些许冰水于舌上点点。余因问病人曰："尔舌干乎？"病人点首。余曰："**舌既干，何不将此碗冰水大喝几口？**"答曰："**怕吃。**"余暗喜曰："**此一语审出真情矣，此是阴证也。**若是阳证真渴，冷水一饮而尽，禁之不得，岂知怕饮？此舌之所以红者，因服寒药已多，反从火化，故色红也。若是热证，则舌当有黄苔，或舌色焦紫，岂仅如此之鲜明红色乎？其脉之所以搏指者，至虚有盛候，真阳已竭，真脏脉现故也。"（吴天士治案）

张按：本案发热，据脉洪大有力、舌鲜红无苔颇似热证，即便吴氏亦犯思量。却于"怕吃"冰水而看出端倪，"一语审出真情矣，此是阴证也。若是阳证真渴，冷水一饮而尽，禁之不得，岂知怕饮？"

■ **发热案**　20世纪70年代，广西中医学院（今广西中医药大学）会诊一个病例。患者是一老干部，发热40多天不退，用过各种抗生素，服过不少中药，体温始终不降，于是请全院名医会诊。就在大家聚精会神讨论病情的时候，林沛湘老中医注意到一个细节：患者从暖瓶中倒了一杯水，马上就喝下去了。当时天气很热，喝些水是正常的。林老悄悄用手触摸了一下杯子，发现还在烫手。热天喝这样烫的水，说明体内大寒，仅此一点，病情就明白了。于是，林老力排众议，以少阴病阴寒内盛，格阳于外论治，处以四逆汤加味。药用附子、干姜、肉桂等热药，一剂而体温大降，几剂后体温恢复正常。（《思考中医》）。

张按：本案林沛湘老中医正是注意到患者虽然发热却"喜饮热水"这一细节，才断定此案乃是"阴寒内盛，格阳于外"引起，透过现象，看到真寒假热的本质，用四逆汤本属的对之方，故而应手取效。

二、阴阳辨诀的重要性

阴阳辨诀是郑氏对阴阳学说的丰富与发展，具有非常重要的作用。他非常重视这个辨诀，称之为"辨认阴虚阳虚之切法"，强调"学者先要学此手眼""阴虚、阳虚辨认不可不澈，上卷辨认法（指阴阳辨诀），切切熟记"（《医理真传·卷四》）。

阴阳辨诀乃郑氏首创，遍查《中华医典》上千部医籍未见，是学习、掌握火神派的第一关，事实上也是学习中医的第一关，所以至关重要。张景岳曰："医道虽繁，而可以一言蔽之者，曰阴阳而已。"陈修园谓："良医之救人，不过能辨认此阴阳而已；庸医之杀人，不过错认此阴阳而已。"

掌握阴阳辨诀，治病"便可超人上乘，臻于神化"（《医法圆通·卷三》）；"握定阴阳辨诀治之，决然不错"（《医法圆通·卷二》）；"挈定阴阳实据治之，发无不中"（《医法圆通·卷一》）。"发无不中""决然不错"，说的何等坚定！毕生研究火神派的唐步祺先生称赞郑氏"阳虚阴虚辨证纲要……最切实用"，确为心得之语。

"善诊者，察色按脉，先别阴阳。"（《素问·阴阳应象大论》）辨清阴阳为临床头等大事。作者体会，学习钦安学说，首先分清阴阳，就没有治不了的病，才有登堂入室之感。一个好中医就应该是一个全科医生，作者主攻内科，但我什么病都可以看，在《关东火神张存悌医案医话选》里，外、妇、儿、五官、皮肤科等所谓"小科"治愈病例不比内科的少，深感阴阳辨诀"最切实用"，其实也是学习中医首先要解决的问题，经文早有明言。

刘力红教授曾说过一段话："诸位要是信得过，且听我一句话，那就是抱定这个阴阳，朝于斯，夕于斯，流离于斯，颠沛于斯。果能如此，不出数年，包管大家在中医上有一个境界，也包管大家能够真正列入仲景门墙。"（《思考中医》）此话说得真切，令人心动。

三、用药金针，指点迷津

理解和掌握阴阳辨诀，有一段话至为关键："予考究多年，用药有一点真机与众不同。无论一切上中下诸病，不问男妇老幼，但见舌青，满口津液，脉息无神，其人安静，唇口淡白，口不渴，或渴而喜热饮，二便自利者，即外现大热，身疼头痛，目肿，口疮，一切诸症，一概不究，用药专在这先天立极真种子上治之，百发百中。若见舌苔干黄，津液枯槁，口渴饮冷，脉息有神，其人烦躁，即身冷如冰，一概不究，专在这先天立极之元阴上求之，百发百中。"（《医理真传·卷四》）

这段话堪称钦安全部著作中最重要、最精彩的一段论述，在其著作标题中冠以"钦安"字体者，仅此一例。这段话归纳了他对阴阳辨诀的精辟认识，其真机在于：在阴证前提下（舌青，满口津液，脉息无神……），即使外现大热、身疼头痛、目肿、口疮，一切诸症，也一概不究——不被这些假热、假象所迷惑，一律专主扶阳；反之，专主益阴。患者的整体表现是"阴象""阴色"，局部表现的若干火热之症，属假象，不要被迷惑。通俗地说，就是要抓整体，抓大背景，不要一叶障目，不见泰山。

这里"一切诸症，一概不究"八字，是贯彻阴阳辨诀的心法。照此用药，无论阴证阳证，疗效都是"百发百中"，说的何等自信！此老这一"考究多年"的"用药真机"，就是建立在阴阳辨诀的基础上。

阴阳辨诀主要就是阳虚辨诀，因为钦安学说最注重、最擅长的是阳虚辨治。

四、校正某些市习成见

用阴阳辨诀衡量某些传统或市习观点，就会发现有些观点是有问题的。许多认作阴虚的病证，常见的如潮热、盗汗、午后发热、五心烦热等，讲义上也都这样说，其实可能是阳虚使然。**"潮热亦必审其虚实，盗汗亦必究其源委"**，断不可一律论为阴虚。我们不要囿于市习成见，坚持用阴阳辨诀衡量这些证候的属性，防止只知其一，不知其二，认阴证为阳热，滥用苦寒滋润，沦入庸医之流。

郑钦安对潮热、盗汗等症的阴阳属性做了很好的论述。

潮热：潮热本指发热如潮而有定时之症，一般多指午后或夜间发热而言，诸书均认为阴虚所致。郑钦安不同意此说，认为是阴盛所致。他说："世人以为午后发热为阴虚，是未识阴阳消长之道也。""人身真气从子时一阳发动，历丑寅卯辰巳，阳气旺极，至午未申酉戌亥，阳衰而下潜藏。"（《医法圆通·卷三》）也就是说，午后至夜间子时这一时段，是阴气当令，此时发病或病情加重者，是阳虚逢到阴令，雪地加霜，故而发病或病情加重。

"一见午后、夜间发热，便云阴虚，便去滋水。推其意，以为午后属阴，即为阴虚，就不知午后、夜间正阴盛之时，并非阴虚之候。即有发热，多属阴盛隔阳于外，阳气不得潜藏，阳浮于外，故见身热。"（《医法圆通·卷三》）

"予于此证，无论夜间、午后发热，或面赤，或唇赤，脉空，饮滚，无神，即以白通汤治之，屡治屡效。"他列举了一个验案加以证明："予治一易姓妇，每日午初即面赤，发热，口渴，喜热汤，至半夜即愈，诸医概以补阴不效，予以白通汤一服而愈。"可以看出，对于潮热的认识，无论从理论还是从临床上看，郑氏所言都是言之有据，持之有故。

■ 王某，男，43 岁。2011 年 1 月 19 日初诊。换肾手术 1 年，半年前自觉火从腹部上冲至心下，呈阵发性，上半身燥热，**午后加重，并发低热**。咽部与牙龈时发肿痛，腰膝酸软，手足发凉，乏力，眠差，便溏，尿时黄。舌淡胖润，苔垢有纹，脉沉滑寸弱。此情类似上案，亦是虚阳上越、上热下寒之证，主以潜阳封髓丹加味：附子 60g，砂仁 25g，龟甲 15g，黄柏 15g，干姜 30g，炙甘草 60g，骨碎补 25g，山茱萸 45g，茯神 30g，怀牛膝 15g，龙骨牡蛎各 30g。10 剂。

服药后，燥热减轻，手足凉转温，余症轻减。上方山茱萸改为 75g，原方调整再服 10 剂，随访疗效巩固。（张存悌治案）

张按：此案燥热，午后加重，并发低热，当属潮热。然腰膝酸软，手足发凉，乏力，眠差，便溏，舌淡胖润，脉沉滑寸弱，乃一派阳虚之象；潮热系真阳浮越所致。重用附子温阳治本，另外选药引火归原。

■ 杨某，女，30 岁。2008 年 11 月 28 日诊。午后发热已 20 多日，一直用抗生素输液治疗未效。症见面色㿠白无华，头昏神疲体倦，少气懒言。经化验检查，排除"伤寒""肺结核"。舌淡苔薄白，脉沉细无力。诊为阳虚发热，法当回阳收纳，引阳归舍。方用白通汤加味治之：附片 40g，干姜 15g，北细辛 6g，葱头 3 枚，2 剂（第 1 剂以生姜代干姜）。

3 日后相告，服第 1 剂药后，发热渐退；2 剂服完，热未再发，精神恢复。（顾树祥治案）

原按：阳虚发热，时有发生，临床治十数例，皆以此法治之，2 剂收功，无一不效。此方妙在细辛配合姜、附，可把外浮之阳纳之归舍。

盗汗：亦有阳虚所致者。"各书俱称盗汗为阴虚者，是言其在夜分也。夜分乃阳气潜藏之时，然而夜分实阴盛之候，阴盛可以逼阳于外，阳浮外亡，血液随之，故汗出，曰盗汗。医者不知其为阳虚，不能镇纳阴气，阴气外越，血液亦出，阴盛隔阳于外，阳不得潜亦汗出。"（《医法圆通·卷二》）断不可一律论为阴虚。

■ 孙某，女，46岁。反复夜间盗汗半年多，严重时一觉醒来浑身湿透，衣被几如水渍，以至惧怕入睡，多方诊治罔效。索病历处方细阅，前医皆以滋阴降火、补血养心论治。观其症，少神乏力，寐差梦多，口干不欲饮，腰酸膝软，手足欠温；诊其舌苔薄白，舌淡红，舌体微胖、边有齿痕，脉细数无力。四诊合参，判断此盗汗非阴虚火旺所致，乃由阳虚使然。遂拟扶助真阳，敛液止汗之法。方用四逆汤加味：制附子30g（先煎），肉桂粉10g（另包，冲），干姜15g，五味子10g，白芍20g，炙黄芪30g，生熟枣仁各30g，煅龙骨30g，炙甘草15g，生姜15g，大枣5枚。3剂，每日1剂，水煎服。

二诊：药服第2剂，盗汗全止，能安静入睡，精神好转。服完3剂，诸症皆消。因出差，有所不便，要求改服成药，嘱其续服桂附地黄丸以巩固疗效。约4个多月后，患者因感冒来诊，

告曰愈后未再发作，感觉体力及体质较过去增强许多。（余天泰治案）

原按：一般认为，盗汗多责之于阴虚火旺和心血不足，恒以滋阴降火、补血养心为治。然以余临床所见，因阳虚而盗汗者并不少见，本案即是一例。缘由阳虚阴盛，格阳于外，虚阳外越，津液随之外泄所致。诚如郑钦安所云："此为阳欲下交而不得下交，阳浮于外，故汗出。法宜扶阳，阳旺而阴不敢与争，阳气始得下交。"（《医法圆通·卷一》）故以四逆汤加味而收效迅捷。

■ 吴某，男，30岁。睡中汗出如洗，上身尤多，自幼而发，冬季更显。乏力，下肢发软，无神，眠差，尿黄，舌淡胖润，脉滑寸弱。投桂枝加附子汤治之：桂枝25g，白芍25g，炙甘草15g，附片30g，龙骨30g，牡蛎30g，山茱萸45g，茯苓30g，肉桂10g，黄柏15g，砂仁15g，生姜10片，大枣10个。7剂。

服药后夜汗显减，药已中的，守方调理至痊。（张存悌治案）

原按：此证睡中汗出，医书皆称盗汗，主阴虚。念大学时都是这么学的，可以说根深蒂固。读了郑钦安的书后才弄清楚："夜分乃阳气潜藏之时，然而夜分实阴盛之候，阴盛可以逼阳于外，阳浮外亡，血液随之，故汗出，曰盗汗……此旨甚微，学者务须在互根处理会。"（《医法圆通·卷二》）以我所见，盗汗属阳虚的多，阴虚的少，本案不过是众多例案中的一个。

■ 张某，男，43 岁。头汗 6 年，每天早晨头汗淋漓，四季皆然，虽经多法治疗而不效。现症见近半年来加重，每至黎明前开始颜面热感；继则头汗出，汗出淋漓，全身发凉，白天困倦无力，动则心悸，颜面苍白，舌淡苔薄白，脉沉迟而细。证属阳气虚衰，阴寒内盛。治宜扶阳抑阴，方用真武汤加味：附片 30g（先煎），白术 10g，茯苓 15g，白芍 15g，黄芪 30g，生姜 4 片。4 剂。

二诊：服药后，头汗竟止，精神转佳。继以原方出入 10 余剂调理，以巩固疗效。随访 2 年未复发。（张存悌治案）

张按：但头汗出一症，临床时有所见，多以为上焦邪热内扰或中焦湿热上蒸，然亦有因阳虚者。头为诸阳之会，早晨阳气发生之时，阳虚而不能固护，以致头汗自出。投以真武汤扶阳抑阴，加黄芪益气固表，使阳复阴消而愈。

吴鞠通说："五更汗泄，乃阴旺也。"一句话点明要害。

▲ 几种常见病的阴阳属性

第一种　出血

"今人一见失血诸症，莫不称为火旺也。称为火旺，治之莫不用寒凉以泻火。举世宗之而不疑，群医信之而不察，所以一得失血证，群皆畏死。尤其一经失血，死者甚多，不知非死于病，实死于泻火之凉药耳。"（《医法圆通·卷四》）郑钦安说："失血之人正气实者少也，正气一衰，阴邪上逆，十居八九，邪火所致十仅一二。"这一点确为真知灼见，以作者认识，郑氏经验才符合临床实际，其治疗朱知府夫人吐血案即可证明（见本书第七章）。

判断阴火血症的根据，仍旧是"阳虚秘诀"，从阴象中求之。如："鼻血一症，有由火旺而逼出，定有火形可证，如口渴欲冷、大小便不利之类……有元阳久虚，不能镇纳僭上阴邪，阴血外越，亦鼻血不止。不仅鼻血一端，如吐血、齿缝血、耳血、毛孔血、便血等，其人定无火形可证，二便自利，唇舌淡白，人困无神。法宜扶阳收纳，如潜阳、封髓、甘草干姜或加安桂、吴萸之类。""素禀阳虚之人，并无邪火足征，阴象全具，忽见满口齿牙血出。此是肾中之阳虚，不能统摄血液，阴血外溢，只有扶阳收纳一法最妥。""久病与素禀不足之人，忽然大便下血不止，此是下焦无火，不能统摄，有下脱之势。急宜大剂回阳，如附子理中、回阳饮之类。""凡吐血之人，多属气衰不能摄血。吐则气机向外，元气亦与之向外，故身热。急宜回阳收纳为主，切不可见吐血而即谓之火，以凉剂施之。"（《医理真传》）

■ **鼻衄案** 刘某，男，5岁。某年春季，其父背来就诊说：小儿一人在家，中午忽发现鼻出血不止，倦怠无力，躺在椅上，面色苍白。曾频频用凉水冷敷，流血反而加剧，急请范中林先生诊治。

患儿精神萎靡,四肢逆冷,唇舌淡白。此为少阴寒证,阳气衰微,不能摄血,阴气较盛,势必上僭。法宜壮阳驱阴,温经摄血。急投四逆以救其里。处方:天雄片30g,炮姜30g,炙甘草20g,1剂。

嘱急火煮半小时许,先取少量服之;余药再煮半小时,续服。患儿父亲将处方拿回家中,其母见之,大吵大闹:"从古到今,未见鼻流血用干姜、附片!"其父仍坚持服用。1剂未尽,血立刻止住。傍晚,患儿在院内玩耍如常。(《范中林六经辨证医案选》)

张按:鼻衄一症,外感风邪,肺郁化热;过食辛辣厚味,胃火上逆;暴怒气逆,肝火妄动;肾阴耗损,虚火上炎等均可热伤脉络,迫血妄行。治则常以清热凉血为主。但临证确属虚寒、血失统摄而致衄者,亦非少见,若误用凉药每致偾事。本例精神萎靡,四肢逆冷,唇舌淡白,显系阴证,范先生以大剂四逆汤,一剂即能取效,颇见功力。

■ *血尿案* 伊某,女,61岁。9年前患隐匿型肾炎,经治已愈。4个月前开始尿血,迭治乏效,花费一万余元,苦恼已极。其外甥系余朋友,怜爱姨妈而介绍来诊。现症:肉眼血尿,腰臀酸胀发木,低热(37℃),时有烘热,头胀,汗出,口苦不渴,舌淡稍胖润,脉滑无力。既往甲亢20年,用西药控制。查以往用药，无非清热凉血止血之品，致令患者便溏。观其舌淡稍胖润，脉滑无力，兼以口不渴，已属阴象。真气上浮而现烘热、头胀、口苦等症，俱属头面阴火；其低热、汗出，乃属虚阳外越；血尿则属阳虚不能统摄阴血所致。综合分析，此证总属阳虚阴盛引起，不可被头面阴火所惑。治以温阳固摄，方用潜阳封髓丹加味：附子 15g，砂仁 10g，黄柏 10g，炙甘草 10g，炮姜 25g，肉桂 10g，薏苡仁 30g，白术 15g，川断 30g，茯苓 25g。

3 剂后，血尿消失，镜检尿中红细胞 4 ~ 5 个，体温正常，口苦消失，烘热减少。继续加减调理月余，镜检尿中红细胞 1 ~ 3 个，余症若失，随访迄未复发。（张存悌治案）

张按：本案是学习火神派不久，用温阳法接治的第一个血证病例，因无经验，附子仅用 15g。即使这样，这个尿血 4 个月、中西医迭治乏效的患者，服用 3 剂即大见成效，疗效之速实出意料，益发坚定了对火神派的信心。以前治血证包括血尿，多从火热或阴虚着眼，回顾疗效并不理想，不巩固。学习火神派理论后，凡病以阴阳辨诀判认，发现确如以郑氏所论，实火引起的血证少见，阳虚引起的血证多发，"十居八九"。郑氏在论小便下血时说："予曾经验多人，皆是重在回阳，其妙莫测。"确为真知灼见。

▲ 曹颖甫、范文甫观点

曹颖甫指出："人之一身，唯血最热。少年血盛则耐寒，老年血虚则畏寒，血虚故也……故无论吐血、衄血、便血及妇人崩漏，其体必属虚寒。至于亡血而身热，则里阴不能抱阳，阳荡而无归矣。至是而用凉血之药，十不活一。所以然者，为其阴中之阳气，一戕亡于血，再戕于凉药也。"

范文甫治血证习用理中汤，认为："服寒凉药止血，血得寒凉而凝结，血止是暂时的。血凝而不畅流，必致妄行而外溢，故愈后常复发；血得温则畅行，畅行则循环无阻，血循经而不外溢，故愈后少复发。"二公所言颇含至理，也为郑氏倡用温阳止血之法加了注脚。

第二种　疔毒痈疽

外科常见如疔毒痈疽，我们一向认为是热毒，"痈疽原是火毒生"，首选方是消疮饮，用药不离金银花、蒲公英之类。但如果用阴阳辨诀衡量，就会发现有些疮痈是阴证，用消疮饮永远治不好！

■ 唐某，女，41岁。水湿中作业，左手拇指生一小疱，麻木作痒，继则红肿疼痛；翌日其肿更甚，痛如锥刺。诊见面晦，恶寒，发热，无汗，肢节疼痛，语声低颤。苔白多津，脉象弦紧。指尖发疔，指肿倍增，乍看红肿，细审晦暗。周连三先生诊为水邪内侵，阳虚脾湿。治宜温阳利水，发散寒邪。方用真武汤加麻黄：附子、麻黄、白术、白芍、生姜各15g，茯苓30g。2剂后，漐然汗出，寒热俱退，疼痛全止。原方去麻黄，加黄芪30g。2剂后，溃流毒水而愈。(黄文东《著名中医学家的学术经验》)

张按：周连三先生认为，阳虚型疔毒发病机制属寒湿郁结，提出"毒在血中蕴，温化邪自除"的治疗原则，倡用真武汤治疗，浓煎频服。因寒湿之邪郁于人体，同时重加麻黄以散表邪，其用量不能少于9g，若量小则固而不发。多者可用30g，漐然汗出，屡见速效。疼痛较甚者，重用附子可达30g。

■ 高某，男，26岁。2011年6月7日初诊。头面上肢疖疮，此起彼伏2年，两鬓角处尤多，挤出为脓血。曾服解毒片等不效。已因疖疮肿大动了5次手术。正汗，舌淡胖润有痕，脉滑数软，右寸左尺弱。根据舌脉，一派阴象，疖疮是虚阳外越所致。处方真武汤加麻黄等：附子30g，茯苓30g，白术30g，赤芍20g，麻黄10g，炮姜30g，白芷10g，连翘20g，生姜10g，7剂。嘱忌食生冷、辛辣、海鲜。

复诊2次，半月后，疖疮再没有发作。(张存悌治案)

张按：学习火神派以后，用阴阳辨诀衡量，发现有些疮痛是阴证，这个弯子才转过来。本案患者舌脉、手足发凉，俱为阳虚之象。阳虚阴盛，虚阳外越，化热生毒长疮，此疮乃为假火，郑钦安所谓阴火是也。余用上法治疗疮痈五六例，均收效满意。当然，不是说凡疮痈都是阴证。要强调的是，疮痈既有阳证，也有阴证，要两分法，不要只知其一，不知其二。那些久治不愈的疮痈，多数都是阴证，用消疮饮永远治不好。关键是掌握好阴阳辨诀。大学同学聚会，邻座是毕业留校搞外科的主任，多年专攻疮痈，我问："如果我用附子治疮痈，你能接受不？"他马上说："不能！凭什么呀？"说明这种认识太普遍了。

近代名医萧琢如说："外科必识阴阳，方能为人治病。否则药与证反，或杂乱无纪律，势必轻者变重，重者即死，害与内科同等，不可不慎。"

第三种 皮肤病

举个带状疱疹的例子，这个病现在都按肝火论处，用药无非龙胆泻肝汤之类。

■ **带状疱疹案** 王某，男，81岁。2011年7月30日初诊。患带状疱疹1周，发布于右胁五六处，疹如粟米，成片成簇，色红，灼热疼痛，连及右腋，汗多。尿频，宿有前列腺增生。舌略紫胖润，苔薄白，脉左浮弦而软，右弦寸弱。拟真武汤加味投治：附子30g，白术30g，茯苓30g，白芍25g，瓜蒌30g，红花10g，白芷15g，苡仁30g，甘草15g，生姜10片，大枣10个。7剂。

11月29日，以他病就医，告曰服药后即愈。（张存悌治案）

张按：用本法治疗6例带状疱疹，皆药到病除。曾治辽宁中医药大学西医某老师，女，72岁。患带状疱疹1个月，施以神经节截断术后痛减，右额角连目皆肿，仍疱疹成串，灼痛连及发际，麻木，无汗，便艰，脉沉滑数软、左关旺。打针吃药，半个月一直不好。投以上方，随即收效。开方前对她说："你不要看我的方，怕你看了不敢吃。"答曰，我不看。难得老师如此信任学生。

■ 痤疮案　张某，女，33岁。痤疮二三年，唇周痤疮点点，甚者有脓疱，口腔溃疡和齿龈肿痛反复发作，足凉过膝，口和，尿稍黄，便可。既往胃病多年，月经错后1周。舌淡赤胖润，脉滑软、左寸浮。此一派阳虚之象，痤疮、口疮、牙痛皆阴火所致，治以扶阳潜纳，潜阳封髓丹加味：附子10g，砂仁15g，龟甲10g，黄柏10g，炮姜10g，牡蛎30g，蜂房10g，生地15g，竹叶10g，炙甘草15g。

3剂后，口腔溃疡愈合，余无改进。守方继续调理，减去生地，加连翘，治疗1个月，痤疮消失，足膝转温，迄未复发。（张存悌治案）

张按：以前治痤疮，多按风热毒火论处，用些枇杷清肺饮之类套方套药，疗效并不可靠。此案系余学火神派后，接治的第一例痤疮患者。当时想郑钦安论述阴火时提到好多病证，但未提及痤疮，今按阴火论处有些踌躇。转念想，医家不可能什么病都遇到，只要理论上符合阴火认识，就可以按阴火论治，由是此案成为第一例以扶阳法治好的痤疮患者，此后用此法治愈很多同类病证。

■ **痤疮案** 弟子王松，自 2005 年读高二时起，面部额头、唇周、两颊生痤疮，几年后累及项部，所长痤疮此起彼伏，有些有硬结，有些有脓头，有些则破溃出血。当时曾用一些西药外敷，并未见效，便未再治疗。2014 年 6 月读研二时，经同学帮助，找到李德新老师治疗。处方：酒军 10g，黄芩 10g，黄连 10g，焦栀 15g，生地 20g，元参 20g，云苓 15g，焦术 15g，紫草 20g，茜草 20g，刺蒺藜 20g，甘草 10g。

上方服药后，痤疮基本消失，但服用一个半月时出现腹痛、腹泻，因思苦寒伤胃，遂停药。停药后，痤疮旋即复发，一如往常。且自此以后，若饮用凉水或冷饮便会即刻腹痛、腹泻。

其后曾自行试用清上防风汤、枇杷清肺饮、柴胡桂枝干姜汤等方剂，均未能治愈。2017 年春天，经多方涉猎，有幸于张存悌老师《医案医话选》一书中读到阴火理论，真如醍醐灌顶，乃效仿老师医案以真武加麻黄汤加味治疗。处方：附子 30g，茯苓 30g，白术 20g，白芍 15g，生姜 15g，乌蛇肉 30g，皂角刺 15g，黑芥穗 15g，白芷 15，炙甘草 10g。因平素有汗，故未加麻黄。

上方只服用 20 天，面部痤疮完全消失，至今未再复发。（王松治案）

张按：这里有一个现象，像这种假火用凉药治之，似乎也有效果。其实即便治好也是暂时的，停药难免复发，如本案。而着眼于阳气之本，不仅治好了病，而且不易复发，毕竟扬汤止沸不如釜底抽薪，这就是扶阳法的真谛所在。

祝味菊先生有一典型案例："门人王兆基，素质瘦弱，频患伤风，易于鼻衄，医常谓风热主以辛凉，散之亦愈；又谓阴虚火旺，清之则衄亦止。然伤风、鼻衄发作益频，医药数载，生趣索然。因就诊于余，改予温潜之方，其恙若失。因受业于门下，迄今多年，旧病迄未发，而神气焕然矣。"（《伤寒质难·第九篇》）生动体现了扶阳治疗阴证出血的治本意义。

上述像潮热、盗汗、血证、疔毒疖疮、痤疮、带状疱疹等习俗认为热证者，现在都辨为阴证，看起来似反叛，离经叛道，其实是拨乱反正，返璞归真；甚至也不是创新，只是传统理论之回归。正如李可所说："近两个世纪，火神派的诞生为先圣继绝学，冲破迷雾，拨乱反正，引导古中医学回归经典正路。"

五、促进中医西化回归

当前，中医最主要的通病在于"中医西化"，表现为跟着西医的诊断走，搞对号入座，将西医检验指标如白细胞、体温、血压、血糖值等机械地理解为阴虚阳亢、湿热、热毒等，施以寒凉、滋阴之法，结果离题太远，甚至南辕北辙，疗效不得而知，说到底是"中医西化"的毛病在作怪。

受温病派影响，"万病皆火"的概念颇为盛行，最常见的就在于认寒为热，视阴为阳；反过来，认热为寒，视阳为阴者则不常见，其源盖出于"中医西化"上。在许多人看来，炎症是火热，肝炎是湿热，高血压一定阴虚阳亢，糖尿病一定是阴虚燥热，肿瘤则是热毒……这些即便在今日医界，犹有着广泛市场。坦率地说，今天不知有多少所谓名医、教授，连阴阳都没搞清楚，一遇患者先看西医诊断、化验指标，然后对号入座，施以治疗，效果不得而知。卢崇汉教授说："末世的很多医者确实搞不清阴阳寒热了。"毛病就出在这辨证标准上，背离了阴阳辨诀这把尺子。

"钦安用药金针"中的八字箴言，"一切诸症，一概不究"就包括这些西医诊断和指标，只有这样理解，才算懂得八字箴言之真谛。唐步祺先生曾言："数十年临床经验，凡遇阳虚证，无论一般所称之肾炎、肝炎、肺炎、心肌炎、胃炎等，只要临床症状有阳虚之实据，即不考虑炎症，辄以四逆汤加味治疗，取得满意效果，益佩郑氏之卓见。"可以说，这是对八字箴言的最好诠释。

以阴阳辨诀这把尺子衡量，上述各病可能根本就不是火热、湿热、阴虚、热毒之证，其实属于阳虚的不少。火神派名家有许多关于炎症、高血压、糖尿病、肿瘤、肺结核等病十分精彩的验案，本书多有采录。当然，并不是说上列疾病都是阳虚使然，而是要讲两分法，强调要"跟着脉证走，不要跟着指标走"。下面举例证之。

■ **肺结核案** 樊君，年三十左右，生活不守常规，迟睡晏起，烟酒不断，为日既久，由失眠开始，继而咳嗽、午后低热、面赤，不以为意。不久咳嗽增剧，痰中带血，失眠更甚，终日头昏目眩，四肢无力。延医诊治为肺结核病，局部浸润，按时服雷米封未见起色，病人忧恐，改延中医诊治。连服平肝润肺、清热止血之剂，形体日瘦，体重减轻，精神委顿，饮食少进。

改请祝师医治，诊后曰："病虽重笃，非不治之症。中医治肺结核病，用健脾益肾之品以提高抵抗力，病常可转危为安。"处方：黄厚附片 18g（先煎），党参 15g，炒白术 12g，姜半夏 12g，陈皮 9g，白豆蔻 9g，炒麦芽 12g，茯苓 12g，活磁石 30g，当归 12g，炒白芍 12g，川桂枝 9g。

服药 3 帖，胃纳渐馨，食物有味，但低热未退，有时见红，病人面有惧色。祝师曰："不能改弦易辙，病属阴阳俱虚，应用甘温除大热之法，则低热咳血自瘳。"处方：黄厚附片 18g（先煎），人参 12g，大熟地 18g，川桂枝 9g，炒白芍 15g，青蒿 9g，炮姜炭 9g，茜根炭 9g，活磁石 30g（先煎），生龙齿 24g（先煎），怀山药 12g，山萸肉 9g，枸杞子 9g。

连服 6 剂，低热减，咳血止。照原方加淫羊藿 12g，仙茅 12g。再服多剂，眠安，低热退清，面色转正。改服紫河车粉 6g，每日 2 次。服 1 个月后，体重增，健康恢复。（祝味菊治案）

张按：李可云"丹溪翁创'阳有余阴不足论'600 多年间，历代中医皆宗丹溪之旨治痨瘵，从阴虚火旺立论，滋阴降火，清热退蒸，甘寒养阴，濡润保肺，已成定法。亢热不退者，则以芩连知柏，苦寒泻火坚阴，终至戕伤脾胃之阳。脾胃一伤，食少便溏，化源告竭，十难救一"。本例肺结核，祝氏用健脾益肾之品以提高抵抗力，重用附子以扶阳气，9 剂即转危为安，疗效可谓迅捷。

▲ 四种常见病容易西化

作者体会，四种常见病，即高血压、糖尿病、肿瘤、各种慢性炎症（如慢性肝炎、慢性前列腺炎、慢性肾炎等），最容易认阴证为阳证，其源概出于"中医西化"。糖尿病一般选用生脉散合六味地黄丸之类方药益气养阴，火神派则可能投以金匮肾气丸、真武汤；肿瘤一般从清热解毒入手，现在以温阳消积为治；高血压治疗通常选用天麻钩藤饮或镇肝息风汤之类平肝潜阳，火神派可能以真武汤投治；各种慢性炎症惯用清热解毒方，现在可能从扶阳着眼，唐步祺曾言："数十年临床经验，凡遇阳虚证，无论一般所称之肾炎、肝炎、肺炎、心肌炎、胃炎等，只要临床症状有阳虚之实据，即不考虑炎症，辄以四逆汤加味治疗，取得满意效果，益佩郑氏之卓见。"不是说这些病都是阳虚使然，只不过强调要用阴阳辨诀来判定，辨证只求其与脉证相合，不必受制于检验指标；治疗只求其与阴阳相合，不必拘泥于病名。请看以下例证。

■ **慢性胃炎案**　某银行副行长，50岁。四年前患慢性胃炎，在北京各大医院确诊，但治疗无效，经介绍求治于作者。病人消瘦，面色灰暗；最难受的是胃疼，夜间尤重，影响睡眠。按阴阳辨诀认识，是典型的太阴虚寒，用了附子理中汤，附子用30～45g，治疗两个月好了。当时协商停药，他说："我觉得挺好，没问题了。"一年多以后他又找到我，胃疼复发，精神萎靡，面容憔悴，进来就坐沙发上，近乎要睡的样子，舌体胖润。我问："你的病又发作了？"他说吃了某名医一年的药。"你找他看，是病情复发了吗？"他说没有。"那怎么去找他？"答曰："他名气大，别人介绍去的。"问："你回顾一下，用他1年的药，病情是好了还是坏了？"他说："当然是重了，因为重了才来找你。"

据报道，某名医有一个观点——"胃炎以痈论治"，国内都很有名。"痈疽原是火毒生"，既然"胃炎以痈论治"，自然是按热毒论治。让患者找出名医开的药方，他很细心，开的药全部输入电脑，还做了筛选。一看用药最多的是蒲公英，其次是黄连，还有一些凉药，可以说不出所料——以痈论治。只要是胃炎，就按痈论治，这是什么逻辑？这是跟着西医的诊断跑，结果越治越重。最后给患者还用附子理中汤，附子剂量加大到60g、90g，两个月后又恢复如常，停药。（张存悌治案）

张按：回顾这个病例，开始由我先治，再换某名医，最后又由我来治，结果按痈来治则越治越重，两次按阳虚治则皆收良效。最近还回访过患者，他说现在很好。正反两方面的对比很明显，有道是好不好看疗效，说到底还是阴阳辨诀管用。

■ 淋证（慢性前列腺炎）案　张某，男，57岁。慢性前列腺炎反复发作3年。开始仅尿频，睾丸不适，服中药清热利尿剂数剂即告缓解。其后屡犯屡重，不仅尿急、尿频、尿路灼痛，而且常感生殖器冰冷麻木。曾用中西医各种方法治疗，服清热解毒利湿等中药150多剂，自觉症状有增无减，并发展至阳痿，全身瘫软，步履艰难，被迫全休。

刻诊：恶寒蜷卧，肢体萎软，神靡，头晕，失寐，食欲大减。睾丸坠胀及腹，常感凉麻疼痛，小便浑浊频数，阳痿。面色萎黄暗黑，舌质淡白，白苔密布，根部苔淡黄厚腻，脉沉微细。此为少阴阳衰，阴寒内盛。法宜补阳温肾，散寒止痛。以四逆汤加上肉桂主之：川附子120g（久煎），干姜120g，炙甘草60g，上肉桂15g（研末冲服）。

连服3剂，少腹和睾丸坠胀疼痛减轻，小便色转清，尿频好转，阳气渐复，前方附子、干姜减至60g，再加茯苓、炒白术以健脾除湿。继服30剂，头晕、失眠、恶寒、乏力、少腹及睾丸坠胀，均进一步减轻，生殖器凉麻感亦较前轻。舌质稍现红润，黄白厚腻之苔已减。继续温补肾阳，兼顾其阴，再佐以温中健脾，以四逆并理中加味主之：川附子60g（久煎），干姜60g，炙甘草60g，党参30g，上肉桂10g（研末冲服），冬虫夏草15g，宁枸杞3g，菟丝子30g，茯苓20g。服药10余剂，诸症继续好转，前列腺炎基本痊愈。同时，多年来之低血压、头昏、失眠等症亦均消失，3个月后恢复工作。（范中林治案）

张按：慢性前列腺炎一般都从湿热论治，用些套方套药，效果并不可靠。验之临床，本病多有属于阳虚证型者，奈何湿热者认同多，阳虚者辨识少，治之越旋越远尚不察觉，皆是不识阴阳之过也。本案前曾服用清热解毒利湿中药150多剂，病情有增无减，可见治未中的。范氏从阳虚阴盛着眼，摒弃一切清热利湿之药，以大剂回阳饮治之，3个月后治愈3年痼疾，尽显火神派风格。

■ **高血压案**　萧先生，54岁。患高血压年余，初起每月晕倒1次，收缩压高至230mmHg，施治后减为3月晕倒1次。询其状时，有心跳、失眠、肢倦、两臂作痛、夜间尿多、间有晕倒。按其脉寸关弦紧，两尺沉迟。弦为风动，紧为寒凝，两尺沉迟为肾亏，知是坎阳不足，肝风上升，心肾不交，内风掀动，形盛气虚，故有是症。

乃以真武汤治之，2帖而诸病暂止。迨去年冬12月中旬，眩晕复作，失眠，夜尿多，脉象虚迟，舌苔腻白。仍是里寒凝聚，内风时起，肾虚不能养肝，故肝阳升而上扰耳。嘱以疗治多剂，始能根愈。遂以大剂真武汤治之，用炮附子至六两，3帖而头晕减，能安眠；复加炮附子至八两，8帖而收缩压减低至180mmHg。继服13帖并制膏服食，诸虚渐复，血压正常，各病均止。（谭述渠治案）

张按：高血压病是最容易中医西化的病种之一，俗医跟着血压指标走，认定阴虚阳亢，即便在今日医界，不知有多少所谓名医、教授，都在如此诊治高血压，说到底是被西医牵着鼻子走。本案虽有高血压病之名，却无阴虚阳亢之证。据其脉证，处以温阳利水之法，不但症状消除，且不治血压而血压自降，乃是辨证论治的优势使然。

谭氏认为，高血压"属于虚者，十之八九；属于痰火者，十之一二"。二者以脉象鉴别："使用附子与否，依脉状而判定。脉浮大紧迟可用，洪数则不能用。"阳虚水泛所致者，大剂真武汤治之，认为："治虚证之高血压，方剂虽多，但不若真武汤之能标本兼治，堪称首选也。血压过高，即为元阳飞跃，阴水泛滥，肝失其养，风火上煽。故以真武汤大补坎中之阳，大建宫中之气，使土有所运，水有所行，阳得而摄，阴得而敛，肝阳不复上亢，阴水不至泛滥，阴平阳秘，病自瘳矣。"有大量成功病例为证。痰火所致者，以温胆汤治之。(《名医心得丛集·序》)

■ 高血压案　张某，男，65岁。胸闷心悸1个月，偶发心前区疼痛，加重1周。伴气短，乏力，时发晕厥，自觉头身颤动，四肢麻木发凉，尿少稍黄。舌淡紫，苔褐而腻，脉弦缓。心电图示心肌缺血改变，**血压** 170/110mmHg。前医曾用瓜蒌薤白剂开胸化痰，效果不显。综观脉证，当系胸痹，证属阳虚水泛，治宜温阳利水，以真武汤加味治之：附子25g，白芍20g，茯苓30g，白术15g，桂枝20g，干姜15g，龙骨30g，牡蛎30g，生姜10片。

5剂后，心悸头晕俱减，晕厥、身颤动未再发作，手足转温。上方加丹参30g，檀香10g，砂仁15g。续服5剂，诸症大致消失，感觉良好，心电图示无异常，血压130/85mmHg。守方续服10剂巩固。(张存悌治案)

张按：此案高血压胸闷心悸，心前区疼痛，用瓜蒌薤白剂开胸化痰，效果不显。后按阳虚水泛论处，温阳利水而愈，不治血压而血压自降，当归功于阴阳辨诀。

■ **糖尿病案** 程某，女，11岁，小学生。2011年1月13日初诊。咳嗽2个月不愈，咽痒，鼻塞，咳嗽，无痰，但流清涕。在某中医院住院治疗，服养阴清肺汤，迄今不效。昨日验血糖16.2mmol/L，餐后19mmol/L。便、纳均可，无汗，不乏力，足凉，形胖。舌淡胖润，苔薄黄，脉沉滑。诊为寒饮咳嗽。处方小青龙汤加附子等：麻黄10g，细辛10g，炮姜25g，桂枝20g，白芍15g，附子25g，法半夏25g，五味子10g，紫苏10g，防风10g，甘草10g。7剂。

2月21日：咳嗽显减，鼻涕黄而多，血糖9.8mmol/L，足凉消失。上方适当调整，再进。

3月12日：咳嗽已止，黄涕显减，时鼻塞，血糖8.8mmol/L，舌淡胖润，苔薄，脉沉滑。调方附子理中汤加味：红参10g，附子25g，苍术20g，茯苓30g，姜半夏20g，陈皮10g，炮姜20g，花粉30g，炙甘草10g，生姜10片。

4月25日：诸症消失，血糖5.8mmol/L，上方适当调整，再进7剂。（张存悌治案）

张按：糖尿病一般选用六味地黄丸、生脉散之类方药，益气养阴。此案舌淡胖润，脉沉滑，辨为中阳不足，予附子理中汤治之，未用降糖套药，同样获效。值得注意的是，患者初病咳嗽，是属寒饮为患，却误服养阴清肺汤2个月，非但咳嗽未愈，反致血糖升高，乃是误药之过。处以小青龙汤加附子后，不仅咳嗽治愈，且血糖也下降。正反两方面的反应，证明阴阳辨诀的重要性。

■ **胆管癌案** 程某，女，69岁。2014年3月21日初诊。自述腹胀，右胁下痛，纳差，便溏便急，乏力，小便橘黄色，全身黄染，面晦无泽。肝功化验：转氨酶略高。腹部彩超示：肝内胆管异常实质性回声，性质待查，考虑胆管癌。核磁检查提示：①考虑肝门区占位，肝内胆管扩张；②肝内多发低密度结节，不除外转移瘤；③腹腔多发肿大淋巴结。赤峰学院附属医院建议保守治疗，没有手术必要。遂请中医治疗，拟加味异功散：红参15g，五灵脂15g，茯苓30g，生半夏30g，茵陈30g，白术30g，姜黄25g，郁金20g，丁香10g，附子45g，柴胡15g，生麦芽30g，炮姜30g，淫羊藿30g，麻黄10g，炙甘草15g。水煎服，每日1剂，早晚分服。

4月19日：诸症明显好转，全身黄染渐消，腹胀消失，纳差改善，便急消失，夜尿减少。上方将附子增至60g，加黄芪30g，黄精30g。

5月19日：患者外感后出现身热，纳差，恶心呕吐，腹胀如鼓，动则心悸气短，双下肢中度水肿，少寐，大便次数多而急迫。全身黄染再现，住院治疗，恶心呕吐好转，其他症状无改善。腹部彩超示：肝右叶可见大小约 5.6cm×5.1cm 实性占位，性质待定。肝内胆管内偏强回声，大者约 1.3cm×0.7cm。

处方：红参 15g，五灵脂 15g，云苓 30g，生半夏 30g，苍术 30g，白术 30g，青皮 10g，陈皮 10g，姜黄 20g，茵陈 30g，丁香 10g，郁金 20g，柴胡 15g，薄荷 10g，附子 75g，炮姜 30g，黄精 30g，牡蛎 30g，蜈蚣 2 条，炙甘草 15g，生姜 20 片，大枣 10 枚。

服药后诸症向好，平稳。此种重病，不发展、平稳就是佳绩，上方续服。

6 月 9 日：胃胀及乏力好转，上方加肉桂 10g，赤石脂 30g。至 7 月 6 日，各症状均有缓解，唯眼皮发沉，舌淡胖，脉沉弦。上方稍做调整，隔日 1 剂，早晚分服。诸症继续向好，平稳。

10 月 21 日腹部彩超示：肝右位实性占位基本消失，肝内胆管扩张，其内可见多个弱回声，较大约 1.5cm×0.7cm。胆总管内径正常。

2019 年 5 月回访，患者基本恢复正常，胜任家务，存活已经 5 年多。（张存悌、任素玉治案）

张按：肿瘤也是阳虚居多。目前大多数医家都认为肿瘤是热毒为患，癌细胞等同热毒，用药不离白花蛇舌草、半枝莲等寒凉药物，其疗效显然不尽人意。如果我们以阴阳两纲为指导，判断肿瘤的寒热属性，不难得出结论，大多数肿瘤患者的病机属于阳虚阴盛。孙秉严先生曾指出，肿瘤患者"不论是长江以北还是长江以南，也不论是沿海还是内地，寒型和偏寒型证候者最多，约80%"。这是根据对1000人的总结分析得出的结论。据此，他擅用大剂量附子（30g）、干姜、肉桂治愈许多癌症患者，其疗效大概时人罕有其匹，可参看《孙秉严40年治癌经验集》一书。

六、不死守经文，不盲从经方

在有关《伤寒论》的研究中，有人主张"方证对应"，有是证用是方，对有证有方的条文拿来就用。如经文说："伤寒，脉结代，心动悸，炙甘草汤主之。"凡见脉结代、心动悸之症，无问其他，即可投之，称之为"方证辨证"。查仲景"察证候而罕言病理，出方剂而不言药性，准当前之象征，投药石以祛疾"（岳美中语），确实有方证辨证的意味，乃至胡希恕先生"把辨方证称之为最高级辨证""辨证的尖端"，其他伤寒名家多有持此观点者。

作者也曾认同这个观点，但实践中发现，有效者，有不效者。像"伤寒，脉结代，心动悸，炙甘草汤主之"这一条文，用过经常无效。用阴阳辨诀衡量，发现这里有问题。条文系指阴血虚少导致心悸、脉结代之证，从炙甘草汤的组成以滋补阴血为主亦可看出这一点。但临床上心阳不足，无力推动血脉亦可以造成心动悸、脉结代之症，而且比例不小，显然有阴阳之异。近代辽宁名医刘冕堂即指出："按他经亦有此症（脉结代，心动悸），是阳分大虚，虚极生寒，非姜附辛热不为功，若用此药（炙甘草汤），是速其死也。"（《刘冕堂医学精粹》）说的确有见地。

■ **房颤案** 李某，女，72岁。2014年4月5日初诊。房颤1年半，心率50～100次/分。几乎每天发作心悸，发时觉得心颤身亦颤，眩晕，乏力，便溏，纳差，耳鸣，鼻干，眠差，后半夜睡眠差，动则汗出。舌胖润，脉沉滑，时有结代。心电图示：阵发性房颤。前服某中医之药不效。视之，乃经方炙甘草汤。查其脉证乃系心脾肾三脏阳气不足，水湿偏盛。治当温扶心肾之阳，祛除湿气。方拟补坎益离丹扶助心阳，合真武汤温肾利水：桂心30g，白芍25g，附子30g，白术30g，炮姜30g，海蛤粉30g，茯神30g，红参10g，炙甘草15g，龙骨30g，牡蛎30g，生姜10片，大枣10枚。7剂。

复诊：心悸发作减少，余症亦轻。附子加至45g，服后感觉头痛而胀，遂减至40g，同时出入药物尚有黄芪、肉桂、枣仁、砂仁、丹参等。服药2个月，症情稳定，偶有发作，程度亦轻。（张存悌治案）

张按：本例脉结代、心动悸所现之症皆属阳虚阴盛之象，前医用炙甘草汤不效，势所必然，而且这种误治较为普遍，关键是这里有阴阳之异。

■ 痛经案　代某，女，39岁。痛经，小腹冷痛拒按，经色暗、量少，素常小腹冷。舌淡脉沉。

处方：附片40g（先煎），干姜30g，炙甘草40g，高良姜30g，川乌30g（先煎），蜀椒3g（去油），桂枝30g，生姜30g，3剂。

药后冷痛均明显好转。（曾辅民治案）

张按：本例以四逆汤加良姜、川椒、川乌，内祛阴寒痼冷；桂枝、生姜使邪外透，兼散新寒。曾氏指出，治痛经一般常用《金匮》温经汤，其方中仅有桂枝、吴茱萸之温，作用太弱，且含麦冬、阿胶等阴药，于阴寒痛经不利，重症难取速效。言之有理。

在《伤寒恒论》中，郑钦安对此早有议论。

第一，对经方"切不可死守原文""学者不可专凭原文一二语，以论药论方""不必执原文为不可易之法也"。

第二，"切勿死守陈方""不得一例论之，统以某某方""切勿死守陈言，为方所囿"。总之，不可一概而论，"当辨别为是"，辨别标准还是这个阴阳辨诀。

他对《伤寒论》中若干方证提出质疑，约有20条之多，主要是警惕条文中所谓阳证有可能是假热（阴火）。请看例证：

原文："伤寒无大热，口燥渴，心烦，背微恶寒者，白虎加人参汤主之。"

郑按："寒邪本由太阳而起，至背恶寒，亦可云表未解，何得即以白虎汤主之？条中既称无大热，虽有燥渴心烦，未必即是白虎汤证。法中原有热极邪伏，背心见冷而用此方。但学者于此症务要留心讨究，**相其舌之干燥与不燥，气之蒸手不蒸手，口渴之微盛，二便之利与不利**，则得矣。"

原文："服柴胡汤已，渴者属阳明也，以法治之。"

郑按："既服柴胡汤而病已去。但渴者，属阳明。**试问渴饮冷乎？饮热乎？舌干乎？舌润乎？大便利乎？小便利乎？饮冷、舌干、便塞，方可指为阳明。若饮热、舌润、便溏，不可谓之阳明。**"总而言之，"原文虽指为阳明，学者不可执为定，当各处搜求，庶不误人。"这句话"虽指为阳明"，也可以引申为所有热证。

原文："三阳合病，腹满，身重难以转侧，口不仁，面垢，谵语遗尿。发汗则谵语，下之则额上生汗，手足逆冷，若自汗出者，白虎汤主之。"

郑按："按三阳合病，必有三阳实据可凭，此则所现，纯阴居十八，仅有腹满谵语似阳明，余故细辨之者，何也？阳主身轻，阴主沉重，阳主开而阴主合；口之不仁，阴也；身重难以转侧，阴也；面垢、遗尿，肾气不纳，阴也。果系三阳表邪，汗之则解，何至腹满谵语；果系三阳里实，下之则解，何至额汗出，而手足逆冷？学者务于未汗下时，**详其舌之润与不润，舌之燥与不燥，口气之粗与不粗，口之渴与不渴，饮之喜冷喜热，二便之利与不利，**而三阳合病之真假自得矣。原文所论之病象，大有可疑，故详辨之。"

■ 施某，女，17 岁。因发热持续不退，曾用银翘散、白虎汤等方，而发热日增，求诊于戴氏。症见：高热，全身冷汗不止，声低息短，四肢逆冷，面赤如朱，身重难以转侧，二便如常，不思饮，舌青滑，右脉沉细，左脉浮大无根。证属阴寒过盛，虚阳上越之假热证。治宜交通阴阳，收纳元气。方用白通汤：附片 60g，干姜 12g，葱白 3 茎。附片先煎煨透，舌尝无麻味后，再下余药。2 剂。

上方服药 1 剂，发热及病情如故。认为药已对证，疗效不显，是由于阴寒格拒过盛，药不能直达病所。应从阴引阳，本着"热因寒用"治则，于原方加猪胆汁数滴，童便一杯。服后热竟全退，冷汗亦止，面赤身热大为减轻，唯四肢尚冷。继以干姜附子汤峻扶元阳，交通上下：附片 60g，干姜 15g。服后诸症悉愈。（戴丽三治案）

张按：此案发热日增，面赤如朱，易与实热混淆。若不加审究，极易误治，施以白虎汤。患者虽高热不退，但舌青滑，不思饮，身重难以转侧，脉浮大无根，以阴阳辨诀审视，皆系阳虚之表现。结合前服寒凉不效，认定为真寒假热之证，急用白通汤回阳收纳，服之而验。

原文："少阴病，得之二三日，而口燥咽干者，急下之，宜大承气汤。"

郑按："按少阴病，而用至大承气汤者，以少阴为水脏，宜乎口咽润泽，今见口燥咽干，是少阴夹火而旺之的候。火盛则阴亏，恐真阴为火灼尽而命不永，故宜急下之以存阴。但此证只凭口燥咽干而定为急下，余每常见口燥咽干而不渴，舌尚润滑，小便清长，治之不外扶阳，阳气上升，则口燥咽干自愈。若此证断为急下，**务要察其口咽干而喜饮冷，气粗而蒸手，小便短赤痛，脉健有力**，方可以主急下法，否则断乎不可。"

唐步祺支持郑说："少阴夹火之证，口燥咽干外，必有阳明胃实诸症兼见。如喜冷恶热，气粗蒸手，小便短赤而痛，脉健有力，方可主以急下。若口燥咽干而不渴，舌尚润滑，小便清长，不能急下，治之不外扶阳。急下与扶阳两法，不可混淆，若见正是少阴夹火之证，复转阳明，方可用大承气汤急下之。口燥咽干而不见阳明胃实诸症兼见，作者治此证，先用甘草干姜汤加桔梗治之。如服后无不良反应，则继用附子理中汤以扶阳，阳气上升，则口燥咽干自愈。"（《郑钦安医书阐释》）

■ 陈某，咽喉干燥，其人面白无神，口中无津液，甚至口糜

（口腔溃疡），怕冷，不思茶水，舌质淡红，无苔，脉沉细。椒、姜、炒花生、炒瓜子都在禁食之列。此由肾中真阳不足，不能启真水上升而致。又少阴肾经循咽喉，夹舌本，故遵郑氏真水不上升之意，先以炮姜甘草汤试服之，无不良反应，随即以大剂四逆汤治之。3 味药剂量各 60g，连服 4 剂，咽喉干燥等症悉愈。虽吃煎炒辛辣食物，亦未复发。（唐步祺治案）

张按：此案"先以炮姜甘草汤试服之，无不良反应"，断为咽干系"真水不上升"所致，随即以大剂四逆汤治之，果收佳效。

总而言之，郑氏反复强调，要从舌象、口气、二便（黑体字者）几方面分辨阴阳，对经方方证也不例外，而这正是阴阳辨诀的要点。从中可以归纳出：只要舌淡润，口不渴或渴喜热饮，二便自利，"即外现大热，身疼头痛，目肿，口疮，一切诸症，一概不究"，统统按阴证看待，当然反过来就是阳证。所以不可死守经文，对经方方证也要考辨。

阴阳辨诀是个宝，千般疾难辨得好。学习火神派，分清阴阳，作者体会才真正会看病了，什么病都能治了，这首先要归功于阴阳辨诀。《灵枢》中提到"明于阴阳，如惑之解，如醉之醒"。确实感同身受，认证增加了一双慧眼，使人心明眼亮，本书各科案例证明了这一点。

第六章

独辨阴火，力矫流弊

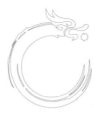

　　郑氏重视阳气，擅用附子，是其学术体系的核心，而真正精华的东西是在其对阴火的认识上。单纯的阴证辨认并不难，"阳虚辨诀"指示得非常明确。重要的是，对阴寒偏盛所致虚阳上浮、外越、下陷所引起的种种假热之象，郑氏称之为"阴火"者，有着深刻的认识。所谓"阴火"即阴证所生之火，又称假火，本质是阴寒偏盛，导致虚阳上浮、外越、下陷而引起的种种"肿痛火形"，其实是假象，常见的如慢性咽炎、口腔溃疡、牙龈肿痛、舌疮、口臭、头痛、颧红、目赤，以及内伤发热、皮肤包块红斑、足心发热如焚等，这些涉及各科的常见病证，看似火热之象，其实是真寒假热亦即阴火，极易被误认作火症和阴虚火旺，俗医治以滋阴泻火之法，"实不啻雪地加霜"。

　　"总之，众人皆云是火，我不敢即云是火。"郑钦安的这句名言说的就是阴火，差不多有"世人皆醉吾独醒"的意味。他用大量篇幅阐明阴火的假象与本质，勘破阴霾，指点迷津，这是他最深刻的学术见解，充满真知灼见，因此是其学术的精华部分。唐步祺先生说："郑氏所特别指出而为一般医家所忽略的，是阴气盛而真阳上浮之病。"即指阴火辨识而言。

一、为阴火正名

　　阴火，简单地说，就是阴证所生之火，乃阴盛格阳，逼阳外越所致；是肾中阳虚，水寒不养龙，火不安其位的僭越之火。阴火的这种概念与其他阴阳对应的概念是一样的，比如说黄疸有阴黄、阳黄，皮肤发斑有阴斑、阳斑，水肿有阴水、阳水，中暑有阴暑、阳暑，扁桃体炎有阴蛾、阳蛾……都是由阴证、阳证两种证候引起的不同表现。又如便秘，张景岳认为前人"立名太烦，又无确据，不得其要而徒滋疑惑……不知此证之当辨者唯二，则曰阴结、阳结而尽之矣。有火者便是阳结，无火者便是阴结"（《景岳全书》）。这里，"有火者便是阳结，无火者便是阴结"，即以阴、阳而划分便秘。有意思的是，张景岳还提出一个阴消、阳消的概念，他认为消渴不仅有阳消，治疗用滋阴降火、清热等，还有阴消。阴证所生消渴，很多名家用金匮肾气丸、附子理中汤治疗糖尿病，有诸多成功案例。

阴火是成熟的概念，而且远比阴黄、阴水、阴斑等这些病变更常见。一般而论，阴火有三个叫法：假火，这个最通俗，张景岳称为假热；浮火，浮在表面的火，这个最形象。但是，最规范的说法应该叫阴火。关于浮火，有个故事可助理解。

当年林则徐在两广禁烟，英美使节请他赴宴，宴席当中上了一道菜是冰激凌。冰激凌刚做出来还冒着烟。林大人没见过这洋玩意儿，以为是热气，就用嘴去吹，英美使节都暗中发笑。林则徐看在眼里没有吱声，转天回请英美使节，宴席间也上了一道菜，是芋头泥，就是芋头捣成泥，是一道非常非常热的菜，但是拿出来的时候一点烟都没有。英美使节大人以为是道凉菜，拿勺就往嘴里放，一下烫得哇哇叫。

这个故事里，林则徐上当的那个氤氲上泛之烟就是浮火。那么凉的冰激凌冒出烟来，产生一种假象，这个烟就是浮火，亦即阴火，其根源却是寒凉之冰。

二、古人对阴火的认识

阴火这个概念，古代医家早有认识。仲景认为，阴火是内寒外热，创制了四逆汤、白通汤之类的方剂来治疗，"病人身大热，反欲得近衣者，热在皮肤，寒在骨髓也；身大寒，反不欲近衣者，寒在皮肤，热在骨髓也"。该条文指出了真寒假热和真热假寒的典型表现，其中的真寒假热即指阴火。

明代李时珍明确提出了阴火、阳火的概念："五行皆一，唯火有二。二者，阴火、阳火也。""诸阳火遇草而蒸，得木而燔，可以湿伏，可以水灭。诸阴火不焚草木而流金石，得湿愈焰，遇水益炽。以水折之，则光焰诣天，物穷方止；以火逐之，以灰扑之，则灼性自消，光焰自灭。"所谓"阳火"和"阴火"就是指阳证所生之火和阴证所生之火。这可能是第一次如此揭示阴火和阳火。

张景岳有一个重要的论述——阴火"一源三歧"。一源就是肾阳不足；三歧就是有三条道路来表现，即往上、往外、往下。
"阳虚之火有三，曰上、中、下者是也。一曰阳戴于上，而见于
头面咽喉之间者，此其上虽热而下则寒，所谓无根之火也；二曰
阳浮于外，而发热于皮肤肌肉之间者，此外虽热内则寒，所谓格
阳之火也；三曰阳陷于下，而见便溺二阴之间者，此其下虽热而
中则寒，所谓失位之火也。"把阴火的来源和走向说得非常清楚，
我从这段话归纳出"一源三歧"的概念。

　　清代陆懋修对阴火做了相当经典的论述，他说："若夫虚火、
实火之外，别有一种阴火者，则不予人以易见，故即为人所罕
见。""此为龙雷之火，不燔草木，得雨而炽，即阴盛格阳之火，
亦即阴极似阳之火，火之最大者也。此则既非实火，又非虚火，
而独为阴盛之火。其于病也虽见种种火象，如面赤戴阳、除中
能食、手足躁扰、欲入泥水中坐，而用药则唯大辛大热之剂，一
剂可以回阳。"强调阴火独为"阴盛之火""用药则唯大辛大热
之剂，一剂可以回阳"，对阴火的定位和治疗说得十分明确。而
"火之最大者也"一句，是说阴火之多发性，与唐代王冰称阴火
是"火之大者也"一致。注意，陆氏提到的虚火，指的是阴虚之
火，这一点可以说是目前通识。

　　阴火除了阴证所生之火这个根本概念之外，还有两个很重
要的附加条件：第一，它属于虚证范畴，只能是虚证，"龙雷之
火原属虚火，得水则燔，得日则散，是即假热之火，故补阳即

消矣"。一旦是实证就不属于阴火。第二，阴火只能以热药治疗，用药则唯大辛大热之剂，如桂、附、干姜之类，所谓以火治之，补阳即消，就是说的这个意思。这两点很重要，在鉴定阴火方面不可忽视。

三、千古流弊，医门大憾

阴火证十分多见，误治者频发。乃至陆懋修称阴火是"火之最大者也"，言其多见，举凡内外妇儿、五官、皮肤、肿瘤等各科均可见到。若不识阴火，只能误治。"矧庸医多有不识，每以假热为真火，因复毙于无形无响者，又不知其几许也！"（张景岳语）是说用凉药治阴火证，治死的不知几许也。特别是五官科、外科、皮肤科是阴火的重灾区，就是因为只见树木不见森林，只见局部不见整体。郑钦安反复告诫后人："若虚火上冲（指阴火），后学懵然无据，滋阴降火，杀人无算，真千古流弊，医门大憾也。"千万不要误辨误治这个阴火。

四、八字箴言，辨认阴火

临床上见到"满身纯阴"之证，证候单纯，辨识并不困难。关键是阳虚之证有很多变化，引发诸多假热之象，甚至"肿痛火形"，如口疮、牙痛、咽炎、发热、皮肤病等，"往往称为阴虚火旺"，极易惑人。明代陶节庵称："自然阴证人皆可晓，及至反常则不能矣。如身不发热，手足厥冷，好静沉默，不渴，泄利腹痛，脉沉细，人共知为阴证矣；至于发热面赤，烦躁不安，揭去衣被，饮冷脉大，人皆不识，认作阳证，误投寒药，死者多矣。"（《伤寒六书》）他说的"自然阴证"当指纯阴之证，"及至反常"则指见有阴火之象。刘渡舟教授亦说："**少阴寒盛之极则有格阳之变，而见反常之象，往往使人难以辨认。**"总之，是"三阴上逆外越"引起的种种假热之象，"变证百出"，致人迷惑。

■ 假热案　方君令媳，年二十余，卧病经旬。服药多剂而烦躁谵语，卒不能平，延予治之。见躁扰不安，妄言骂詈，欲食冷物，手冷，脉息沉弱，口虽渴而不能饮，唇虽焦而舌则润泽，且舌色不红，面色黄淡，身不发热。予谓此虚寒病也，殆寒凉发散太过乎？检阅前方，果皆芩、连、羌活、瓜蒌、海石之类。病家问："既系寒病，何以烦躁欲食冷物而谵语不能寐也？"予应之曰："**寒病有常有变，凡恶寒手冷，下利清谷，口中和而不渴者，此其常也；若躁扰不安，欲卧冷地，欲食冷物，则其变也。何谓之变？以其寒病而反现热象也，其所以现此热象者，因阳气虚寒，龙雷之火浮越于外，古人所谓阴盛格阳，又曰内真寒而外假热之病也。治宜引火归原，否则凉药入口则立毙矣。**"乃与四逆汤：干姜、附子各二钱，加肉桂八分，党参、白术、熟地、枣仁、茯神各三钱，煎成冷服，果躁扰渐宁。接服一剂，能安睡矣。自是神安能食，不复骂詈，复以归芍六君子汤调补数日而痊。（袁桂山治案）

怎样辨认阴火呢？当然是阴阳辨诀。重温《医理真传》"钦安用药金针"所言："予考究多年，用药有一种真机与众不同，无论一切上中下诸病，不问男妇老幼，但见舌青，满口津液，脉息无神，其人安静，唇口淡白，口不渴，即渴而喜热饮，二便自利者，即外现大热，身疼头痛，目肿口疮，一切诸症，一概不究，用药专在这先天立极真种子上治之，百发百中；若见舌苔干黄，津液枯槁，口渴饮冷，脉息有神，其人烦躁，即身冷如冰，一概不究，专在这先天立极之元阴上求之，百发百中。"这段话实在太精彩，太重要了。

其玄机在于：在阴证前提下（舌青，满口津液，脉息无神等），"即外现大热，身疼头痛，目肿，口疮，一切诸症，一概不究"——不被这些假热、假象所迷惑，一律专主扶阳；反之，专主益阴。患者的整体表现是"阴象""阴色""寒形"，局部表现的若干肿痛火形，属假象、假火。形象些说，就像万绿丛中一点红或几点红，大背景是阴象、阴色，局部有点"肿痛火形"，要"一切诸症，一概不究"。不能因为这一点红或几点红，就说整个大草原都是红色的。总而言之，要抓大背景——阴象、阴色，识大体，顾大局。

成语"吴牛喘月"可以帮助我们理解假火：江淮地区之牛，因南方多暑热而畏热，怕太阳炎晒，晚上见到月亮也疑是太阳，乃至见月而喘。不知道月亮虽有太阳之光亮，却无炎热之实，这是假热。

此外，《十问歌》里有"再兼服药参机变"之训，那些久治不愈的"肿痛火形"，可以说多数都是阴证。因为所谓"久治不愈"，意味着前之所治大致可以推断在用清热泻火之法，果是阳证，怎么也应该见一点儿效，何至"久治不愈"？即从反面也可以推断非为阳证，乃是阴火。

五、阴火治法

作者治了好多这方面的病例，都是多年不愈，或者是高龄患者。以作者经验，那些久治不愈如痤疮、牙痛、咽炎、口疮等火样症多数都被误治，反复不愈。这些患者在谈及以往的治疗过程，大都提到是请的某名医，但治不好。这确实是千古流弊，医门大憾。

作者总结阴火发生为"一源三歧"，而阴火的治疗则归纳为"一本六佐"。

一本——扶阳为本。"阴火宜引，破阴回阳为君，附、姜、桂是其主药。"很多人称用附子、肉桂，意在引火归原，郑钦安不以为然，他说："称桂附为引火归原者，皆未识其旨归，不知桂附、干姜纯是一团烈火，火旺则阴自消，如日烈而片云无。况桂附二物，力能补坎离中之阳，其性刚烈至极，足以消尽僭上之阴气。阴气消尽，太空为之廓朗，自然上下奠安，无偏盛也，岂真引火归原哉？"强调了桂附治本的意义。

六佐——六种辅佐方法。

①**潜镇**：就是用金石或者介类药物，重镇潜藏之治法，其药物以磁石、龙骨、牡蛎、紫石英、龟甲、鳖甲、海蛤粉等为主。

②**引降**：就是引火下行，药物以牛膝、泽泻、茯苓、车前子为代表。张景岳的镇阴煎中就有牛膝，他说"右归饮，此益火之剂也……如治疗阴盛格阳、真寒假热之症，宜加泽泻二钱"，引火下行；"六味回阳饮，治阴阳将脱等症，若虚阳上浮者加茯苓二钱"。这都说明茯苓、泽泻、车前子、牛膝是引热下行的，这也是常用的辅佐。

③**酸敛**：是以五味子、乌梅、白芍、山萸肉等酸性药物为代表。张锡纯曾经对真武汤中的白芍有过论述："方中用芍药者，非以解上焦之热，以其与参、附并用，大能收敛元阳，下归其宅。"

④**纳归**：就是以砂仁为代表的纳气归肾的方法。如郑钦安创立的潜阳丹，以及他极力推崇的封髓丹，都是以砂仁为主药，这是郑钦安治疗阴火的最常用方，我们在临床也很常用，两方合起

来就是潜阳封髓丹。

⑤**厚土**：厚土以伏火，是指以大剂量炙甘草的投用为代表，代表方就是四逆汤。

⑥**反佐**：就是"寒热温凉，反从其病也"。治疗热病的时候该用凉药，但是怕疾病格拒不纳，呕吐，所以要加一点热药；治疗寒病，用热药的时候也加一点凉药。在治疗阴火时，伍用一点凉药，代表方就是白通汤加猪胆汁方、加童尿方。另外，热药冷服也是反佐方法。当然用不着六法全用，用1～2种，最多3种就差不多了。

第一种　虚阳上浮例案

虚阳上浮主要是头面五官表现为主，火性炎上，所以在阴火中的比例最多，而五官科是阴火重灾区。

■ **口疮案**　李女，82岁。口疮反复，舌痛，病已3年。口干口黏，夜间要起来几次漱口，牙龈痛肿，口腔医院屡治不效，西瓜霜喷药，"顶药"好一会。脚凉，便涩六七日一行，尿等待，夜三四次。舌淡胖润，右脉滑尺沉，左浮滑寸弱。按脚凉，舌淡胖润，右脉滑尺沉，判断阴阳足够了。在阴阳辨决中，神、色、舌、脉、口气、二便7项中，我们的经验是有两项符合了，个别的一项符合了，比如舌胖润一项就可以确诊阴证。用潜阳封髓丹加味治疗。药用：砂仁20g，黄柏20g，炙甘草30g，附子20g，干姜 15g，牛膝 15g，肉桂 10g，骨碎补 20g，白术 10g，云苓 30g，淫羊藿 20g，通草 5g。7 剂，水煎服。

附子、干姜、甘草是四逆汤，扶阳治本；牛膝、茯苓引归，砂仁纳下，30g 炙甘草为厚土伏火。1 个月后，诸症消失，大便也通畅了，我没有用通大便的药物，但是治本了，其他症状也都消失了。（张存悌治案）

■ 唇疮案　许女，70 岁。下唇正中长一肿物如黄豆粒大小，色紫暗，疼痛，有时溃破开裂出血，吃饭触碰亦出血，继则结痂，如此反复已 10 个月。屡服凉药不愈，思想负担很重。舌淡胖润，脉沉滑、右尺弱，这就是阴火证，也是用潜阳封髓丹：附子 30g，龟甲 10g，黄柏 10g，砂仁 25g，炮姜 30g，泽泻 15g，川牛膝 25g，皂角刺 15g，白芷 10g，炙甘草 30g。7 剂。

守方服药 1 个月后，症状逐渐消失。虽然本病表现为肿痛火形，但是舌淡胖润，尺脉沉，就是阴证。郑钦安告诉你了，"一切诸症，一概不究"。10 个月后再次复发，仍予前方治疗半个月痊愈。（张存悌治案）

■ 牙痛案　孙男，80 岁。胃癌术后 15 年，上牙床肿痛 2 年，屡服龙胆泻肝丸、清胃散即可好转，但反复发作。鼻腔灼热如冒火，便溏，尿黄，眠差，手足冰凉，形体疲倦，食纳尚可。

舌淡赤胖润，脉左滑数尺弱，右沉滑尺旺寸弱。左脉滑数好像是阳脉，但是手足冰凉，舌淡胖润，就可确诊为阴证。还是潜阳封髓丹加味。药用：砂仁15g，黄柏10g，炙甘草30g，附子30g，肉桂10g，炮姜20g，牛膝15g，木蝴蝶10g，松节10g，骨碎补25g，白芷10g。7剂。

复诊：述服用头剂，牙痛反而加重，认为是邪正交争之象。从第2剂起牙痛减轻，7剂服毕，牙痛已减八九成，鼻腔灼热消失，守服7剂即愈。2年后，这个老爷子又因为牙疼来找我。这不是没有治好，是因为天气凉了，受凉引起了反复，很正常。还是用这个方，药到病除。（张存悌治案）

■ **五官阴火案**　李某，男，55岁，干部。口腔、舌边、嘴唇溃疡反复发作3年，此起彼伏。伴有鼻腔燎灼感，咽痛色红，偶有耳鸣胀或目赤，胃时胀痛，便黏，尿黄。舌淡胖润，脉浮滑无力寸弱。患者系中医"票友"，早年患过肺结核，素来研究中医，自以滋阴之品多方治之不效，经人介绍来诊。告以舌脉所示乃是阳虚而非阴虚，所现五官肿痛火形皆系假火，阴盛逼阳上浮所致，滋阴治法是南辕北辙，当以温潜治之，处以潜阳封髓丹加味：砂仁25g，附子30g，龟甲10g，黄柏15g，肉桂10g，炮姜20g，牛膝15g，磁石30g，麦芽30g，茯神30g，炙甘草30g。

7剂后，口舌、嘴唇溃疡及咽痛均消失，余症亦减，自觉精

力增加。患者述称，"战战兢兢地服用热药，未料效果这样好"。守方调理半个月，诸症若失，以附子理中丸善后。（张存悌治案）

▲ 五官科有四大阴火常见症

作者认为，在阴火的表现中虽然"一源三歧"，但因火性炎上，故还是以虚阳上浮者最多，所谓"凉从脚下起，火从头上升"，五官科是阴火重灾区。作者还归纳了一个观点，即五官科有四大阴火常见症，一个是眼睛红肿疼痛、干涩，再加上咽炎、牙痛、口疮，这四大症状，是五官科最常见的阴火。这些年来，作者治五官科的患者很多，因为你治好一个，他领来一大帮。提醒大家，如果见到这四大症，千万不要动辄清热泻火，滋阴降火，这就南辕北辙，"医门大憾"了。

第二种　虚阳外越例案

虚阳外越主要是发于周身皮肤肌肉之间，常见病如某些发热、疮疽、皮肤病等。

■ **潮热案**　夏某，女，73岁。2010年6月30日初诊。浑身躁热如冒火，潮热，午后尤甚，坐卧不安，严重影响睡眠，有汗阵发，已半月。2个月前因高热住院，滴注左氧氟沙星10天，体温已正常。伴心悸，纳差，口和，便艰，屡服泻药1年，畏冷，冬季足凉。心电图示 V_5、V_6 S-T 段下移，在某部队医院住院2

次，按心脏病治疗，花好几万元，未效。舌赤胖润苔根黄，脉左沉滑数软，右滑数软寸弱。此本高年正虚，复以凉药重伤其阳，阳失其守，浮越于外而见燥热不安。拟茯苓四逆汤加味，回阳潜纳：附子30g，干姜30g，红参10g，砂仁10g，肉桂10g，茯苓30g，炙甘草60g。3剂。

次日电告：昨晚安睡一夜，燥热未发。5天后迄未发作，原方再予3剂巩固。（张存悌治案）

张按：此案颇有意味，患者主症乃浑身燥热，坐卧不安。虽见心悸，并非其主要困苦之处。西医只因心电图异常，即按心脏病治疗，未免隔靴搔痒，故而无效。中医治疗这种奇怪发热，效果很好，原因在于中医对各种发热，有着丰富的认识和经验。

■ **脓疱疮案** 霍某，男，40岁。2014年2月27日初诊。上下肢皮肤疹点密布如红豆大，头皮有脓疱多个，流淌黄水，双手掌燥裂，发痒。病已20年，加重4～5年，春天加重。大便溏时多，足凉，早泄，口渴喜热饮，纳、眠尚可，无汗。舌胖润，脉沉滑寸弱。父母亦有此病，用过激素，屡服中药不效。病系寒湿为患，有便溏、足凉、舌苔脉象为证；皮肤斑疹乃虚阳外越所致，属于阴斑，但湿气偏重，当温里开表祛湿为法。麻黄附子细辛汤主之：麻黄15g，细辛10g，附子30g，乌蛇肉30g，狼毒3g，徐长卿30g，白芷15g，黑芥穗15g，白鲜皮30g，炙甘草30g，土茯苓 30g，肉桂 10g，桃仁 10g，红花 10g，生姜 30g。10 剂。

复诊：皮损部位减少，精神转增，渴饮亦轻，胸闷，心难受，仍感足凉，上方附子加至 60g，另合丹参饮，再予 7 剂。

三诊：皮损大致消失，仅遗零星者，感到"头火上冲"。前方去细辛，加泽泻、白术再服。（张存悌治案）

张按：患者告称，以前吃的药味都苦，你的药却是辣的。这话没错，他以前吃的都是寒凉药，寒凉药味都苦，如黄连、黄芩、黄柏等。病属寒病，再吃凉药，无异于雪上加霜，难怪 20 年屡治不愈。与此相反，火神派治病用药"心狠手辣"，这是形象说法，心狠是指用药剂量偏重，手辣是说药剂偏于辛温，辛味药如干姜、肉桂、吴茱萸等都是辣的。"心狠手辣"这句话是当年名医章次公说给祝味菊的，倒也说到点子上了。

■ 疖疮案　邓某，男，26 岁。2011 年 5 月 6 日初诊。头面、胸背、腹部俱起疖疮，反复 12 年，下肢没有，屡治不效。瘙痒，易汗，口臭，咽炎，足凉，形胖，不乏力。舌胖润，苔薄黄；脉左滑寸浮尺弱，右滑软寸弱、时一止。此营卫失和，虚阳外越。处方桂枝汤加味：桂枝 25g，白芍 25g，炙甘草 25g，黑芥穗 15g，蝉衣 5g，乌梢蛇 35g，皂角刺 10g，连翘 20g，肉桂 10g，薏苡仁 30g，牡蛎 30g，附子 25g，砂仁 10g，半夏 25g。7 剂。

复诊：各部位疖疮俱减轻，口臭亦减，足仍凉，守方调理半

个月，疖疮渐愈。（张存悌治案）

张按：此案足凉，舌胖润，脉滑软俱系阳虚之象。唯口臭一症多看作胃火，其实这是脾胃阴火，假火也。口臭有阴阳二证，不仅有实热，还有假火。郑钦安说得明白："口臭一症，有胃火旺极而致者，有阴盛而真精之气发泄者。"

■ **痤疮案** 卢某，女，17岁。前额、唇周散发痤疮2年；伴有口疮，口臭，鼻如冒火，牙龈时有出血。便干夹血，足冷，手足心热，曾服牛黄解毒片无效。舌淡胖有齿痕，脉沉弦缓。考其舌脉已知阳虚，足凉更见阴盛真情；逼阳上浮而见诸般阴火之症，齿衄、便血则属阳虚失于固摄。拟温阳潜镇，方选潜阳封髓丹加味：砂仁20g，附子15g，炮姜15g，肉桂10g，黄柏10g，木蝴蝶15g，连翘15g，蜂房10g，大黄10g，牛膝15g，泽泻20g，茯苓30g，甘草10g。7剂。

二诊：便血、齿衄及口疮消失，但额头丘疹似有加重，手足心热减轻，鼻如冒火减轻，足凉依旧，便干减轻。附子增至30g，余药稍做调整。

7剂后，诸症皆减。守方调理2周，痤疮各症消失，唯手足仍凉，不愿再服药。（张存悌治案）

■ **痤疮案** 郭某，女，30岁。2011年10月18日初诊。痤疮 3 个月，满面痤疮脓点，腰背、上肢亦有发作，自觉乏累，畏冷，头屑多，无汗，月经错后 1 周。舌淡胖，苔薄黄润，脉弦软寸弱。辨为阳虚，仿周连三先生法，麻黄真武汤试之：附子 30g（先煎 1 小时），茯苓 30g，苍术 30g，赤芍 20g，麻黄 15g，炙甘草 10g，皂角刺 15g，白芷 15g，肉桂 10g，黑芥穗 15g，乌蛇肉 30g，炙甘草 10g，生姜 25g。7 剂。

10 月 25 日复诊：痤疮稍轻，未汗。上方附子加至 45g，麻黄加至 20g，皂角刺加至 25g；另加连翘 20g，狼毒 3g。

2012 年 3 月 29 日，其母看病，告其女儿痤疮已愈。（张存悌治案）

张按：本案以真武汤温阳利水以治寒湿郁结，另加麻黄辛散表邪。用真武汤加麻黄治疗阴证疔疮系周氏的经验，"屡见速效"，虽是一味药加入，却开辟了阴证疔疮的新一法门，由是命其名为麻黄真武汤，收入《火神派名医验方辑要》中。受其启发，推广用于阳虚型疖肿、痤疮等，疗效颇佳，尤以脓点型痤疮为宜。

第三种 虚阳下陷

虚阳下陷，主要见于便溺二阴之间。张景岳称："阳陷于下，而见便溺二阴之间者，此其下虽热而中则寒，所谓失位之火也。"主要是半身以下出现热象，也要分辨阴阳。

■ 尿痛案　游某，男，70岁。20天前出现尿痛，无尿频、尿急，牵及右侧腹股沟部疼痛，呈针刺样和阵发性，夜间发作较频。现症见：尿痛，形体消瘦，脸色黄暗，纳呆；大便不规律，1天2～3次，质稀溏；舌质淡胖苔薄白，脉浮取弦紧，重按则空。尿化验无异常。证属虚阳外越，治宜温中回阳，方用附子理中汤加味：炮附子15g，党参30g，肉桂10g，白术60g，炙甘草30g，干姜30g。水煎服，每天1剂，2剂。嘱其尿痛加剧或是排脓，属排病反应，不必惊慌。

服药1剂，从尿道排出黄色味臭的脓性分泌物，立即复诊。尿检：潜血（＋），白细胞（＋＋）。告以排病反应，继续用药。尿痛和尿道排脓症状缓解，痰明显减少，腹中觉饥，矢气频频。继以上方2剂。

药后小便恢复正常，纳旺，腹中知饥，大便每天1～2次、成形，夜寐易入睡。前方去肉桂，3剂。一切正常，食眠、二便俱佳。（庄严治案）

张按：郑钦安说"真气衰于何部，内邪外邪即在此处窃发，治之但扶其真元。内外两邪皆能所灭，是不治邪而实治邪也"。此病高年肾阳亏虚，一派阴象，虚阳下陷而致尿痛，亦为虚阳外越之一种表现。方用附子理中汤补先后天阳气，未用一味通淋之药而收效，确显火神心法。服药后，从小便中排出脓液乃是邪从外出之表现，因预先告知，医患合作，故以成功。

■ 淋症案　小伙子 25 岁，因为支原体、衣原体感染，静脉滴药 2 周。现阴茎灼热，龟头发红，撒尿刺痛，目赤干涩，右小腹抽痛时作，舌略紫胖润，脉沉滑。当时我觉得是个阳证，就用四逆散加味：柴胡 20g，枳实 10g，赤芍 20g，桔梗 15g，土茯苓 30g，桂枝 20g，川牛膝 30g，乳香 10g，炮姜 25g，车前子 25g，甘草 15g。7 剂。

复诊小腹抽痛好转，其他症状也有减轻，加了枸杞子 25g。但三诊时，阴茎灼热反复，且增加了口鼻灼热，尿黄，舌略紫胖润，脉沉滑。反复琢磨，应该是阴证，改用四逆汤合封髓丹：附子 25g，炮姜 30g，黄柏 15g，砂仁 15g，肉桂 10g，知母 10g，土茯苓 30g，川牛膝 25g，炙甘草 30g。7 剂。

这次诸症均减轻。所以我认为阴证诊断是对的，附子加量至 30g；另加党参、白术，再服 7 剂，痊愈。（张存悌治案）

张按：我觉得自己阴阳辨诀拿捏得不错了，但是这个病仍有反复，把阴证看成阳证，用了四逆散，虽然稍见小效，但这只是一个表象，最终还是判断为阴证收效。

■ 前后阴热肿案　周某之妻，年二十余，患后阴热痛而肿，继连前阴亦然，小溲短热，行动维艰。其夫请方，余疑其为淫毒也，却之。他医以发散及寒凉清利进，益剧，驯至咽喉亦肿痛，水谷难入，复再三恳求。

诊之，脉沉微，舌苔白而滑。经言"肾开窍于二阴"，肾阳不潜，浮游之火蔓延上下，故见此症。以济生肾气丸与之，一剂咽痛止，二剂肿痛减半，三剂顿愈。（萧琢如治案）

张按：此案后阴发热肿痛，前阴亦然。萧氏以虚阳浮游（可称虚阳下陷）辨治，自有舌、脉为据。再看他以舌、脉为凭，辨治前阴湿热为患案例，与上案对照辨析，当可加深认识：机械工某之妻，患前阴热肿痛痒，最不能堪，医治逾月毫无寸效。其夫踵门乞为一诊。脉沉弦而滑数，舌色鲜红而苔白，口苦咽干，不喜饮，溲数而短热，知系厥阴风湿久而化热生虫所致。即以龙胆泻肝汤加黄柏、知母，服五六剂，并外用杀虫、清热去湿之药敷洗而愈。

■ 前阴肿热案　窿工某之妻，年四十余，正月经将断未断之候，患前阴热肿痛痒，赤白淋漓不止，极难忍耐，已逾一年，医治毫无一效。诊其脉沉微，舌色暗淡，微露湿白苔，口中干而不渴，头时眩晕，行动时两脚软弱，不能任身。审系肾家虚风所致。经云："肾开窍于二阴。"虚则内风扇扰，发生似热非热之症，故屡服清热祛风利湿之药，疾必益剧。乃以八味丸作汤，加蒺藜、牛角腮，进服二帖，症愈大半，五帖痊愈。（萧琢如治案）

■ **足心发热案**　刘某，女，33岁。足心发热7年，日夜不休，日轻夜重。自觉涌泉穴处呼呼往外冒火，不论冬夏，夜卧必将脚伸出被外，始能入睡，多次服滋阴降火补肾之剂不效。诊见面色嫩红，艳若桃李，此阳浮于上显然。脉细数，小便清长，饮一溲一，脘腹冷感，胃纳不佳，稍进凉食则觉酸腐不适，双膝独冷。认为此症乃阴阳衰盛之变引起，阳气一衰，火不生土，胃中水谷便无由蒸化，故见纳少化艰；人身津液赖此火之温煦，始能蒸腾于上，敷布上下，此火一衰，气化便弱，津液不能升腾，故口干；涌泉为足少阴肾经井穴，为肾气之所出，今下焦阳衰，不能统摄肾阴，而致阴火沸腾，足心热如火焚。宜补火之原，真火一旺，阴火自安。处方：炙甘草60g，干姜、附子各30g，冷水1500mL，文火煮取500mL，2次分服，3剂。

药后热势顿减，双膝冷感消失。自诉多年来从未有如此舒适过，且食纳亦增。（李可治案）

张按：此病一般都按阴虚或湿热下注论处，以阴阳辨诀衡量，其实属于虚阳下泄。李可先生认为："足心如焚，例同浮阳外越。""告诉大家一个经验，有好多的病人，大概有一百例以上，就是每到晚上睡觉的时候，他们的脚必须放在冰上才能睡觉，这种情况好像是热得很厉害，其实是虚阳外越。这个四逆汤把阳气回到下焦，这个自然好，好得非常快，就用两三副药。"其病机为"阳不统阴，致下焦阴火沸腾，例同浮阳外越""涌泉为足少阴肾经井穴，为肾气之所出，今下焦阳衰，不能统摄肾阴，而致阴火沸腾，足心热如火焚。是宜补火之原，真火旺，阴火自安"。

■ **足心发热案**　某女，47 岁。足心发热 2 年，哈欠连天，乏累，鼻、唇易生疮疖，偶流鼻血，多梦。舌淡胖润，左脉滑软尺弱，右滑寸沉。四逆汤加味：炙甘草 60g，附子 30g，炮姜 30g，红参 10g，砂仁 10g，茯神 30g。7 剂。

服药后诸症消失。后来复发，服用上药仍有效。

还曾治过袁某，男，80 岁。2010 年 1 月 29 日初诊。足心发热如焚，午后加重，已经半年。耳聋，脉右浮滑尺弱、左弦浮寸弱，舌淡赤、胖润有痕。高年阳虚，阴火从肾经下泄。处方：炙甘草 60g，干姜 30g，附子 30g，砂仁 10g，黄柏 15g，龟甲 10g。7 剂。

复诊：服药第 3 天，足热即消失。再服 7 剂巩固。（张存悌治案）

总的来说，我觉得阴火是一个大症、常见病，最容易误辨误治。"总之，众人皆云是火，我不敢即云是火。"千万不要误辨误治，这是钦安学术的精华，因为它的重要，所以才大讲特讲。

第七章 倡用经方，用药简练

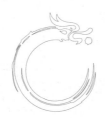

任何一个医派都有一套自己的遣方用药特色，郑钦安也不例外。和其他医派相比，其用药法度更鲜明，更有特色。如果把金元四家的脉案和火神派名家如吴佩衡、范中林等人的放在一起，明眼人可以一眼认出哪个是火神派的路子，特色鲜明如此。扶阳派诸家在理论上推崇扶阳是相当一致的，但在用药上则风格各异，所谓法虽同而方有异，显示出丰富多彩的临床经验。

▲ 经典火神派的用药风格

最重要者，有三条：擅用附子，倡用经方，用药简练。具有这一风格者，我们称之为"经典火神派"。

■ 清光绪年间，成都府知府朱大人的夫人患吐血症，已经一年多，医药无效。成都府所属 16 个州、县，纷纷推荐当地名医来为夫人治病。或认为血热妄行，或认为阴虚火旺，或认为血虚，或认为气血两虚，举凡四生丸、六味地黄汤、生地四物汤、八珍汤、十全大补汤、归脾汤等治血套方，轮流服用，却愈医愈坏，气息奄奄。有人推荐郑钦安诊治。

但见夫人面容苍白，虽是夏季，床上还铺着皮毡，盖着棉被，显得十分怕冷。舌质淡红，苔白腻。诊毕，处方四逆汤：制附片 120g，炮干姜 120g，炙甘草 60g。

朱知府看方后瞠目结舌。此方干姜、附子都是大热之药，且量大超常，治此等吐血重症，焉有不惊之理。孰料，药后病人自觉周身凉爽，胸口舒畅，吐血竟然止住，而且吃了两小碗稀饭，病入坦途，由此而愈。

郑钦安给门人讲解说："府台夫人面容苍白无神，困倦喜卧，胸胁作胀，不思饮食，声音细微，提不起气来。虽时令已届夏至，床上犹垫皮褥，盖棉被，其畏寒可知。吐出之血并非鲜红，而见乌黯黯至有小块。再观其舌质淡红，苔白腻而厚，脉现沉细。种种症状，皆是阳虚证候。"（《火神——郑钦安》）

张按：这个病例最能代表经典火神派风格，用的是经方，药味简净，附子剂量超常，不愧为一代宗师。

擅用附子，前面已经专门讲过，现在讲另外两点。

一、倡用经方

火神派源于《伤寒论》，选方用药具有明显的经方法度。郑氏崇尚仲景，尊"仲景为医林之孔子""立方立法，实为万世之师"；认为"三百九十七法，法法神奇；一百一十三方，方方绝妙"。因此，他偏重经方、倡用经方顺理成章。凡外感，多用麻黄汤、桂枝汤、麻黄附子细辛汤等；治中焦，用理中汤、甘草干姜汤、黄芪建中汤等；治下焦，用四逆汤类。若是阴虚，在中焦用白虎加人参汤、三承气汤，在下焦用黄连阿胶汤，且其常用药物尚不及《伤寒论》所用的一半。有道是"知其妙者，以四逆汤、白通汤、理中、建中诸方，治一切阳虚证候，决不有差"。治阴虚则"人参白虎汤、三黄石膏汤，是灭火救阴法也；芍药甘草汤、黄连阿胶汤，是润燥扶阴法也；四苓滑石阿胶汤、六味地黄汤，是利水育阴法也"。看得出，无论阴证阳证，大都选用经方。

医界也公认这一点。郑钦安著有《伤寒恒论》，"将原文逐条一一剖析"，日本学者伊藤良称其"填补了日本研究汉医史缺清代伤寒学派的空白"。著名医家程门雪先生对祝味菊、徐小圃、刘民叔三家的药方常加研究，对三家之善用附子，亦"认为是仲景一脉的后劲"。国医大师郭子光称他"是近代不可多得的一位杰出的伤寒学家"。这些都可说明，郑钦安倡用经方。**大致可以说，伤寒派并非火神派，但是经典火神派必定是伤寒派。**由此多位火神派医家以伤寒派自命，如唐步祺先生称郑钦安为"清末著名伤寒学家"，范中林先生的著作名为《范中林六经辨证医案选》，祝味菊著作则称《伤寒质难》，黎庇留医案称《黎庇留经方医案》等，经方色彩不言而喻，这些都表明火神派传承了经方衣钵。

之所以倡导经方，当然是因为疗效确切，清代汪莲石说："究竟从伤寒入门者，自高出时手之上。"刘渡舟说，经方"有鬼斧神工之力，起死回生之妙"。黄煌教授说："学好中医，选择门径是关键，而以从经方入门最容易。"学习、继承火神派，当然应该倡导经方，有了伤寒基础，掌握六经定法，再学习火神派，可以说锦上添花。

虽然郑钦安有时亦称"经方、时方俱无拘执"，但作为一个伤寒学家，毕竟偏重经方，"所引时方，出不得已，非其本怀"（《医法圆通·沈序》）。因为时方"大抵利于轻浅之疾，而病之深重者万难获效"，终究倡导的是经方。纵观郑钦安书中临证选方，随处可证。

如**胀满**一症，"予意此病治法，宜扶一元之真火，敛已散之阳光，俾一元气复，运化不乖，如术附汤、姜附汤、真武汤、桂苓术甘汤、附子理中汤、麻黄附子细辛汤、附子甘草汤之类"（《医法圆通·卷二》），一口气举了7个方剂，其中5个是经方。

治"吐伤胃阳，胃阳欲亡"之证，法宜降逆、温中、回阳为主，"方用吴茱萸汤，或吴萸四逆汤，或理中汤加吴萸俱可"（《医理真传·卷二》）。

健忘一症，"老年居多"。郑钦安强调，此症"以精神不足为主"，治疗"宜交通阴阳为主"，倡用"白通汤久服，或桂枝龙骨牡蛎散、三才、潜阳等汤，缓缓服至五六十剂，自然如常""切勿专以天王补心、宁神定志诸方与参、枣、茯神、远志、朱砂一派可也"，仍是经方居多。

从某个角度来说，火神派与经方派相比，就是附子用得广、用得多。只要具有经方基础，再加上火神派风格，临床用药自然如锦上添花，后世忠实传承郑氏风格者无不倡用经方。扶阳派与经典火神派在重视阳气、擅用附子这个学术核心上是一致的，但在选方上则有不同，不具备经方为主之风格。

■ **淋巴瘤发热案**　张某，男，44岁。2008年4月16日初诊。腹腔后壁淋巴瘤3个月，化疗3次，末次时间3月26日。4月6日起发热，早晨37℃，下午38.8℃，汗出，微喘，午后畏冷，盖以厚被，便溏，尿清，口干，纳差，舌淡赤、胖润，脉弦数软、寸弱。血常规检查：白细胞 $1.16 \times 10^9/L$。用尽各种消炎药，迄未控制。证系营卫失和，阳气已虚。桂枝加厚朴杏子汤主之：桂枝25g，白芍25g，炙甘草15g，杏仁10g，川朴10g，附子25g，茯苓30g，生姜10g，大枣10个。5剂。

服药后热退，余症轻减。上方加红参10g，续服以巩固。（张存悌治案）

张按：如此发热已10天，白细胞达 $1.16 \times 10^9/L$，各种消炎药未能控制的症情，用桂枝子加厚朴杏子汤即收捷效，说明经方疗效之可信。

▲ **古人率用成方**

还有一个问题，治病一定选用成方，不用经方也要用个时方。"吾观古人率用成方，加减不过一二味，非有违戾，未尝辄易。"（《上池杂说》）基本上不会临机组方，凑药成方，郑钦安从来没有这样做过。"诸药分别用之，则既不成方，安能有效？"（《黎庇留经方医案》）

从务实角度说，方剂是临床治病的根本。黄煌教授说："对中医来说，方是极其重要的。无论是伤寒派还是温病派，是古典派还是现代中西医结合派，是讲脏腑辨证还是讲六经辨证，到最后交给患者的都是方。所以日本古方家吉益东洞说：'医之学也，方焉耳。'方，是中医的内核，是根本。"

有些医家治病不用成方，以药拼凑，如徐灵胎所奚落："按病用药，药虽切中而立方无法，谓之有药无方。"即使"治效十全"也不好学，莫非看一案记一方，看一百案记一百个方不成？市面上，有人将刘子维（刘止唐之子）的《圣余医案》视为"方臻完善"的火神派医案，未免奇怪。审其医案，除偶见经方之外，看不出个成方的模样，大多数有药无方，拼凑药物，看不出个门道来，却在那里摆出示教的"范儿"，未免朱紫惑乱，试与吴佩衡、范中林等辈的医案相比较，其用药之杂、无方可论之义一目了然。

二、用药简练

经方用药是简练的，《伤寒论》113方仅用药93味，平均药味为 4.18 味。由 3 ～ 8 味药组成的方剂最为常见，占 82.3%。其药味加减也是十分严谨的，每加减一味药，都有加减的道理，这是经方的鲜明风格。经典火神派继承了经方药简方精的风格，郑钦安认为，**医贵明理，方不求多，"理精艺熟，头头是道，随拈二三味，皆是妙法奇方"**。看郑钦安 13 首自制方，用药均不超过 8 味，5 味以内者占 80%。其中 4 首扶阳方——潜阳丹、补坎益离丹、姜附茯半汤、附子甘草汤，用药均十分简练。两首 4 味药，一首 5 味药，一首 2 味药，看得出法度谨严，与经方相似。火神派运用经方，用药讲究精纯，决不胡乱堆砌药物。明代川医韩飞霞说："处方正不必多品，但看仲景方何等简净。""简净"二字实在传神。像吴佩衡、范中林等人处方用药大多不超过 8 味，那叫本事。如此简练的用药风格，应该说是一种功夫，一种纯正境界，需要多年修炼，一般人达不到。当我们看到吴佩衡用大回阳饮 4 味药治愈肺脓疡重症、寒闭、麻疹危症、癫狂等厥脱重症，用白通汤加肉桂 4 味药治愈原省立昆华医院院长秦某儿子、前昆明市市长曾某儿子的重症伤寒病发热多日不退时，除了钦佩其胆识，还应该感慨其用药之简练，挽回如此之重症，那感觉真是大刀阔斧，后辈恐怕难以企及。

■ **头痛案**　余初到辽宁中医药大学附属第三医院时，有护士长唐某，40 多岁，某日找我看病。言及患头痛 10 余年，每当发作时头痛剧烈，甚至要到撞墙的地步，痛甚则干呕，自觉昏沉，一月发作多次，近日发作已3天。曾求治于许多名医专家，皆不见效，心情郁闷。大便不实，舌淡胖润，脉沉弦，余无异常。分析属肝胃虚寒，处吴茱萸汤治之：吴茱萸15g，红参15g，苍术25g，羌活10g，大枣10个，生姜15片。

接方后，她觉得才这几味药能有效吗？以前的名医用药都比这多尚不见效，何况这点药呢？我说："药方对，一口汤；方不对，一水缸。你吃吃看。"没想到，她服了5剂药，头痛解除。随访多年，迄未发作。（张存悌治案）

张按：本案头痛虽然久治不愈，但其表现符合厥阴头痛的经文："干呕，吐涎沫，头痛者，吴茱萸汤主之。"真所谓"药方对，一口汤"是也。前医屡治不效，乃伤寒功夫不足也。

■ **疟疾案**　范文甫治某子，患疟久伤元气而热不退，时欲厥，松馆先生治方用白虎加象贝之类不愈。召余，余即于其原方除脱加味药，入党参15g，合成人参白虎汤。一服瘥，二服霍然。

张按：范文甫曰"盖药方须取纯耳，最忌杂也"。药杂而互相牵制，力反弱也。松馆老于医功夫非不深，而好参己见于古方中，故而不效。

■ **肝癌案**　李某，男，69岁。肝癌纵隔转移，经介入治疗后呃逆不止，夜间尤重，声震床榻，已经 7 天。疲乏，腹胀，欲饮热水，便可，无畏冷。舌淡胖润，脉弦浮寸弱。此属化疗后伤及脾胃，气逆不降，旋覆代赭汤为的对之方：旋覆花 10g，代赭石 45g，红参 15g，生半夏 30g，丁香 10g，郁金 20g，生麦芽 30g，炙甘草 15g，生姜 10 片，大枣 10 个。5 剂。

嘱 4 小时服 1 次，得效后改为日 3 次。服药 2 次，呃逆显减，2 天后呃逆已止。其家属以为患者贫血，在药中自行加入阿胶、虫草。岂料，一服后呃逆即复发作。患者骂家属："你要害死我啊！"急予原方再服，呃逆又止。（张存悌治案）

张按：即便阿胶、虫草这样的平淡滋补之药，因与主方掣肘，也会影响效果若此，那么药性偏峻之品恐怕更难想象。

■ 胁痛案　谭某之母，病发左季胁满痛，上冲左胁，破心部，苦不能耐。有余姓医生医治已两月余矣，用药香砂六君子汤，服至 70 余剂，非不温也，其病有加无减。延予诊治，见其面黄暗唇白，舌上苔滑，脉沉弦而迟，予断曰："此寒水用事也。脉弦为水，沉为里，迟为寒。肾中生阳，不能为水之主，则阴寒夹水迫于心部。"遂订真武原方，**无加无减**。平端谓曰："方中各味，皆已备尝之矣。"予告之曰："备尝之乎？诸药分别用之，则既不成方，安能有效？此方名真武者，盖取义于镇水之神。夫经方苟能对症，固捷如桴鼓之相应也。"

次早，平端来告曰："服方后得熟睡，是前月来所无者。今晨痛已不知消散何处矣。凡七十余日，治之不验者，竟一旦而廓清之！"（黎庇留治案）

张按：本案初病胁痛上攻，诊为真阳亏虚，"阴寒夹水迫于心部"，颇具见地，用真武原方，并未顾及病在胁肋而选肝经之药，着意于"无加无减"，经典火神派风格。

▲ 药过十二三，大夫必不沾

用药精练与否是体现医家水平的一个重要标志。《洛医汇讲》中有一句话说得很精彩："用方简者，其术日精；用方繁者，其术日粗。世医动辄以简为粗，以繁为精，衰矣哉。"用方繁简，亦即用药味数多少，可以作为衡量医术高低的标准。俗语说"药过十二三，大夫必不沾"。意思是说，开方若超过十二三味药，这个大夫肯定不靠谱。坦率地说，我看过不少名医处方，出手就是二三十味药，寒热攻补大杂烩，即便是治好了病，总有一种"不知所云"的感觉。

曹颖甫说："药味以稀为贵。"观其《经方实验录》医案大多是原方几味药，真正是"简净"。须知，随意多安药味，有时候非但不能起到一加一大于二的合力作用，反而可能一加一小于二，原因就在于那些药物互相掣肘，影响主药发挥作用。系统论的不相容原理指出："一个系统的复杂性增大时，我们使它精确的能力必将减小，在达到一定阈值以上时，复杂性和精确性将互相排斥。"景岳指出："若用治不精，则补不可以治虚，攻不可以去实，鲜有不误人者矣。"都说明用药贵精不在多。

某针灸大师的关门弟子，自诩得其真传。有一次，作者偶然看见他给人治疗腰痛，毫针扎得像电线杆似的，密密麻麻，心知其术肯定高不了。好的针灸大师往往几针就解决问题，这和用药多少是一个道理。当年袁世凯患了头风病，久治不愈，经张謇推荐，请来江西"金针"黄石屏，两针下去，头痛立愈，袁世凯犒赏两万元大洋，那叫功夫。

▲ 三种处方不可取

作者主张，学习方剂有三种不可取：

第一种 大处方

叶天士云："近之医者，茫无定识，假兼备以幸中，借和平以藏拙。"批评一些医家不能精审病情，只知多开药味，靠包打围攻，侥幸取胜，朱丹溪讥为"广络原野，冀获一兔"，根本就不清楚病机要害在哪里。"今人遇病立方，动辄二十余品，少亦不下数品，岂知仲景诸名医之心法哉……处味既多，莫识其性，为害不少。"（《上池杂说》）

第二种 有药无方

徐灵胎前已讲过，有药无方乃乌合之众，大杂烩。吴佩衡

"用药不尚繁芜，唯求力专，君臣佐使朗若列眉，反对用药'牛屎拌马粪'，没有目标，不分主次，杂乱相投，反使药力自毁医手。每取胜于四五味之间"（《吴附子——吴佩衡》）。

第三种　轻描淡写之方

徐灵胎有"病深非浅药能治论"："天下有治法不误，而始终无效者，此乃病气深痼，非泛然之方药所能愈也……若徒执数首通治之方，屡试不效，其计遂穷，未有不误者也。"（《医学源流论》）所谓"泛然之方药"，即所说轻描淡写之方药。医者全然不顾病气深痼，用药但求平稳，稍微峻烈之品则畏之如虎，贻误病情。清初"中医界出现了所谓的'轻灵派'，所用之药大都是薄荷、牛蒡、桑叶、菊花、木蝴蝶、路路通、丝瓜络、荷叶筋等所谓轻灵之品。这种情况就如明末思想家顾炎武先生所批判的那样：'古之时庸医杀人，今之时庸医不杀人亦不活人，使其人在不死不活之间，其病日深而卒至于死。'"（黄煌语）"轻灵派"被祝味菊等讥讽为"两豆派（淡豆豉、扁豆）""果子药"。

"轻灵派"还发明了"轻药易解""轻药保名"论："名医之传人曰：药性勿厚，药数勿重，气薄剂轻，庶易于解手，是明教人以用药不必中病矣。""曾见名医嗔其子弟，偶用一二味厚之药，则痛叱之曰：用此味厚之药，设一有误，岂不丧名……但欲自保其名，而不念病势之危急，人命之死生，良心丧尽，阴骘大伤。"（《吴天士医话医案集》）究其实是隔靴搔痒，明哲保身，"未有不误者也"。

■ **胃痛案** 洪宅令眷，正月上旬胃中大痛，前医用苍朴、炮姜、香附不效，至夜痛厥。次日迎诊，六脉沉紧而滑，昏卧于床，不知人事，手足微温，身体软重。告曰：寒痰满中，非辛热不醒。时孙医先用附子不敢服，余用附子、干姜、半夏、茯苓、白蔻、陈皮一剂，服后半夜方醒，自言为人释放回也。

次日再诊，人虽醒而脉未回，寒邪犹在，仍须前药，勿功亏一篑也。而洪宅素畏热药，弃置不用，以他医参、术、炮姜、半夏平和之药为稳妥。殊不知邪未退而温补，反致助邪。医将一月，终日呕哕不息，饮食不餐。至二月初三，哕变为呃，其音似吠，越邻出户，连声不息，口张不能合，四肢厥冷，扬手掷足，欲裂衣袂，目珠上视，其势危笃，从未经见者也。

京口名家见病愈重而药愈平，但用丁、沉、柿蒂、乌药、橘红、半夏应世之药而已。急复求治，余曰："脉细疾无伦几于不见，若不以大温之药急驱其寒，亥子之交必致阳脱。"遂用生附子、干姜、半夏各三钱，吴茱萸一钱，一剂气平，二剂手足回温，其夜计服四剂，吠声方止，仍如前呃。次日仍用前方，但换熟附子，加茯苓、橘红，每日仍服半硫丸三十颗。一月后加白术合理中、六君，共计服药百剂，方能食饭不呃，经水始通，渐次调治而愈。**此症可为病家医家唯求平妥、酿病不医之鉴。**（郑素

圃治案）

　　张按：此案胃中大痛，不知人事，认为"寒痰满中，非辛热不醒"，素圃用四逆汤合二陈汤加白蔻，服后而醒。怎奈"洪宅素畏热药，弃置不用，以他医参、术、炮姜、半夏平和之药为稳妥""不知邪未退而温补，反致助邪"，导致阳虚欲脱，其势危笃。而"京口名家见病愈重而药愈平，但用丁、沉、柿蒂、乌药、橘红、半夏应世之药而已"，辛素圃"用生附子、干姜、半夏各三钱，吴茱萸一钱，一剂气平，二剂手足回温，其夜计服四剂"，如此峻药重剂方挽救危局。确如此老所言："此证可为病家医家唯求平妥、酿病不医之鉴。"

▲ 火神正道是钦安

　　经典火神派是一种较为纯正的境界，其倡用经方、用药简练不是简单的处方形式问题，而是精通郑氏学说、精确选方用药的学养功夫。郑钦安作为开山宗师，是以其著作及用药法度作为标志的。正本清源，学者欲掌握较为纯正的火神派理路，当从郑钦安著作入手，免得误入歧途。

　　后世较为忠实地继承火神派，选方用药带有明显的郑氏风格者，如吴佩衡、范中林、唐步祺、萧琢如、易巨荪、黎庇留、赵守真、曾辅民等，堪称经典火神派的代表，他们均有个人医案专集行世，见书末所附"主要参考文献"。观其医案具有鲜明的经方风格，擅用附子。大致统计，其医案选择经方，投用附子，用药多不超过 10 味，这三者占其处方的 70% 以上。若想了解学习经典火神派，还请揣摩这些医家的医案。

经典火神派首先是经世致用的，疗效过人。郑钦安云："只重一阳字，握要以图，立法周密，压倒当世诸家，何况庸手！"重要的是，"医不贵于能愈病，而贵于能愈难病"（景岳语），诸多火神派名家治愈了很多难治病，包括厥脱重症和屡治不愈的疑难症，而这正是经典火神派的可贵之处，作者新著《火神派示范案例点评（第 2 版）》中的大量案例可以为证。其次是顺应时势，"阳常不足，阴常有余"，火神派在当代有着广泛的应用前景，"虽有智慧，不如乘势"。还有，火神派比较容易掌握，**医贵明理，方不求多**，主要用方不过几十个，常用药物不过几十味，**"随拈二三味，皆是妙法奇方"**，人讥其偏，我服其专。因此，我更赞赏的还是经典火神派。

俗云"遵得佛法便是佛，遵得圣道便是圣"。作者学习火神派以后，处方用药有着明显变化：过去用时方多、验案少，现在用经方多、验案亦多；过去一年用不上几次附子，现在几乎方方不离附子；过去处方多在 20 味左右，现在一般不超过十二三味。"药方对，一口汤；方不对，一水缸。"本人经验，一个对症汤药，对于急性病如发热、腹痛等病而言，通常一两天即应该见效，最多 3 天，否则处方就可能有问题；慢性病 1 周见效，通常从第 3 天起即可见效，最多 2 周也应该见效。诚然，确属"宿病痼疾"，也可以耐心再服 2 周。所以本人说："药方对，一两周；没有效，赶紧溜。"无效的话，赶快换医，不要在一棵树上吊死，别迷信所谓名医。

第八章

阴盛阳衰，阳常不足

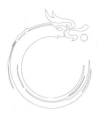

火神派之所以擅用附子，广用四逆辈，是因为有着大量的病证需要温阳。"不知予非专用姜、附者也，只因病当服此。"（郑钦安语）强调"只因病当服此"，以药测证，使我们尽可领略阴证多见的事实。吴佩衡也说："不是我偏用附子，而是这些被介绍来的病人，多是患的'附子病'，不用四逆汤不行。"

他们擅用附子正是建立在"阴盛阳衰"的病势观上，亦即"只因病当服此"，这一点是火神派学术思想重要的前提。

所谓病势观，是指医家对社会群体发病大趋势的概括认识，它关系到医家和学派的学术特点。通俗地说，就是研究、掌握发病大趋势，以利指导用药大方向，一般与社会、时代及地域、气候特点密切相关。例如仲景著《伤寒论》，是因其宗族大量死亡原因中，"伤寒十居其七"，伤寒为疾病大趋势。东垣倡导补土派，是因其所处金元时期，战乱频仍，人民生活极不安定，所患疾病多为劳役过度损伤脾胃所致。

邢斌先生曾说，这种对疾病大趋势的认识"根本就没有任何意义""也许阴（寒）证和阳（热）证之比例是六四、七三，甚至是八二之比，但明白了这个就可以令我们治病治得更好吗？难道我们就可以把那些二三四成的阴虚、火旺、阳热患者弃之于不顾？"

对此，作者不敢苟同。一个医家对疾病大趋势的认识，决定着他的理论基点和用药方向，当然有指导意义。凡是运动着的事物都有一个"形势""趋势"问题，天气变化有趋势，几乎人人都在关心；股市有大势，股民都在关注。能说这些"大势"没用吗？同样，作为医生，怎能不关心所面临的疾病大趋势呢？当然这与辨证论治精神并无矛盾，"那些二三四成的阴虚、火旺、阳热患者"，按阳证治疗就是了。

"虽有智慧，不如乘势"，孟子这句话是讲遵从大趋势的作用，再聪明有智慧，都不如顺应大势所趋。那么，火神派怎样认识近现代的疾病大趋势呢？100多年前，郑钦安说过："目下，世人畏附子、干姜，不啻砒毒，即有当服附子，而亦不肯服者不胜屈指矣。呜乎，阴阳不明，医门坏极，喜清凉而恶辛温，无怪乎阴盛阳衰矣！"（《医法圆通·卷二》）是说俗医"喜清凉而恶辛温"，滥用寒凉伤阳，导致世人"阴盛阳衰"的基本态势，指出阴证、寒证占了大多数（阴盛），而阳证、热证则少见（阳衰）。

古代士人也都认识到这一点。明代冯元成，官至浙江按察使，"著书满家，不失为一时之冠"。他说："人以阳气为主，阴常有余，阳常不足。近世医工乃倡为补阴之议，其方以黄柏为君，以知母、地黄诸寒药为佐，合服升斗以为可以保生。噫，拙矣！人之虚劳不足，怠惰嗜卧，眩晕痹塞，诸厥上逆，满闷痞膈，谁则使之？阳气亏损之所致也，乃助其阴而耗其阳乎？人之一身，饮食男女，居处运动，皆由阳气，若阴气则随阳运动而主持诸血者也。故人之阳损，但当补之、温之，温补既行，则阳气长盛而

百病除焉。"（《上池杂说》）

清代梁章钜，官至江苏巡抚，强调"保扶阳气为本"："今人气体远不及古人，**阴常有余，阳常不足**，亦消长之运然也。故养生家必以补阳为先务，即使阴阳俱亏，亦必以补阳为急。盖阳能生阴，阴不能生阳，其理亦复如是……医者要知保扶阳气为本。"

100 多年过去了，郑钦安关于"阴盛阳衰"的病势观，今天仍然适用，这正是火神派重视扶阳、擅用附子的现实基础，也是我们传承、弘扬火神派的缘由所在。众多近现代火神派名家都对阴盛阳衰的基本病势发表了鲜明的观点。

吴佩衡："人之所患，常在阳虚，治疗之方，扶阳为准……阳虚者十常八九。"

祝味菊："余治医三十年，习见可温者十之八九，可清者百无一二……秦汉体格，去古已远。今人禀赋更薄，斫伤更甚，虚多实少，彰彰然也。大凡壮实之人，能受清药；虚怯之体，只宜温养。"（《伤寒质难·第十四篇》）

值得一提的是，祝味菊还提出了"阳常不足，阴常有余"的观点："善养阳者多寿，好戕阳者多夭。阳常不足，阴常有余，此前人所未道也……吾人仆仆终日，万事劳其形，百忧感其心，有动必有耗，所耗者阳也。物质易补，元阳难复，故曰阴常有余，阳常不足。"（《伤寒质难·第七篇》）

祝氏这一观点十分重要，是对郑钦安学术思想的补充和发展，对于认识现代疾病的大趋势具有重要指导意义。

周连三先生："阳虚之证十之七八，阴虚之证十无二三。"

卢崇汉教授："举目望去，现在有几个是阳实的啊？！真正阳实的没有几个……我的用方，可以说99%都是纯辛温药物组成的。"（《扶阳讲记》）

李可先生："现代人类体质多虚，阳虚者十分之九，阴虚者百难见一。六淫之中，风寒湿为害十之八九，实热证百分之一二。地无分南北，国不论中外，全球如此。""阳虚的人十占八九，真正阴虚的百不见一。"（《霹雳大医——李可》）

福建省名医余天泰："自从学习火神派以来，特别是接受祝（味菊）师观点（指阳常不足，阴常有余论）后，一改30余年遣方用药之风格，临证治病注重温阳扶阳，疗效大有提高，从而也更加增添了我对中医药的信心。"（《第二届扶阳论坛论文集》）

这么些近现代医家几乎众口一词地提出阴盛阳衰的观点，看法出奇地一致，理所当然地构成钦安学说的一个重要观点。这个大趋势为我们施展扶阳，运用附子，提供了广阔天地。

北京中医药大学王琦教授近年在研究中医体质分类问题，其课题组曾有一个调查资料，在随机抽查的样板人群中，发现阳虚患者占50%。王教授有怀疑，"叫学生再把资料认真统计，结果仍然还是50%左右"（《扶阳论坛》）。这个调查结果也许无意中为阴盛阳衰的病势观做了一个注脚。作者认为，如果严格用阴阳辨诀作为标准，注意阴火的假热实质，阳虚的比例恐怕更高。至于如何形成这种阴盛阳衰的局面，作者在《中医火神派探讨》一书中有详细解析。

作者个人临证体会，确实"阳虚之证十之七八"，一天看几十个患者，内外、妇儿、五官、皮肤各科都有，多属阳虚，用附子者十占八九，阴虚者确实少见，从未见因误用附子而偾事，倒是复诊者大都反映有效，每天跟我侍诊的弟子可以为证。

现实中我们看到，我国 40 岁以上慢性病患者多达 5.8 亿人，每天有 1.3 万人死于慢性病，占总死亡率的 86.6%，已经成为第一大死因。**"当今之世，慢性疾病突出，寒凉之剂常难取效，则此书之出版问世，于提高疗效将大有裨益"**。(《郑钦安医书阐释·郭序》)。可以说，都支持阴盛阳衰的疾病大趋势之观。遗憾的是，当前医林主清派依然占据着主导地位，误人不少，也是积重难返，**"千古流弊，医门大憾"**。

▲ 暑月多中寒

暑月何得中寒？吴天士指出："暑月最多中阴，此必是多食寒物，寒入三阴，便为中阴。""寒即阴也，暑月阳发于外，则阴伏于内。既有阴伏于内，则凡遇阴气即相引而入，所谓同声相应，同气相求，理固然也。夫暑月安得有阴气？抑知此阴气不必天寒地冻之气始能中入。在暑月或食冷物，或饮冰水，或裸体贪凉，其气皆能中人，总由阴伏于内，阴气便于直入，犹之奸细潜伏城中，贼来便易攻打也。所以谓之中寒者，以其深入在脏，而非若感寒之感触在表也。唯有大剂姜、桂、附以驱阴寒，大剂参、术以回元阳，乃为可救。稍一游移，命在呼吸矣。"（《吴天士医话医案集》）

此证极易误辨误治，吴氏亲眼所见汉上医家，"凡是夏月中寒之证，无有不医至死者。彼绝不知夏月有中阴一证，又绝不知治阴证当用何药。但有发热者，必先予九味羌活汤二剂；热若不退，便云是火证，即用黄芩、黄连、花粉、栀子之类，狠服数剂；热又不退，便加石膏、犀角；热又不退，则用大黄；日有大便，便且溏，仍然用大黄。不知此种传授从何处到来？"（《吴天士医话医案集》）

■ 暑月发热案　庚午六月二十四日，翰林胡修如发热不退，急迎余至。自云："两昼夜烧坏了，速求清凉散一剂以解之。"余诊其脉浮大数疾无伦，重按全无，舌苔黑而滑，面色如朱，唇燥欲裂，烦躁不眠，小便短涩而赤，大便溏。余笑应之曰："寒深入骨矣。全副热药尚难回阳，奈何犹思得清凉散乎？"胡公曰："如此亢热天气，自然是受热中暑，依年翁竟不可用清凉药乎？"答曰："此非中暑，乃中寒耳。不独凉药不可丝毫粘唇，即热药稍轻亦复无益。"遂定方用：桂、附、姜、术各二钱，人参四钱，茯苓一钱五分，泽泻一钱，陈皮八分，甘草三分。

服一剂，大热便退，反觉畏寒。胡公称奇，谓如此热药，反能退热。余曰："热退未即为喜，今日午后，仍要复热，但不似从前之狠耳。"问："何时方不复热？"余曰："要待阴寒驱尽，内无真寒，外自无假热，约服药一七，可全退矣。"照昨方将参、附各加一钱，服一剂。

次日，脉稍收敛，热果复发，不似前之燔炙。看舌色，其寒色全未动，汗尚出不止。余曰："如此重剂，犹然无力，每日须服二剂方可。"遂如方日服二剂，计每日附子六钱，人参一两。服七日而热全退，汗全止，小便由赤而黄，由黄而淡。至十日后，小便清而长，喜粥食矣。服半月而后照前方日服一剂，服一月而后全安。（吴天士治案）

原按：胡公笑谓余曰："初病如此热状，又如此热天，任千百医人，必谓是极热之证，而投以大寒之药矣。今蒙年翁用如许热药，乃得收功，设今年不遇年翁来京，将若之何？若用一剂寒凉，不立刻就毙乎！"

张按：阴证中暑极易误辨误治，吴氏亲眼所见汉上医家，"凡是夏月中寒之证，无有不医至死者。彼绝不知夏月有中阴一证，又绝不知治阴证当用何药。但有发热者，必先予九味羌活汤二剂；热若不退，便云是火证，即用黄芩、黄连、花粉、栀子之类，狠服数剂；热又不退，便加石膏、犀角；热又不退，则用大黄，日有大便，便且溏，仍然用大黄。不知此种传授从何处到来？"其论暑月容易中寒之理，明白透彻："总由阴伏于内，阴气便于直入，犹之奸细潜伏城中，贼来便易攻打也。"其治疗则胸有成竹，言之必中，令人信服。

▲ 南方多阴证

南方何以多阴证？道理与暑月多中寒类似。由于天气炎热，人们贪凉饮冷，嗜好凉茶，裸身求爽，不离空调、电扇所致。李可说："我来南方以后，看过的病人大概有1000多人。这个里头有一个很特殊的现象，如果从中医的六淫来分类，就是风、寒、暑、湿、燥、火，那么我所看的病人阳虚寒湿证的十之有八九，而阴虚火热证的百不见一二，一例都没有遇到过。南方气候特别热，一般人讲，有夏无冬，这么酷热的气候，人们在这样的一个气候竟然没有一个得火证、热斑点，或者阴虚证。"

由此可以明白，为什么近代中国，火神派较有影响、较为盛行的4个省份，即四川、云南、上海、粤港，都在南方，审视本书绝大部分案例都出自南方医家。诚然，究竟是寒是热，是阴是阳，有阴阳辨诀为凭。

▲ 寒温之争凭辨诀

金元以来，寒温之争一直持续不休。所谓寒温之争，是指用药以寒凉为主，还是以温热为主的不同观点，前提是主张火热病多发还是虚寒病多发，亦即疾病发生的大多数、大趋势究竟是什么？这才是寒温之争的关键。虽然见仁见智，但孰是孰非，终归应该有一个真相。

长期以来，刘完素的"六气皆能化火"论、朱丹溪的"阳常不足，阴常有余"论、温病学派倡行的清轻之风在临床应用中较为盛行。"清中叶，于温热治法最所殚心"（谢观语）"近来风气，畏温热而喜寒凉"（《吴医汇讲》），可知用药喜清畏温在近现代已成时尚。火神派则认为阴盛阳衰是疾病大趋势，"阳常不足，阴常有余"。两派针锋相对，至今争论不休。两种截然不同的观点，究竟孰是孰非，应该有一个评判标准，阴阳辨诀可以说就是这个试金石。

本节拟通过若干案例，展示寒温争论之激烈，寻求争论之焦点和原因，揭示最后治疗之结果，以供判断是非，并试图归纳出一些规律性之认识。

第一种　寒温异治，疗效迥异

本组病例由于医家辨证不同，先后用过或温法或清法。结果显示，凡用清法时，病情必加重甚至危险；凡用温法时，病情必减轻直至痊愈。正反两方面的事实，对比十分清楚。不同医家在病情认识上存在寒温分歧，冰炭不容，反复争论，"几欲呕出心肝"，足见争论何等激烈。吴天士曾治一人，患呕吐，"以证论不过一停饮耳，前之名医，几复杀之，且三杀之，而余三救之"——吴天士用热药治好了患者，另一名医则用凉药来治，"几复杀之"——如此反复 3 次，**"每投药之际，辄如此辩论一番，几欲呕出心肝"**。

另治"潜口一仆人，患伤寒已半月余矣。初起发热，历两医皆用发表药，共五六剂，热总不退。今则唇紫燥裂出血，又有两医各出主见，其一要用石膏五钱、黄连一钱。又一医人云，不如大黄五钱，一下而愈。吴氏认为"证乃寒中太阴脾经，亦甚易认"。而前"曾经历五医，俱是表表著名者，不知何故，绝无一人认得是阴证，医至将死，而后待余以峻剂参、附救之"（《吴天士医话医案集》）。

■ **时疫案**　吴某之母，因大劳后得时疫，初病但发热身痛，胸胀作呕，脉弦数。用芎苏饮疏解之，至第三日两颐连颈肿痛，此邪由太少二阳而出，正合败毒散证。服二剂，邪不外解，次日反内陷而入少阴，变为胸胀呕哕，烦躁不寐。因病增剧，日请数医，皆用柴胡、苍朴、半夏、青陈皮、枳壳。余虽日到，而诊视者五人，药剂杂投，余不能肩任。至第九日，脉变细疾，烦躁下利，干呕胸满，冷汗自出，遂直告曰："病危矣。不知连日所服何药，已传少阴，将致亡阳，若不急救，明日即不可治。"遂立方立论，用茯苓四逆汤：茯苓三钱，附子二钱，干姜钱半，人参八分,甘草三分,留药为备卷,以俟众议。

其日历医八位,皆曰不可服。延至二鼓,病人不躁,忽变为笑矣。吴某知笑为恶证,勉煎服半剂即安睡。至四鼓醒,索余药尽剂服之,又熟睡。至天明再请不准服四逆之医,又云当服矣,但造议宜减附加参。病家崇信,减附一半,加参一倍。甫下咽,即烦躁干呕,急复相招,径去人参而加附子,随即相安。盖寒邪在少阴,重在附子,其加人参,不过助邪气耳。终竟去人参以俟邪尽,六日后方用人参理中汤加半夏,弥月乃安。病九日而传变三经,医不明经,何能治病?(郑素圃治案)

张按:此案值得注意的是,病属少阴服茯苓四逆汤一剂后,症情平复。他医"造议宜减附加参",结果甫下咽,即烦躁干呕,引起反复。素圃"径去人参而加附子,随即相安"。正反两方面的经验教训,证明素圃所论之正确性:"寒邪在少阴,重在附子,其加人参不过助邪气耳。终竟去人参,以俟邪尽。"

其间"日历医八位,皆曰不可服",唯素圃一人与之力争而效,说明真理有时在少数人手里。

■ **伤寒案** 1929 年,沪上一位徐姓富商的次子因患伤寒,遍请中西医高手诊治,病势日增。病人兄长曾向祝味菊学医,于是延之往诊,知其高热两旬不退,神昏谵妄,前医金谓热入心包,主用清宫汤。祝氏心知其非,书以处方:附片 12g(先煎),

活磁石 30g（先煎），麻黄 6g，桂枝 9g，生姜 9g，朱茯神 12g，苏梗 6g，郁金 9g，姜半夏 9g，生龙齿 30g（先煎），酸枣仁 15g。服后诸恙依然，翌晨又为处方如前，服后诸恙依然。

　　徐姓富商慌乱之余，又延沪上名医某某等会诊，皆认为姜附热药之误。且笔之于方案，谓"邪入心包，误投辛燥，法在不救"——称祝氏把病治坏了。徐氏慌了手脚，"怨尤群集其子""其子惶惶然趋车"找到祝味菊讨教，二人遂赴其宅。刚入门，"某医方蹒跚下楼，相遇于楼次"，祝味菊"因恭叩之曰：'病者何如？'某医口衔雪茄翘指仰首而言曰：'休矣。'岸然扬长而去，其一股傲慢不逊、老气横秋之态，令人忿懑难受"。

　　祝味菊忍气审证处方，曰："病以吾药而剧，吾固不得辞其责。然吾知此病之不即死也，吾使人来侍病者五日，向所服药过五日，其药性当已消矣，其不及五日而亡者，药之过也。吾诊所有招牌三，任汝三子撤下而毁之。主翁鸣之报端，为庸医杀人之戒。"仍用原方，"无更只字，连服两帖，不分昼夜进之"，服药后，"汗出热减，神静而得安寐矣"，病入坦途而愈。祝味菊则留下那位名医的处方批语，故事到此并未结束。

　　时值"三一七"中医抗争大会召开，称祝氏"误投辛燥，法在不救"的那位名医"方高居主席团"。祝氏当场发难："有地位之名医，一无相当学识，又复信口雌黄，攻讦同道而不负责任，吾侪当若何处置之？"并"袖出某医药方"，欲揭发前事。幸亏主持者知事不妙，告以："今日为中医一致对外之际，请阁下顾全大局，勿以此授人话柄。"其他道友亦"从中调停，设筵于大加利（饭馆）"。某某两医，不得不强颜谢罪："事出误会，愿阁下勿介意焉。"祝氏一笑置之。

张按：凭心而论，这位沪上名医声名不小，从其"口衔雪茄""高居主席团"情事揣测，不难知为何人，这里为尊者讳就不提其名。不说他医道高低，即其轻言祝氏"误投辛燥，法在不救"，已见其"轻侮傲慢"同道了，终至自取其辱，强颜谢罪，堪为医戒。此事详载于《伤寒质难》。

第二种　病家无知，费尽口舌

陈修园云："医家苦于不知病，病家苦于不知医。"病家不知医，似乎也属正常，关键是为俗论所囿，与医家乱搅和，致使医家不得不费尽口舌与之辨析。

■ 发热案　刘河汪氏夫人，夏秋之交患发热证，医作暑热治则热尤剧，甚至神志昏昧，时时昏晕，至晚则尤甚。颂声先生邀予诊之，见其面赤唇裂，舌短音微。其脉左不至，右微细。予曰：此系下元虚寒，元海无根，龙不藏窟，浮阳飞越于外之候也。若不大补其金水而用引火归原之法，此火终不能息。况真阴真阳并竭，危在旦夕矣。因是拟大剂附桂八味汤，掺和生脉散。

无如其家人均不信任，以为热证而在此天气炎热之时，用此滋腻大热大补之药，决无此理，置之不服。后身热昏晕尤甚，经颂声先生再三申辩，始试服予方，果身热渐退，昏晕亦定。复诊左脉虽复而犹沉微，仍照原方加杞子，又四剂而愈。（王雨三治案）

■ **发热案**　沪上儿科名医徐小圃，衣钵相传，已有二世，以时方著称。慕祝味菊对中医有特殊见解与治疗方法，命其子拜祝氏为师，以学究竟。一日，其子患伤寒甚剧，热度逐日上升，昏眩昏愦，呓语呢喃，醒时又了了自清，而脉不洪数。徐君甚忧之，遂邀同道数人，共同诊治，议用泻心汤法。祝氏闻之告曰："此非泻心汤法所宜也。"徐答以服药后尚无不可，祝劝其谨慎从事。越数日，病情逐渐加重，神昏不醒，呓语郑声，饮食不能入，泛泛欲恶。徐再邀诸医会诊，一致认为热入心包而脉现伏象，为热邪内闭之危急证候，应早服清宫汤方，特别要先服紫雪丹。

　　其时祝味菊亦至徐家，见此情景即曰："病人系吾之弟子，是否在余诊断之前，各药暂停。"于是望色闻声，按脉有顷，祝曰："病人神昏愦系由渐而成，呓语郑声，脉现伏象，不是中热毒昏愦突然而来，实系阳虚易脱之象，并非中热毒，吾意不能用清宫汤、紫雪丹类。君等倘听吾言，信余安排，吾徒病倘不能愈，余不复言医矣！"处以强心扶阳诸药：活磁石45g（先煎），生龙

齿 30g（先煎），石决明 45g（先煎），附片 12g（先煎），酸枣仁
24g，朱茯神 12g，石菖蒲 9g，姜半夏 12g，桂枝 9g，生白芍 9g，
麻黄 6g。当晚服 1 剂，至夜半病情未有好转，举家惊慌。祝师
曰："夜半再服一剂，当可转危为安。"及至天明，病人汗出热大
减，神识逐渐转清，身体颇为衰惫。照原方去麻黄，加人参 9g
（先煎）。服药后呓语、呕恶均止，与人谈话对答颇清，一星期后
体力稍支，一月后体力恢复。

"小圃原为时方论者，经斯认识，于是一反过往作风，得心
应手，遂有祝派之称。其后次子仲才亦从学焉，盖体认有得也。
一代名医，行道数十年，犹能从善若流，亦足多已。"（《伤寒
质难》）

张按：徐小圃乃沪上儿科巨擘，邀同道数人，共同诊治，议
用泻心汤法；祝味菊据其"呓语郑声，脉现伏象，实系阳虚易脱
之象，并非中热毒，吾意不能用清宫汤、紫雪丹类。君等倘听
吾言，信余安排，吾徒病倘不能愈，余不复言医矣"，颇显祝氏
"医侠"之风。用药果然转危为安，徐氏经斯认识，虚心向祝氏
学习，一反过往作风，"遂有祝派之称""盖体认有得也"。

第三种　决之于卜，听命于天

"病家苦于不知医"，不懂医道，在寒温交争之际，无法判断
是非，惊惶失措，只好求之于占卜，听命于天，掺杂着诸般无奈

与荒唐。

■ **产后发热案**　归安沈指南室人，分娩后发热，自汗，五心烦热，四肢懈怠，懒于言动。胸腹胀闷，怔忡惊悸，少寐少食。每日子后稍安，午后更甚。时在三伏，或以为暑，或以为痧，或以为瘀，或以为滞，集论纷纷，无一确见。所进汤药非清暑去痧即破瘀消滞。延至七月初，寒热往来不歇，自汗如雨如油，寝食俱废，乃延予诊。

予据前症而合之面色则白而㿠，舌头则胖而滑，脉则脾肺大而缓，肝肾细而紧，按之皆无力，知其气血大虚而大寒也。以养荣汤加附子二钱与之，正在煎药，适西关外一医者至，指南出予方示之。医者曰："证候至此固知无生理矣，然尚有一息未断之气，或者别有商处，以庶几于万一。今以如此热天，如此热症而用如此热药，下咽后非烦躁发狂即七孔流血，不转眼毙矣，真无望也已。"

指南惧不敢服，医者乃用药柴胡一钱，黄芩二钱，花粉三钱，丹皮、山栀子各钱半，甘草五分，且谓指南曰："少阳邪气既深，阳明胃火又盛，非此清火逐邪不能救也。一线生机在予早来一刻，不使桂附入口耳。"服药后自酉及辰，扤捏不安，危剧尤甚。时吴门陆鸣九寓苕中，请诊焉。鸣九曰："此症气血大虚，肝脾将败，非具有胆识如昨用参附姜桂者不能挽矣，何不倾心任之？"**指南犹豫未定，决于卜，乃复延予。**

及赴诊则傍晚矣，群医尚在座，昨之西关外者亦与焉。予向指南索予所定原方，又添附子一钱五分，肉桂五分，余俱如昨。指南曰："昨因方有桂附故不敢投，今益加重，不尤令人胆怯乎？"予曰："昨多凉药一剂，今加桂附二钱，正《内经》所谓：'时必顺之，犯者治以胜也。'如此热天，如此热症，如此热药，设有不投，人鬼立判，宁敢稍有误耶？下咽后即得睡矣，得睡即活矣。"比晚进药一剂，果蒟蒟熟睡至寅刻始寤。寤则汗已止，热已退，胸膈通泰，进粥碗许。

自此守服原方，每日两剂，每剂参附各三钱，姜桂各钱五分。至第三日，寒战索被加至三四，只叫冷甚，举家又甚惶惑。鸣九曰："莫非间日一发之疟疾乎？"予曰："此阳回佳兆，非疟疾也。助以参汤即微汗而止矣。"如言果安。照前方服至第六日，诸症悉除。继用十全、八珍等调理而愈。出步后，因迁卧上楼劳力，复发热。伊时指南因公外出，其大郎飞云以热势炽甚，疑前症复发。予曰："气虚劳复，固病后常事，补中益气加白芍多服四剂自愈耳。"如数服之而痊。（杨乘六治案）

张按：此案显示寒温之争何等激烈。娩后发热，或以为暑，或以为疹，或以为瘵，群议纷纷，无一确见。杨氏据症合之面色皖白，舌胖而滑，脉按之无力，知其气血大虚而大寒也。无奈群医不识假热，认为："如此热天，如此热症而用如此热药，下咽后非烦躁发狂即七孔流血，不转眼毙矣。"致病家犹豫，竟致"决于卜（算卦）"，乃复延杨氏，挽回垂绝，混杂着荒唐与幸运。

■ **厥脱案**　黄兰运翁令政，年五十外，壬午隆冬病伤寒，初不知何经受病。至第八日请治，脉则细紧而弦，呕哕痰涎，神昏但寐，腹痛下利，足冷舌灰，时发谵语。先治之医犹用苍朴柴苓汤，作协热下利治，指谵语为实热。余曰：病经八日，正阳尽入阴之时，已经发汗消导而神昏下利，将至亡阳。急用四逆汤以救其逆，安敢再试疏削乎？撮附子、干姜、茯苓、半夏、甘草一剂而别。前医阻挠不决，置药不煎。至夜病剧，**卜之灶神，神允余药**，方敢煎服。服之即得寐，醒后神清。次日再招，相信委治，诊脉稍和，即以前药加人参一钱，日服二剂。至五日，哕利方止，继用附子理中汤，半月始愈。（郑素圃治案）

张按：此病呕泻昏冷，已呈厥脱之象，素圃急用四逆汤以救其逆，竟被前医阻挠不决。至夜病剧，乃卜之灶神，神允其药，方敢煎服而收效。

■ **小儿吐泻案**　劳田王某之子，每至夏季即病发热吐泻（按：当是中毒性消化不良），医者不知照顾中气，肆意寒凉，终至中气颓败，手足厥冷而死。四年之间，病如是，药如是，而死亦如是者凡四子。至第五年夏，其五子吐泻之病又作，王某惊弓之鸟，闻之病悸，**乃抽神方，得理中汤**，医家闻而阻之，亲邻之一知半解者亦阻之。王某固知医，亦知理中汤为温补剂，诚不可浪服，然如是病而死者已四子，服寒凉均不救，或者其可温燥？故终不敢服，乃嘱其妻曰："我往隔壁摸牌去，五儿病已危，我亦无策，姑服此药方，死即告我，未死，晚我自归也。"王某摸牌消遣，心实忐忑，日暮竟无信息。归家视之，儿病已大安矣。夫医者墨守成规，固执不通，死亡相续，终不自悟。致令病家不得已而乞灵木偶，乃获幸生，斯亦医林中一大讽刺也。(《中国百年百名中医临床家丛书·胡天雄》)

张按：王某前之四子，每至夏季即病发热吐泻，循俗施以寒凉之药，终至中气颓败皆死。今其五子吐泻又作，知前法不行，幸抽签得神方理中汤，医家闻而阻之，亲邻之一知半解者亦阻之。王某思前车之鉴，姑服此方，乃获幸生，斯亦医林中一大讽刺也。

第四种 庸医害人，误治致死

由以上案例可知，大凡吴天士、郑素圃等人温法意见被采纳，患者都能获得救治；反之，温病学派纵然是诸多名医处方施法，患者差不多都被寒凉药误治而剧，实在可悲。陈修园所谓："良医之救人，不过能辨认此阴阳而已；庸医之杀人，不过错认此阴阳而已。"寒温之争局面之中，最可悲者无如被误辨误治而死，正所谓庸医杀人不用刀也。

■ 咳嗽案　黄灿之媳，患咳嗽，服医生黎贡南之天冬、麦门冬、地黄一派清润药，计过百剂，竟至阴霾四布，咳喘，无胃，夜不成寐，几成大肉陷下之死症，乃邀余诊。余以其家素服贡南医生，中贡南之毒已久，乍投与贡南相反之药，必因少见而多怪，姑作二陈汤加术与之。次日复来请诊，据云"已效"。余晓之曰："此证用二陈汤，不过杯水车薪，乌能愈？"对曰："荐之者谓先生高明也。"余曰："高明者，非处此等方剂之谓。若出好方，第恐骇怪而不愿服之。"病家肃然曰："服药过百剂，愈医愈弊，岂欲复蹈前车之失？先生但用先生之法可也。"余乃出大剂以纠前药之偏，以真武汤加减。附子由五六钱，用至一两；干姜由三钱，用至七八钱。渐有起色，由是而喘平而胃纳增进，而咳亦渐少。嘱其守服此方，至痊愈后，仍续服二三剂，则血气加增，转弱为强，幸毋枉我之苦心也。

待清明时节遇其大伯，则称谢不置，谓不特大病已愈，且血气充盈，容貌光泽，胜未病时远甚，拟以厚酬为谢云。不及端午节返家，忽闻此妇已死。据云："贡南语其大伯云：庇留之方无病者尚不可服，况阴虚证乎？"自请为之诊视。时此妇肥美胜常，照旧操作，唯以缫丝近火，觉得口渴，贡南遂扬言热证，不知此乃身体壮健之征也。竟以天冬、麦门冬等与之。初服犹未见弊，

再服三两剂，痰饮复生，咳痰再作。自是愈服愈咳，贡南更归咎附子毒发，更投重剂，不数日而咳喘息高，遂死。（黎庇留治案）

原按：此君自诩世医，实则未知仲景之道为何，抑未知医道为何物也。无怪以阳虚为阴虚，置人于死地而不悟也。何不深加省察，以穷流溯源耶？盖前次服药百余剂乃几濒于死，而服庇留之姜附百余剂，竟强壮异于昔时——个中机窍，终茫然而弗之觉。伤哉此医，惜哉此妇！

张按：此案值得深思。黎贡南以"天冬、麦冬、地黄一派清润药，计过百剂，竟至阴霾四布，咳喘，无胃，夜不成寐，几成大肉陷下之死症"；黎庇留以"姜附百余剂，竟强壮异于昔时"。两相对比，孰对孰错一目了然。奈何前者"以阳虚为阴虚，置人于死地而不悟"，且"更归咎附子毒发"所致，实因不识阴阳之过也。

黎氏诸案中但言附子，未提剂量，此案则明确"附子由五六钱，用至一两；干姜由三钱，用至七八钱"，可知其附子具体用量。

■ 眩悸案　龙中陈硕泉，年六十，体颇壮。初患足肿，服寒凉攻伐过度。甲午十月忽见头眩，心悸，呕逆，水浆不得入口，气上喘不得卧，手足厥冷，汗出。延予诊视。予察其色则青暗无神，诊其脉则似无似有，纯阴无阳，病甚难治。姑以大剂四逆汤救之，手足略温。再投真武汤加吴萸汤，气顺呕止。翌日即能行动，食亦微有味。

座中有同族者，奔走趋承，谓其平日壮实，不宜热药，即主家请某世医者。某医谓病在肝，不在肾，用一派疏肝活血之药，一服气喘，再服呕，三服手足冷，汗不止而死矣。仲师云：委付庸医，恣其所措。陈修园先生云：医家苦于不知病，病家苦于不知医，危哉！（易巨荪治案）

张按：本案初发明系纯阴无阳之候，用温阳药已见大效。无如某世医不识此证，改用一派疏肝活血之药，损伤阳气，喘汗厥脱致死，憾哉。

■ **阴盛格阳案**　嘉定蒋菊舫，年五十左右。身热如烙，面赤神昏，烦躁不宁，言语错乱。切其脉则觉浮大且散而无根，知其为阴盛格阳之症也。因用十四味建中汤加炮姜一钱，嘱其冰冷服之。其婿亦为医，见予方，口虽不言而心实非之，曰：在此天气大热之际，患如此大热之症，决无如此用大热大补药以治之者。因召城中诸医并诊之。予曰甚善，唯此症大忌寒凉药，否则至半夜阴极时必死矣。

次日金伯琴先生来，连叫数声"王仙人"，予莫名其妙，问其故。曰：蒋菊舫之病真应先生之言矣。诸医共议用白虎汤，**服**

下而病即加重，果在半夜时死矣。言验若此，岂非仙人乎？（王雨三治案）

张按：此证身热如烙，面赤神昏，烦躁不宁，言语错乱，切其脉则浮大且散而无根，知其为阴盛格阳之症也。王氏用大热大补药以治之本属对症，且明确告诫："唯此症大忌寒凉药，否则至半夜阴极时必死矣。"奈何诸医不辨阴阳，共同议用白虎汤，服下即如王氏预言而亡。

■ 戴阳案　娄塘花业巨擘陈凤鸣，年四十余，秋间在沪寓患疟，以多服攻伐药致元气大损而身热不退。再投以大凉表药，不料热尤甚而神志昏昧。适有嘉定分行经理吴东如者，闻凤鸣病重，特遣学生邀予至申。

迨至其寓，已有沪上五大名家以及娄塘周子瑜医生，围坐一桌，盛馔纵饮，互商治法，意气高扬。见予衣衫朴素，竟不睬。主人不予招待，甚至一茶之微亦不供给。度其意以为既有五大名家诊治，似有泰山之靠，何用草野之辈再来多事哉。

唯予以吴君介绍之诚，即本医者活人之旨，径进诊察。见其面赤戴阳，神志不清，郑声断续，脉象沉微欲绝。因见五医之傲慢太甚，不敢征其同意，竟不予推让，奋笔直书，将其病情辨别清楚，并将其所现之假热，由于元气虚极，真阳将亡之理，证之以《内经》寒极则热、重寒则热、重阴必阳等训，以及仲景少阴证身热面赤、咽痛，用通脉四逆汤；并张景岳、薛立斋所说之阴盛格阳证，必须用甘温治大热之法，以人参养荣汤加半夏、茅术、附子。方中之所以用半夏、茅术者，以其病由疟起，即《内经》所谓"夏伤于暑，秋必痎疟"。后喻嘉言谓必有长夏伤于湿，疟症必由感受暑湿而起，故用消暑丸（半夏、云苓、甘草名消暑丸），并茅术以治其疟之根源。凡因疟而误服凉表药，致身热不退、神志不清者，如服此方，无不即愈。生平已治验数千人，百不失一。

谁知五医见予方而大诋其非，唆使病人之子将方掷予前而质问之曰："当今天气炎热之时，众医皆曰湿温症，大忌温补。如此大热证，再用此大热大补之药，直火上添油。"不待予答，即将方撕之粉碎。予以受辱如是，即不辞而出。病人越两日而死。遍观现在医者，但知见热用寒，每不根究其病源，虽日杀数人而不知悔悟。见有见识不同之医，反从而妒忌之，谤毁之，使无容身之地，可胜叹哉！

陈凤鸣死后，其家人至嘉定乩坛招凤鸣魂至，问其苦乐如何？判云：周子瑜在沪行医，予竭力为其介绍；及至吾病，因被其误治而加剧，尚其余事。后再妒忌王雨三医士，阻服其药，致于枉死，言之痛心。兹已告在阴司，必欲其偿命而后已。不一月

周子瑜果死，诚奇事也。后撕方者之妻亦病，又来召予，予恐再受撕方之辱，固辞之，其妻不久亦死。（王雨三治案）

按：从以上寒温之争的诸多案例，可以归纳出一些认识，吸取正反两方面的经验教训。

其一，"医家苦于不知病"。案中诸多主寒的医家多为"表表著名者……绝无一人认得是阴证"，是因为他们囿于俗习，见发热就云热证，不知发热有真假、火有阴阳之分，乃至庸医杀人。"遍观现在医者，但知见热用寒，每不根究其病源，虽日杀数人而不知悔悟。"（王雨三语）尤可耻者，对不同见解之医，妒忌之，谤毁之，乃至"黄钟毁弃，瓦釜雷鸣"，误治频频。

其二，"总之，众人皆云是火，我不敢即云是火"。主温医家所以能辨认真寒假热，在群疑众谤之际能够坚定立场，是因为他们有识有胆。有识，是具有真知灼见，在种种假热之象中辨明阴火，"医者治病，必先炼识，一识真病，一识真方"（萧琢如语）；有胆，是坚信自己的见解正确，甚至敢于具结承治，"君等倘听吾言……病倘不能愈，余不复言医矣！"（祝味菊语）

其三，"曲高者和必寡，道高者谤偏多"。在争论中，主温医家多处于少数人地位，其间"日历医八位，皆曰不可服（温药）"，唯素圃一人与之力争而效，这说明真理有时在少数人手里。

其四，阴阳辨诀是个宝，千般疾难辨得好。"明于阴阳，如惑之解，如醉之醒。"（《灵枢》）陈慎吾先生说："洞察阴阳，方能治病；明辨真假，可以为医。"寒温之争的焦点在于对寒热真假的认识上，辨识关键还是阴阳辨诀，重点在于舌、脉、神、色几个方面。吴天士等医家所以能勘破阴霾，独辨假热阴火，仗的就是阴阳辨诀。

主要参考文献

［1］郑钦安.医理真传.北京：中国中医药出版社，1993.

［2］郑钦安.医法圆通.北京：中国中医药出版社，1993.

［3］吴佩衡.吴佩衡医案.昆明：云南人民出版社，1979.

［4］唐步祺.郑钦安医书阐释.成都：巴蜀书社，1996.

［5］唐步祺.咳嗽之辨证论治.西安：陕西科学技术出版社，1982.

［6］范中林.范中林六经辨证医案选.沈阳：辽宁科学技术出版社，1984.

［7］萧琢如.遯园医案.长沙：湖南科学技术出版社，1960.

［8］黎庇留.黎庇留经方医案.北京：人民军医出版社，2008.

［9］赵守真.治验回忆录.北京：人民卫生出版社，1962.

［10］戴丽三.戴丽三医疗经验选.昆明：云南人民出版社，1979.

［11］巨邦科.擅用乌附——曾辅民.北京：中国中医药出版社，2013.

［12］吴楚.吴天士医话医案集.沈阳：辽宁科学技术出版社，2012.

［13］郑重光.素圃医案.北京：人民军医出版社，2012.

［14］曹颖甫.经方实验录.福州：福建科学技术出版社，2004.

［15］王雨三.治病法轨.北京：学苑出版社，2009.

［16］祝味菊.伤寒质难.福州：福建科学技术出版社，2005.

432

［17］卢崇汉 . 扶阳讲记 . 北京：中国中医药出版社，2006.

［18］范文甫 . 范文甫专辑 . 北京：人民卫生出版社，1986.

［19］李继昌 . 李继昌医案 . 昆明：云南人民出版社，1978.

［20］李可 . 李可老中医急危重症疑难病经验专辑 . 太原：山西科学技术出版社，2004.

［21］傅文录 . 火神派学习与临证实践 . 北京：学苑出版社，2008.

［22］周康 . 精神病的中西医结合研究 . 上海：上海医科大学出版社1999.

［23］庄严 . 姜附剂临证经验谈 . 北京：学苑出版社，2007.

［24］方药中 . 医学承启集 . 北京：中医古籍出版社，1993.

［25］仝小林 . 重剂起沉疴 . 北京：人民卫生出版社，2010.

［26］张存悌 . 火神——郑钦安 . 北京：中国中医药出版社，2013.

［27］张存悌 . 中医火神派探讨 .2 版 . 北京：人民卫生出版社，2007.

［28］张存悌 . 吴附子——吴佩衡 . 北京：中国中医药出版社，2016.

［29］张存悌 . 霹雳大医——李可 . 北京：中国中医药出版社，2016.

［30］张存悌 . 火神派诊治十大慢性病 . 沈阳：辽宁科学技术出版社，2018.

［31］张存悌 . 奇方妙法治病录 . 北京：中国中医药出版社，2018.

［32］张存悌 . 火神派温阳十法 . 沈阳：辽宁科学技术出版社，2020.

［33］张存悌 . 中医火神派医案新选 .2 版 . 沈阳：辽宁科学技术出版社，2020.

［34］张存悌 . 火神派示范案例点评 .2 版 . 北京：中国中医药出版社，2020.

后 记

本书是在此前火神派研究基础上，进一步梳理、充实、深化的结果，推出了若干新认识，新观点，展示了最新研究成果。"比如积薪，后来者居上"，本书应该说是我诸多火神派专著的精华本。

借此回望一下，此前关于火神派研究推广做了哪些工作？

一、著书立说

关于火神派著作，从 2007 年推出第一本《中医火神派探讨》算起，本书是第 21 本，每一本新著都是在原先基础上的提高，记录了我的不断探讨足迹。"斯文宗孔孟，注疏宗程朱"，我当然比不上程朱二人对儒学的注疏之功，但确实有人看郑钦安原著没明白，看了本人阐释之书方恍然而悟，这样的例子很多。黄煌教授称："你的大作催生了一个流派！没有你的鼓与呼，没有你的点与评，火神派不会这么热。"

二、国内外讲学

从 2008 年在"第二届扶阳论坛"开始讲演算起，先后在五届全国扶阳论坛演讲，并应邀赴澳大利亚、加拿大、美国讲学，在香港和各地多次传播火神派。黄煌教授说："张先生善于总结，善于开掘，他的不少关于火神派学术的著作，将一个善于使用姜附剂的临床流派推向了全国，也引起国际上的重视。"（《黄煌经方沙龙》第四卷）

三、推介近现代火神派名家

在专著里推出易巨荪、黎庇留、萧琢如、戴丽三、赵守真、周连三、李统华、曾辅民、谭述渠等多位火神派医家，收录其医案予以传扬。有的原先影响未著，典型者如曾辅民先生，生前知之者不多，帮助并促成《擅用乌附——曾辅民》一书出版，可以说是"从深闺中发掘出的火神派大家"。编撰出版了《吴附子——吴佩衡》《霹雳大医——李可》；校点出版了名家专著《扁鹊心书》《吴天士医话医案集》和《素圃医案》等。

四、举办培训班

先后办班多次，参加人员数千，陆续收纳生徒50多位，实在是始料未及。教学相长，不少医家由此踏入火神派之门，医风为之改变，疗效随之提高，于此颇感欣慰。

做学问、写文章是要讲究方法的，吴佩衡先生追求"守约之道"。曾说："盖凡一种学问，非寝馈其中数十年，断难知其精义之所在。""识别阴阳为治病之定法，守约之功也。"(《吴附子——吴佩衡》) 他所谓的"守约之道"，就是博观约取、精益求精的意思。这种方法对我颇有启发。多年来探讨、梳理、丰富火神派学术理路，"千淘万漉虽辛苦，吹尽黄沙始到金"，要的就是火神派的真金白银。我相信我在一步步逼近火神派的学术精髓，我在一点点地构建其现代学术框架，诚然学术发展是无止境的。如果说，郑钦安是火神派的旗手，那么我可以算得上是鼓手，是最坚定的经典火神派的倡导者，当然也是受益者，临床疗效好，弟子众多。

"偷得浮生三月闲"，虽然此前已做了大量准备工作，本书最后完成是在新冠疫情期间宅家 3 个月写出来的，难得有此大块时间专心著述。众多弟子参与本书编写，谨此表示谢意。

最后感谢中国中医药出版社及策划编辑张钢钢先生，是他们的眼光促成了本书的问世。

张存悌

2022 年 3 月 26 日于东北国际医院